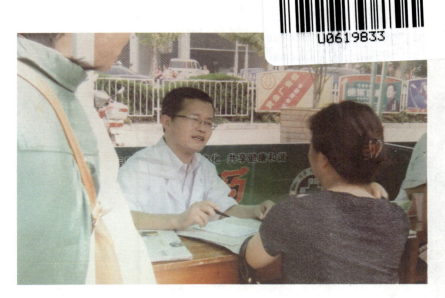

△叶九斤主任参加义诊活动

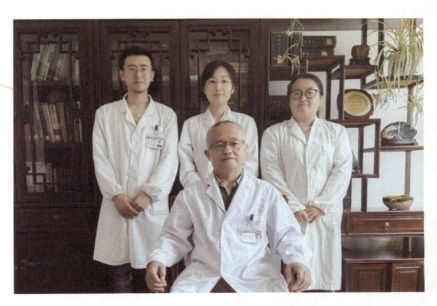

△叶九斤主任与学生合影
（后排左为戴梦成，中为王凤龙，右为朱玥）

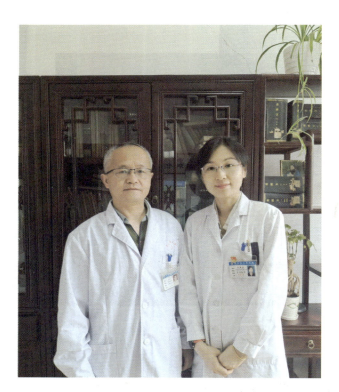

△叶九斤主任与学生王凤龙合影

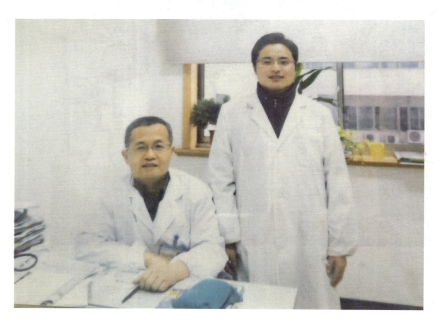

△叶九斤主任与学生李力强合影

叶九斤

临证验案集

叶九斤 王凤龙 编著

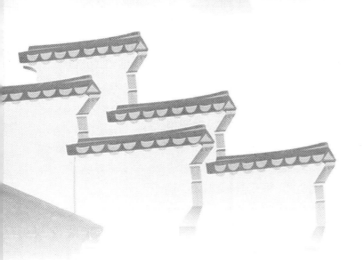

时代出版传媒股份有限公司
安徽科学技术出版社

图书在版编目（CIP）数据

叶九斤临证验案集 / 叶九斤,王凤龙编著. --合肥：
安徽科学技术出版社,2021.9(2025.6 重印)
ISBN 978-7-5337-8507-9

Ⅰ.①叶… Ⅱ.①叶…②王… Ⅲ.①中医临床-经
验-中国-现代 Ⅳ.①R249.7

中国版本图书馆 CIP 数据核字(2021)第 171314 号

YE JIUJIN LINZHENG YAN'ANJI

叶 九 斤 临 证 验 案 集　　　　　　　　　叶九斤　王凤龙　编著

出 版 人：王筱文　　选题策划：王 宜　王丽君　　责任编辑：王丽君
责任校对：张 枫　　责任印制：梁东兵　　　　　　装帧设计：武 迪
出版发行：安徽科学技术出版社　　　　http://www.ahstp.net
　　　　　（合肥市政务文化新区翡翠路 1118 号出版传媒广场,邮编:230071)
　　电话：(0551)63533330
印　　　制：河北晔盛亚印刷有限公司　　电话:15811513201
（如发现印装质量问题,影响阅读,请与印刷厂商联系调换）

开本：710×1010　1/16　　印张：17.5　插页 1　　字数：300 千
版次：2021 年 9 月第 1 版　　2025 年 6 月第 2 次印刷

ISBN 978-7-5337-8507-9　　　　　　　　　　　定价：95.00 元

序

叶九斤,男,1963年7月出生,安徽屯溪人,黄山市人民医院中医科主任、主任中医师。1985年毕业于安徽中医学院(现安徽中医药大学),后于黄山市屯溪区人民医院从事中医临床工作,适逢该院中医科初成立,百业待兴。他满怀理想与抱负,坚持中医辨证论治特色,理论与实践相结合,于临床中开展中医诊疗工作,工作之余不断学习、不断提升自己,逐渐在业内有了一定影响力,2001年被聘为副主任中医师,2006年调入黄山市人民医院,担任中医科主任,继续从事中医临床工作,2012年被聘为主任中医师。1999年经选拔考核被安徽省卫生厅确定为安徽中医学术、技术带头人;2002年被屯溪区委、区政府评为拔尖专业技术人才;2013年被黄山市委组织部、人社局、卫生局评为"黄山优秀医生";2018年被安徽省卫健委、中医药管理局评为"安徽省名中医";2018年被安徽省卫健委评为第二批安徽省名中医学术经验继承工作指导老师,并建立省名中医工作室;2019年被安徽省中医药学会评为"最美中医",担任安徽省中医药学会理事,安徽省中医药学会心血管分会常务理事,黄山市中医药学会常务理事,黄山市政协第四届、第六届委员。参与黄山市"禽流感"患者中医专家治疗组工作;经常参与院内外疑难危重患者诊治工作;受聘于黄山市中医院名医堂从事中医疑难病例诊治工作。先后撰写《益气养阴化瘀方药治疗2型糖尿病疗效观察》等10余篇中医专业学术论文,参与编写《明清名医全书大成·汪昂医学全书》。在黄山市及周边地区有较高的知名度和影响力。

恩师从医近40年,医德高尚,医术精湛,擅长对中医内科、妇科、儿科、肿瘤、时病等疑难病证进行治疗,经长期临床实践,其临床辨证及处方用药皆有自己的独到见解与特色。对于脾胃系统疾病,恩师认为当顺应脾升胃降之特性,用温中通降法、补虚通降法、泄浊通降法、理气通降法和苦辛通降法五法治疗脾胃虚实寒热各疾患,实证者以通降为主,重点驱邪,不滥补;虚实夹杂者,则通补兼施;虚证者以补益为主,少佐通降,取其疏通调畅气机之义,以防补益过度致气机壅滞。对于肝胆疾病,恩师认为肝病多实、多气滞、多郁热、多瘀血,治疗着重驱邪,用药注意疏肝理气不可过于辛燥,以防伤肝阴,清肝降火不可过于苦寒,以防伤脾胃,活血化瘀时注重行气药物的使用,气行则瘀易散;胆病多气滞、多胆郁、多结石,胆气以通降为顺,治宜理气利胆,且多合治肝之法。肝病中以各种肝炎为多见,多因感受湿热疫毒之邪,湿热疫毒,重浊黏滞,湿热胶结,缠绵难愈,湿伤气,热伤血,湿热交结,脉络必瘀,湿热入血,治疗一须凉血,二须活血,才能清血中之热毒,化血中之瘀滞,使毒无以附、瘀无以藏,故清热利湿、活血凉血是治疗肝炎,尤其是慢性肝炎之关键。对于肺系疾病的治疗,恩师在辨证论治的基础上,强调调畅气机,常佐以健脾化痰药,对于久病入络兼有血瘀者,酌情佐以活血化瘀药以消除易阻碍气机之痰、瘀等有形病理产物,以缩短病程,控制病势。恩师善用风药,用药轻扬,灵动轻清,清宣肺气,有助驱邪外出,同时运用苦辛通降法,以轻苦辛之品宣通肺气,解肺气之郁闭,常以三拗汤、止嗽散加减祛风脱敏之品治疗各型肺系喘咳。对于各型肿瘤的辨治,恩师强调辨病与辨证相结合,辨病即定位,判定病变脏腑;辨证即辨性,辨别寒热虚实、气血阴阳。肿瘤患者多虚实夹杂,恩师重视扶正固本法的应用,以扶正固本、驱邪抗癌为务,临证当辨清标本轻重缓急,分期而治。对于糖尿病,中医认为其病机乃气阴亏虚为本,燥热瘀血为标,恩师以益气养阴化瘀为法,自拟益气养阴化瘀方经临床实践证明可有效控制血糖,并能有效预防并发症。他注重辨证与辨病相结合,临床一部分患者虽没有明显的临床表现,仅实验室检查异常,无证可辨,此时当以辨病为主,抓住消渴阴虚燥热之本质。治疗心系疾病时恩师注重"心主神志",常在辨证基础上,酌情佐以养心安神定志之品,并善用祛风药,如桂枝、防风等,取其升阳、胜湿、开郁、发散、活血、疏通经络、鼓舞正气和引经报使之效,可引药入心经,助他药增效。对于男女不孕不育以及女性月经病,恩师多从肝脾肾入手。对于女性月经病注重根据月经周期不同时期生理特点分期用药。对于小儿疾患,恩师强调用药轻灵,药味少,药量轻,每多予一二剂,至多三剂,观其变化而随证调整,用药忌大苦大寒、大辛大热、攻伐之品,以免损伤真阴真阳。对于皮肤疾患,恩师多从五脏入手,善用皮药,以皮治皮;善用风药,其清轻升散,利于走高巅,驱邪出,且可"以风治风",风性多温燥,故"风胜湿",利于脾运去湿,"火郁发之",可发散郁热,风药温通、走窜,利于气血运行,有助于皮肤各疾之消散。另外,部分风药如防风、蝉衣等,具有祛风脱敏之效,适用于各种过敏性皮肤疾患。

精准辨证、用药考究

恩师临证非常重视辨证施治,通过四诊准确地收集病史,精准辨证,用药精简,既能抓住疾病的主要矛盾,又可适当兼顾次要矛盾,有的放矢,方能速效。恩师用药讲究配伍,一药多用,对症下药,随症加减,尤其重视药物剂量的增减,用药极其灵活,同时他也非常注重"三因制宜",即不同季节、不同地域、不同体质皆要兼顾。恩师常说江南之人体质阴虚者为数甚多,用药当虑其体质,不可过于温燥,以防伤阴,如麻黄、附子之属,用药需谨慎,用量宜从小渐增,譬如风寒感冒,不常用麻黄等辛温发散力强之品,喜用薄荷配伍其他发散风寒力缓的药物。不同季节,用药亦随之变化,譬如盛夏、暑湿之季,恩师喜用藿香、佩兰等芳香醒脾之品,取其"风能胜湿"、风性升散可助脾升,然风药及祛湿之品多温燥,当中病即止,不可过用,以防温燥伤阴。

博极医源、精勤不倦

恩师始终遵中医前贤"白天看病,夜间读书"之言,白天勤于临证看病,夜间则带着白天临床遇到的问题畅游书海,寻找答案与灵感。恩师曾讲其年轻时最大的花销就是购买中医书籍,家中所藏中医书籍可谓"汗牛充栋"。次日清晨,恩师利用尚未起床而头脑最为清醒时思考,体悟近日临床所遇疑难问题或是所读书中精彩或不解之处,每每有所顿悟,有所收获,即使现在他已经是临床经验丰富、名噪一方的中医名家,仍然在坚持这个习惯。"不读书不足以明理,徒读书不足以成用,不读书不知规模,不临证不知变化",恩师常说,病要多看,书也要多读。多读各家医案,方能吸取百家之长,多背中医经典,临证才能有理有据,如此方能以理论指导临床实践,再于临床实践中证实理论。

悬壶济世、以德为先

恩师以《大医精诚》为训,认为为医者除要有精湛的医术外,亦要有"诚",即高尚的医德。对于病患,要"见彼苦恼,若己有之","先发大慈恻隐之心"而"普救含灵之苦",对于病患,"普同一等,皆如至亲之想"。恩师每日门诊工作量巨大,常常一坐就是数小时,不得片刻休息间隙,几乎都需要延迟下班方能完成所有诊疗工作。如此高负荷的工作,恩师仍能以饱满的精神、热情的态度面对每一位来求诊的患者。每遇外地赶来,错过了挂号时间而挂不到号的患者,恩师常常有求必应,予以加号,使其当日就能就诊、抓药赶回去。恩师常说患者患病,本身就很不容易,我们要理解,要设身处地为他们着想,不仅要给予他们规范的中医诊疗服务,也要给予他们精神上的支持与安慰。

橘井杏林、薪火相传

恩师从医近 40 年,痴迷于中医,奉献于中医,救治病患无数,殚精竭虑于中医的传承与发展。恩师常说,一个中医医家的成长是一个漫长的实践与学习过程,学习经典,学习百家经验,掌握中医思维,通过临证参悟,建立自己的中医理论体系是一个有成就的医者的必经之路。故恩师先后带教多名本院、外院年轻中医医生,带领其入门,传授其经验,塑造其中医思维,这些医生现大多成为我市中医技术骨干。

传承是中医药历经数千年而泉源不竭的根本条件,而中医临床经验则是传承中不可或缺的极其重要的内容。医家的临床经验对于临床医生是宝贵的精神食粮,尤其对于刚毕业、临床经验不足之中医学生,前辈的经验总结是领其入门的重要路径,同时对于各级临床医生亦可起到借鉴、丰富及提高作用。故恩师于百忙之中,决定将自己近 40 年的临床经验以医论阐述与验案分析的方式进行详解,总结成册。书中所载病例皆由日常门诊收集而来,涵盖面广,全面、真实地展现了恩师从医近 40 年的中医临证思路及用药特色,供青年学子、临床医家参考。

王凤龙谨识

2021 年 7 月

目录

医论撮要：

肺主气，司呼吸，主宣发肃降。邪气犯肺，首先影响肺气，肺气不利，宣降失常，而出现咳嗽、喘证、哮证等肺系疾病。"肺朝百脉"，是血液会聚之所，各种肺系疾病日久，气机失调，则津液失于输布而聚为痰，血运失常而成瘀，故肺系病证多有兼夹，如夹痰、夹瘀、夹虚等。针对肺失宣降，肺气上逆，常用苏子、前胡、苦杏仁、麻黄等药以复肺气之宣降，同时佐以健脾化痰药、活血化瘀药等，消除易阻碍气机之有形病理产物，以缩短病程，控制病势。病程日久，虚象渐显，呈气虚、阴虚、阳虚、气血两虚等，此时应详辨虚实主次、侧重，以攻补兼施。

临证中对于各种肺系疾病，不独治肺，亦重视其他相关脏腑与肺的生理病理上的联系与影响，尤其重视与肺关系最为密切之脾胃肾三脏对肺的影响。

肺与脾胃：二者关系体现于水液代谢方面及气的生成方面：脾胃居中焦，脾主运化，为水液升降出入之枢纽；肺主宣发肃降，通调水道，肺脾共同作用，维持水液代谢平衡。脾气主升，胃气主降，为气机升降枢纽，脾胃升降正常则肺气得以正常宣降，且脾胃运化水谷精微，是气生成的根本。肺主气，司呼吸，吸入自然界之清气，精微之气与自然之清气汇聚于胸中，走息道而行呼吸，贯心脉而助心行血，如《薛生白医案》中所述："脾为元气之本，赖谷气以生；肺为气化之源，而寄养于脾也。"病理上若脾虚运化水湿乏力，湿聚成痰饮，痰饮阻肺，影响肺之宣降，而见咳嗽、痰多稀白等症，虽为肺部表现，根本却在脾，痰之动主于脾，痰之成贮于肺，正所谓"脾为生痰之源，肺为贮痰之器"。肺不伤不咳，脾不伤不久咳，素有"治咳不治痰，非其治也"之说，故临证治疗痰饮咳嗽，以宣肺化痰与健脾燥湿同进。肺虚日久，精气不布，可致脾虚，脾虚，运化乏源，正气低下，易生肺疾，交互影响，终成肺虚—脾虚—肺虚之恶性循环，而见食少纳呆、便溏、形瘦、乏力懒言、咳嗽气短等肺脾俱虚之症。故临证对于某些肺疾，尤其肺病患者脾虚症状明显时，可佐以补脾之法，通过调补中焦脾土，一则充实后天之本，气血生化之源,气血旺,脾土资肺金,即《医宗必读》中"脾有生肺之能…… 土旺而金生";二则脾气健旺,运化水湿力强,则痰无以聚。正所谓"扶脾即所以保肺,土能生金也""土能生金,金亦能生土,脾气衰败,须益气以扶土"。脾胃居中焦,为气机升降出入之枢纽,临证时对于各种咳嗽气喘等顽疾,予调理肺气之法久无良效时,可换一角度,从脾胃入手,调畅中焦气机,或许能奏效。

肺与肾:二者关系密切,体现在呼吸运动、水液代谢及相互滋生三方面。肺主气司呼吸,肾主纳气,"肺为气之主,肾为气之根",肺主呼吸作用需要肾之纳气来协助,肾气充盛,摄纳力强,肺吸入之气才能通过肺之肃降下纳于肾,以维持呼吸深度,肺肾配合共同完成呼吸作用。病理上病久肺虚,宣降失常与肾气不足、肾不纳气常相互影响,临证各种喘息、呼吸表浅之证皆可以理肺益肾之法治之。

肺与肝:二者关系主要体现于气机升降方面,肺主肃降,肝主升,一升一降,对全身气机起着重要的调节作用。如若肝升太过或肺降不及,则可致咳逆上气,胸胁闷痛等气火上逆、肝火犯肺之证,可用清肺泄肝之法调畅气机。

肺与大肠:"肺手太阴之脉,起于中焦,下络大肠",肺与大肠通过经络相互络属,构成表里关系,生理上二者关系密切。肺主宣发,可宣发水谷精微,濡润大肠;肺主肃降,肺气肃降利于大肠传导排泄功能,大肠腑气通畅,传导功能正常,利于肺气肃降。二者病理上也常相互影响,肺热壅盛,大肠易燥,出现热结便秘;肺阴不足,大肠失于濡润,出现肠枯便秘;肺气不足,易出现气虚便秘;大肠实热,腑气不通,又可影响肺气而见咳喘。故临证中依据肺与大肠生理病理上的联系与影响,而分"脏病治腑""腑病治脏""脏腑并治"三大治法。脏病治腑:对于肺系急性热性疾患,如肺炎,肺热壅实,又如哮喘急性发作期,肺失肃降,影响大肠传导排泄功能,腑气不通,阳明浊气不降反上冲,进一步影响肺之肃降功能,使咳喘加重。根据"脏实者可泻其腑",常用"釜底抽薪之法",应用寒凉泻下药物通利大便,通降腑气,腑气通畅,热邪下泄,有利于肺气肃降功能的恢复,则咳喘易平。腑病治脏:肺之肃降失常,气机郁滞不畅,影响大肠传导,腑气不通之便秘,可从调理肺气入手,即"提壶揭盖法"在通大便中的应用,以宣肺治上之法通其下。对于老年人习惯性便秘等,多为气虚便秘、阴虚便秘,则从补肺气,促进肠道蠕动,滋肺阴,润肠道入手。脏腑并治:临证中急性肺炎高热,常伴见腑气不通,便秘,此时采用宣上通下之法,在上宣畅肺气,利于腑气通降,在下通腑气,又利于肺热下泄。

常用治肺之法有宣肺、清肺、润肺、敛肺、化痰、平喘、止咳。

医案选粹：

一、咳嗽

咳嗽分为外感咳嗽与内伤咳嗽。《医学心悟》中有云："肺体属金,譬若钟然,钟非叩不鸣,风、寒、暑、湿、燥、火六淫之邪,自外击之则鸣;劳欲情志,饮食炙煿之火,自内攻之则亦鸣",即将外感咳嗽与内伤咳嗽之病因病机生动简明阐述清楚。外感咳嗽为外感六淫之邪侵袭肺系,肺气壅遏,宣肃失司,肺气上逆而咳,且常以风为先导,挟寒热、燥湿等邪气。治疗宜先驱邪,以疏散外邪,宣畅肺气为主,依风、寒、湿、热、燥而分治,采用祛风、散寒、化湿、化痰、清热、润燥等治法,不宜过早应用镇咳、收敛之品,以防闭门留寇。内伤咳嗽多为饮食、情志、劳倦等导致内在脏腑功能失调,如饮食不慎,伤及脾胃,水运失常,聚而成痰,痰湿阻肺,发为咳嗽咳痰,又如情志失调,悲忧过度,耗伤肺气,肺气亏虚,易致外邪侵袭,又如劳倦过度,耗气伤阴,卫外不固,遇邪来犯,内外合邪,肺失宣肃而咳,治以调理脏腑为主,健脾化痰、益气养肺、补肾纳气等。

对于咳嗽,"治上焦如羽,非轻不举",用药灵动轻清,清宣肺气,有助驱邪外出。注重气机调畅,治疗咳嗽尤重恢复肺气宣肃。咳嗽病机总属肺之宣肃失常,气机不利,常运用苦辛通降法,以轻、苦、辛之品宣通肺气,解肺气之郁闭,以桔梗上浮,宣肺祛痰,苦杏仁苦泄,降气止咳,肃降上逆之肺气,一升一降,再以麻黄宣肺,少佐五味子、乌梅等敛肺之品,有宣有敛,复肺气宣降之性。常以三拗汤、止嗽散等加减运用。对于疾病后期,外邪已去,则在解表基础上继以调养之法,如滋阴、益气、固表等。对于久病,肺脾同病、肺肾同病,则注重调理肺脾肾,以健脾补肾等治法扶正。

（一）喉源性咳嗽

喉源性咳嗽是诸多咳嗽证中的一种特殊症状,多因风寒、风热、阴虚、燥邪等诱发,其中以风邪为主,易患此病者多禀质过敏,"风为百病之长",外感风邪或挟寒,或挟热从皮肤、口鼻入侵,喉为肺之门户,喉与肺卫首当其冲,最先受邪,风邪客咽,肺气上逆,气管不利;外邪入里化热或内生火热,热炽咽喉,或痰与热相合,上壅咽喉;病程日久化燥伤阴,咽喉失于濡养;病程反复,日久入络,痰瘀互结,可见咽后壁滤泡增生。"风盛则痒",咽痒是风邪的明证,风邪不去,咽痒不止,咳亦不去,故本病咳嗽具有咽痒作咳、不痒不咳、咳则持续不断等风证的特点。本病与变态反应因素有关,对于本病的临床治疗,笔者基于风寒、风热、风燥、痰湿、瘀血等不同病因,进行辨证分型,拟定相应中药汤剂,并根据患者禀质过敏及本病主要病因为风邪这一本质所在,应用中医理论"在上者当轻而扬之"及现代药理研究证明的某些风药,如蝉衣、僵蚕、防风、乌梅、五味子等具祛风脱敏之效,辨证佐用而获佳效。

案一 吴某某,男,61岁。2018年6月4日初诊:咳嗽,咽痒作咳,咳则连续不断,痰色黄白,舌淡红苔薄白脉浮。

证属风邪上犯,治以疏风为法。

拟方如下:

炙桑白皮 10g	桔梗 9g	苏叶 6g	炒苏子 9g	白僵蚕 9g
苦杏仁 9g	法半夏 9g	炙紫菀 9g	炒枳壳 9g	茯苓 10g
生甘草 4g	木蝴蝶 9g	乌梅 6g	炒黄芩 6g	

5剂,水煎服,每日1剂。

2018年6月8日二诊:咳嗽大减,痰量较前减少,舌红苔白厚,脉细。舌苔白厚提示内湿加重,故治守上方,加苍术8g以燥湿,再服5剂而诸症渐安。

按:桑白皮、黄芩清肺化痰止咳;桔梗宣肺化痰、散结利咽,且可载药上行,引诸药达病所;苦杏仁苦泄降气,祛痰止咳平喘;苏叶疏肝肺之气;苏子降气消痰、止咳平喘;木蝴蝶清肺利咽;紫菀润肺下气,化痰止咳;法半夏、茯苓、苍术健脾燥湿化痰;枳壳苦降下行,可理气宽胸;甘草调和诸药,全方有宣有降,有清有温,有润有燥,有发散有收敛,且兼以利咽,并佐以乌梅、僵蚕祛风脱敏。

案二 王某某,女,45岁。2019年4月8日初诊:咳嗽反复,迁延不愈数月,咽痒,呛咳,咳则连续不断,痰不多,色白,后半夜咳甚,胸闷,舌淡红苔薄白,脉浮。

证属风邪犯肺,治以疏风为法。

拟方如下:

炙麻黄^(先煎)5g	苦杏仁 9g	生甘草 4g	防风 9g	僵蚕 9g
蝉衣 9g	木蝴蝶 9g	桔梗 9g	炒苏子 9g	炙紫菀 9g
炙冬花 9g	桑白皮 10g	炒枳壳 9g	乌梅 9g	赤芍 12g
葶苈子^(包煎)9g	旋覆花^(包煎)9g			

4剂,水煎服,每日1剂。

2019年4月12日二诊:夜间咳嗽大减,咽痒,舌红苔薄少津,脉细,治守上方,去防风、葶苈子、赤芍,加辛夷花9g、生地10g。4剂。

2019年4月16日三诊:症情好转,咳嗽大减,舌红苔薄,脉细,继以疏风为法。

炙麻黄^(先煎)5g	苦杏仁 9g	生甘草 4g	僵蚕 9g	辛夷花 6g
蝉衣 9g	木蝴蝶 9g	桔梗 9g	炒苏子 9g	炙紫菀 9g
炙冬花 9g	桑白皮 10g	炒枳壳 9g	乌梅 9g	前胡 9g
旋覆花^(包煎)9g				

4剂,水煎服,每日1剂。

2019年4月19日四诊:咳已止,此次就诊以他症而求诊。

按:近日咳嗽患者骤增,有外感后咳嗽不止者,有素患哮喘,近日复发加重者,有过敏禀质感邪即咳者,临床表现多有相似。咽痒阵咳,咳则连续不断属风邪特性,春季多风,此季节风邪为患,风邪犯肺引起肺失宣降而咳、喘,治以宣降肺气,祛风止咳。僵蚕、蝉衣等祛风脱敏,每多佐用,久病入络,对于久病夹瘀者常少佐一两味活血化瘀药,赤芍活血,且现代研究证实其具有缓解气管平滑肌痉挛之效。

案三　汪某某,女,47岁。2020年1月8日初诊:咳嗽,咽痒作咳,夜间咳甚,鼻塞、痒,舌淡红苔薄白,脉浮。

证属风邪上犯,治以疏风为法。

拟方如下:

薄荷^(后入)4g	辛夷花9g	僵蚕9g	木蝴蝶9g	蝉衣9g
生地黄12g	南沙参12g	桔梗9g	苦杏仁9g	白前9g
炙紫菀9g	炙冬花9g	炒黄芩6g	炒苏子9g	炒枳壳9g
生甘草4g	乌梅9g			

7剂,水煎服,每日1剂。

按:风邪客咽,肺气上逆,气管不利,风盛则痒。咽痒是风邪的明证,风邪不去,咽痒不止,咳亦不去。治疗当轻而扬之,某些风药具有抗过敏作用,风药主散,可疏风利咽;主升,可通鼻窍,引经报使,发散郁火;主行,可祛风豁痰;风性走窜,可搜风通络。常用风药有蝉衣、僵蚕、地龙、防风、乌梅、薄荷等。

以上三例虽均为风邪外袭、侵犯肺卫所致的咳嗽,治疗均以疏风为大法,但临证各有侧重,治疗选方用药亦略有不同。案一风邪上犯,壅于咽喉而见咽痒咳嗽,痰热阻肺,肺失宣肃而咳黄白痰,故治以清肺降气为主,桑白皮甘寒性降,归肺经,可泻降肺火与肺中水气。桑白皮与炒黄芩合用可清肺降气。

案二风邪犯肺,肺气郁闭,治疗以宣发郁闭之肺气为要,以三拗汤为主方加减,配以祛风降气利咽之品。炙麻黄辛散苦泄,温通宣畅,归肺经,宣郁闭之肺气,长于宣肺平喘。

案三风邪侵犯肺卫鼻窍,治以宣疏、利咽通窍为法,药物选用轻清升散之品,引药上行,宣通鼻窍、清利咽喉。以薄荷为君,其辛凉,归肝、肺经,质轻宣散,芳香通窍,可疏散风热,祛风止痒,清头目,利咽喉,又可疏肝行气。

(二)肺气郁闭咳嗽

案一　余某某,女,54岁。2018年10月23日初诊:咳嗽2个月,咳嗽痰白,胸闷,咽痒痛,耳闭,不发热,舌红苔薄黄,脉弦细滑。

我院CT示:慢性支气管炎,两肺支气管扩张伴感染。

治以宣肺化痰为法。

拟方如下:

炙麻黄^(先煎)4g	苦杏仁9g	生甘草4g	桔梗9g	法半夏9g
炙紫菀9g	瓜蒌仁12g	瓜蒌皮10g	射干9g	炙冬花9g
炒黄芩9g	南沙参12g	炒苏子9g	冬瓜子12g	僵蚕9g
五味子6g	鱼腥草20g			

5剂,水煎服,每日1剂。

2018年10月29日二诊:咳嗽好转,治守上方,去冬瓜子,加赤芍12g,5剂。

2018年11月2日三诊:动则胸闷、气短、咳嗽,治守上方,去黄芩,5剂。

按:对于各种肺系喘咳,如西医之急慢性支气管炎、支气管哮喘、过敏性哮喘等,擅长以三拗汤合止嗽散加减治疗,于诸多宣肺疏风之中,少佐收敛肺气之品,以防宣发太过。

咽痒痛加射干、僵蚕、蝉衣,热重加鱼腥草、黄芩、芦根、大青叶等,胸闷加瓜蒌皮,痰重加二陈、三子等,瓜蒌仁、冬瓜子既可清肺化痰,又可润肠通便。痰热阻肺,兼见便秘者用之,清肺化痰,宣畅肺气利于腑气通畅,润肠通便利于肃降肺气,一举两得。

案二　金某某,女,45 岁。2019 年 1 月 19 日初诊:咳嗽一月余,咳嗽,痰少,胸闷气喘,咽痒,舌红苔薄,脉细。

治以宣疏为法。

拟方如下:

炙麻黄^(先煎)5 g	苦杏仁 9 g	生甘草 4 g	桔梗 9 g	法半夏 6 g
炙紫菀 9 g	炙冬花 9 g	炒苏子 9 g	蝉衣 9 g	木蝴蝶 9 g
炒枳壳 9 g	乌梅 9 g	旋覆花^(包煎)9 g	桑白皮 10 g	

4 剂,水煎服,每日 1 剂。

按:该患者外感后表邪已去,但遗留咳嗽不止,肺气郁闭而致。以三拗汤合止嗽散宣肺止咳化痰,加桑白皮、旋覆花以加强宣肺降气之功,佐以酸收之乌梅,以防宣发太过,二则乌梅具有祛风、抗过敏之效。

案三　宁某某,男,50 岁。2020 年 5 月 5 日初诊:胸闷气闭,咳嗽阵作,痰少,背部怯寒,遇寒易作,舌淡红苔薄白,脉沉细。

治以宣肺散寒止咳为法。

拟方如下:

炙麻黄^(先煎)6 g	苦杏仁 9 g	生甘草 4 g	桔梗 9 g	法半夏 9 g
桂枝 9 g	细辛 2 g	地龙 10 g	僵蚕 9 g	射干 6 g
炒枳壳 9 g	炒苏子 9 g	炙紫菀 9 g	炙冬花 9 g	桑白皮 10 g
五味子 9 g	旋覆花^(包煎)9 g			

5 剂,水煎服,每日 1 剂。

2020 年 5 月 9 日二诊:药后症缓,治守上方,5 剂。

2020 年 5 月 15 日三诊:症情好转,胸闷气闭有所缓解,舌淡红苔薄白,脉沉细,治以宣肺散寒止咳为法。

炙麻黄^(先煎)6 g	苦杏仁 9 g	生甘草 4 g	桔梗 9 g	法半夏 9 g
桂枝 9 g	细辛 1 g	地龙 10 g	僵蚕 9 g	射干 6 g
炒枳壳 9 g	炒苏子 9 g	炙紫菀 9 g	炙冬花 9 g	桑白皮 10 g
五味子 9 g	旋覆花^(包煎)9 g			

5 剂,水煎服,每日 1 剂。

2020 年 5 月 20 日四诊:治守上方,改细辛 2 g,5 剂。

2020 年 5 月 25 日五诊:诸症渐安,治守上方,5 剂。

2020 年 6 月 1 日六诊:咳嗽,痰白,胸闷气闭,舌淡红苔白,脉沉细,治以宣肺散寒、化痰止咳为法。

炙麻黄^(先煎)6g	苦杏仁9g	生甘草4g	桔梗9g	法半夏9g
桂枝9g	细辛2g	干姜3g	僵蚕9g	射干6g
炒枳壳9g	炒苏子9g	炙紫菀9g	炙冬花9g	桑白皮10g
五味子9g	旋覆花^(包煎)9g			

5剂,水煎服,每日1剂。

2020年6月9日七诊:治守上方,去紫菀,改干姜5g,5剂。

按:肺为娇脏,不耐寒热,对于肺系疾病的治疗,尤其是顽固咳嗽、哮喘等反复发作、迁延难愈的慢性肺病,古今医家多用温法治疗,所谓"治肺不远温"。张仲景提出"病痰饮者,当以温药和之"的治痰方法,痰饮之疾与肺关系密切,且肺系疾病基本病机乃肺气机宣肃失常,治宜宣肺驱邪,调畅气机,忌过于寒凉,以免阻滞气机,郁邪于里,致使病情迁延不愈,终致慢性疾患。该患者寒象较显,遇寒易作,乃寒邪郁闭肺气,当宣肺散寒,少佐收敛之五味子、乌梅,复其宣发肃降则咳自止。

案四 聂某某,男,80岁。慢支病史。2019年5月8日初诊:咳嗽,痰白稠,难咯,胸闷气闭,舌红苔黄,脉弦细。

治以宣疏为法。

拟方如下:

炙麻黄^(先煎)5g	苦杏仁9g	生甘草4g	炒苏子9g	桔梗9g
法半夏9g	炙紫菀9g	炙冬花9g	炒枳壳9g	桑白皮10g
瓜蒌皮12g	海浮石^(包煎)12g	炒黄芩6g	五味子6g	

4剂,水煎服,每日1剂。

按:肺气郁闭,治以宣畅肺气为主,患者苔黄,痰稠难咯,热象已显,故以桑白皮、黄芩清肺泄热,海浮石味咸性寒,入肺肾经,可清肺火,化老痰。多年慢支病史,久咳,肺气虚,佐以一味五味子收敛肺气。

案五 张某某,女,47岁。2019年6月20日初诊:咳嗽二十余日,呛咳阵作,痰白,量不多,舌红苔薄,脉浮。

治以疏风宣肺为法。

拟方如下:

炙麻黄^(先煎)5g	苦杏仁9g	生甘草4g	桔梗9g	法半夏6g
炙紫菀9g	炙冬花9g	炒枳壳9g	瓜蒌皮10g	桑白皮10g
木蝴蝶9g	防风6g	乌梅10g	僵蚕9g	

5剂,水煎服,每日1剂。

按:呛咳阵作,风象较显,乌梅、僵蚕一则祛风,二则脱敏。

案六 吴某某,女,55岁。2019年10月17日初诊:咳嗽,泡沫痰、色白,胸闷气闭,右胸胁胀,舌红苔薄,脉弦涩。

治以宣疏为法。

拟方如下：

炙麻黄^(先煎)5g	苦杏仁9g	生甘草4g	炒苏子9g	桔梗9g
法半夏9g	炙紫菀9g	炙冬花9g	瓜蒌皮12g	郁金10g
丝瓜络10g	炒枳壳9g	桑白皮10g	乌梅9g	射干9g

5剂，水煎服，每日1剂。

按：以三拗汤合止嗽散加减以宣畅肺气，该患者气机不畅，右胸胁胀，丝瓜络入肝经，郁金疏肝行气、活血通络止痛。

案七 宋某某，女，36岁。2020年4月1日初诊：咳嗽反复近一年，咽痒，胸闷，泡沫痰，舌红苔薄，脉浮。

治以宣肺化痰。

拟方如下：

炙麻黄^(先煎)5g	苦杏仁9g	生甘草4g	苏叶9g	僵蚕9g
木蝴蝶9g	桔梗9g	前胡9g	法半夏6g	炙紫菀9g
炙冬花9g	炒苏子9g	桑白皮10g	乌梅9g	炒枳壳9g
细辛1g				

5剂，水煎服，每日1剂。

按：以三拗汤合止嗽散加减以祛风宣肺化痰，咳嗽日久，正气已虚，故于宣散中少佐收敛肺气之品，咽痒加僵蚕、木蝴蝶。《神农本草经》中曰："细辛，一名小辛，味辛，温，无毒，治咳逆，头痛，百节拘挛，风湿痹痛，死肌，久服明目，利九窍，轻身，长年。"张仲景治寒饮阻肺之咳喘，最擅用细辛、五味子、干姜，临证对于慢性咳嗽，少佐温肺之细辛，常可获良效。

(三)外感咳嗽

案一 刘某某，男，66岁。2019年5月13日初诊：咳嗽，痰黄，咽干痒，舌红苔黄，脉浮数。证属风热犯肺，治以疏风清热、宣肺止咳。

拟方如下：

炒苏子9g	炒枳壳9g	法半夏6g	生甘草4g	瓜蒌皮12g
僵蚕9g	桔梗9g	金银花12g	炒黄芩9g	苦杏仁9g
木蝴蝶9g	桑叶9g	生地10g	乌梅9g	炙紫菀9g
炙枇杷叶10g	藿香6g			

4剂，水煎服，每日1剂。

2019年5月17日二诊：药后咳嗽有好转，头痛畏风，舌红苔薄黄，脉浮数，治守上方，改炒黄芩8g，去桑叶、藿香，加薄荷^(后入)4g，荆芥9g，4剂，水煎服。

按：风热之邪，上犯于肺，肺气不宣而发为咳嗽，痰黄，咽干痒，苔黄，脉浮数乃风热之象，治以疏风清热，宣肺止咳为法。桔梗、苦杏仁常相须为用，一以轻清宣散，疏散风热以清利头目，一以苦辛宣降，理气肃肺以止咳嗽，一宣一降，复肺之宣降。二诊咳嗽有好转，但表邪仍显,予以荆芥、薄荷助宣透表邪。

《温病条辨》中述桑菊饮"此辛甘化风,辛凉微苦之方也。盖肺为清虚之脏,微苦则降,辛凉则平,立此方所以避辛温也"。

案二　金某某,女,66 岁。2019 年 1 月 12 日初诊:咳嗽,痰稠,咽痛,咽干,涕黄,舌红苔薄,脉浮数。

证属风热犯肺,治以疏风清热。

拟方如下:

薄荷(后入)5g	大力子 9g	金银花 12g	辛夷花 9g	桔梗 9g
苦杏仁 9g	法半夏 6g	炙紫菀 9g	炒枳壳 9g	炒黄芩 9g
木蝴蝶 9g	生甘草 4g	瓜蒌仁 12g	芦根 15g	

4 剂,水煎服,每日 1 剂。

2019 年 1 月 16 日二诊:咳嗽好转,治守上方,改辛夷花 6g,去芦根,加生地 12g、乌梅 9g、苏子 9g,4 剂。

2019 年 1 月 19 日三诊:诸症大减,治守上方,4 剂。

按:外感咳嗽每多兼表证,内伤咳嗽病程较长,常伴脏腑病变。该患者风热犯肺,治以疏风清热、宣肺止咳为法。以薄荷、银花疏散表邪,宣透风热,瓜蒌仁、桔梗、苦杏仁、甘草、紫菀、法半夏宣肺化痰,黄芩清肺热,木蝴蝶、芦根清热生津利咽,辛夷通窍。二诊症情好转,稍加乌梅以酸收,敛肺气,使全方有宣发、有收敛,三诊而诸症安。

案三　王某某,男,30 岁。2019 年 3 月 21 日初诊:咳嗽半月,遇寒则咳,干咳无痰,夜间畏寒,汗出,舌淡红苔白,脉浮紧。

证属风寒犯肺,治以疏风散寒、宣肺止咳。

拟方如下:

炙麻黄(先煎)5g	苦杏仁 9g	生甘草 4g	桔梗 9g	法半夏 9g
防风 6g	僵蚕 9g	炙紫菀 9g	炙冬花 9g	炒枳壳 9g
炒苏子 9g	桑白皮 10g	生白术 10g	生黄芪 15g	乌梅 9g
旋覆花(包煎)9g				

5 剂,水煎服,每日 1 剂。

按:表虚卫外不固,外感风寒,乘虚而入,侵犯肺窍,肺失宣肃而咳嗽,治以疏风散寒、宣肺止咳为法,佐以益气固表之玉屏风,少佐祛风收敛之乌梅,素有"诸花皆升,旋覆独降"之说,旋覆花味苦、辛、咸,性微温,入肺、胃经,辛开苦降,降肺胃之气逆,可助肺气复其肃降。

案四　吴某某,男,49 岁。2019 年 5 月 7 日初诊:咽干痒,咳嗽痰白,量少质黏,便秘,舌红苔黄少津,脉浮数。

证属风燥袭肺,治以清宣温燥、凉润止咳。

拟方如下：

桑叶 9g	僵蚕 9g	木蝴蝶 9g	桔梗 9g	银花 10g
生地 12g	南沙参 12g	苦杏仁 9g	橘红 9g	炒黄芩 9g
生甘草 4g	乌梅 10g	瓜蒌皮 12g		

5 剂,水煎服,每日 1 剂。

按:外感风燥伤肺津,肺失清肃,故而咳嗽,痰少质黏。痒为风之明证,且风燥伤阴,咽喉失于濡润而见干痒,肺津被灼,津液不布大肠而见便秘。桑杏汤清宣凉润,以此为主方加减,外以清宣燥热,内以润肺止咳。桑叶、银花清宣燥热,疏风解表,透邪外出,瓜蒌皮清肺化痰利气,木蝴蝶清肺利咽,僵蚕祛风化痰,桔梗、苦杏仁、橘红、甘草化痰止咳,生地、南沙参生津润燥,黄芩清泄肺热,乌梅敛肺气,且与甘草相合,可酸甘化阴。

案五 张某某,女,46 岁。2019 年 12 月 10 日初诊:咽痒,咽痛,咳嗽,口干,便秘,舌红苔薄,脉细数。

证属风燥袭肺,治以清宣温燥、凉润止咳。

拟方如下:

桑叶 9g	银翘(各)15g	炒黄芩 10g	木蝴蝶 9g	桔梗 9g
生甘草 4g	苦杏仁 9g	芦根 15g	丹皮 9g	僵蚕 9g
生地 12g	玄参 15g	炒枳壳 9g		

5 剂,水煎服,每日 1 剂。

按:外以清宣风燥,内以润肺利咽。

案六 张某某,女,34 岁。2020 年 3 月 30 日初诊:咳嗽半个月,干咳无痰,咽痒作咳,无发热流涕,舌红苔薄,脉浮。

证属风燥袭肺,治以清宣温燥、凉润止咳。

拟方如下:

桑叶 9g	僵蚕 9g	生地 12g	辛夷花 6g	南沙参 12g
桔梗 9g	苦杏仁 9g	白前 9g	炙紫菀 9g	炙冬花 9g
瓜蒌皮 12g	炒苏子 9g	乌梅 9g	海浮石(包煎)10g	生甘草 4g
炒黄芩 8g	炒白芍 12g			

4 剂,水煎服,每日 1 剂。

2020 年 4 月 2 日二诊:咽痒咳嗽,胸闷,治守上方,去桑叶、白芍,加炙麻黄(先煎)5g、炒枳壳 9g,4 剂。

2020 年 4 月 7 日三诊:咳嗽好转,干咳无痰,咽痒,舌红苔薄,脉浮,治以凉润清宣为法。

炙麻黄(先煎)5g	僵蚕 9g	生地 10g	辛夷花 6g	桔梗 9g
苦杏仁 9g	白前 9g	炙紫菀 9g	炙冬花 9g	瓜蒌皮 12g
炒苏子 9g	乌梅 9g	生甘草 4g	炒黄芩 8g	炒枳壳 9g

4 剂,水煎服,每日 1 剂。

2020 年 4 月 13 日四诊:偶咳,咽痒,治守上方,改炒黄芩 6g,加防风 6g,4 剂。

按:桑杏汤出自《温病条辨》,轻宣温燥,凉润止咳,乃温燥轻剂,辛凉甘润法。"海浮石,味咸能降火,又能软坚,故力降热痰,软结痰,消顽痰,因其体浮,专主上焦心肺之分,咽喉之间消化凝结,化痰丸中必用之药也",清肺火,化老痰,软坚,通淋。

案七　方某,女,45岁。2018年1月8日初诊:干咳无痰,咽干、鼻干、头痛,背部发凉怕冷,舌红苔薄白质燥,脉浮。

证属凉燥袭肺,治以清宣凉燥、化痰止咳。

拟方如下:

白前9g	炒苏子9g	炒枳壳9g	生甘草4g	僵蚕9g
桔梗9g	苦杏仁9g	木蝴蝶9g	炙冬花9g	炙紫菀9g
乌梅9g	前胡9g	苏叶9g	炙麻黄^(先煎)5g	炙桑白皮10g

5剂,水煎服,每日1剂。

按:凉燥乃燥与风寒并见,凉燥外袭,伤及卫外皮毛而头痛、背部发凉怕冷。凉燥伤肺,肺失宣降,而干咳,肺气不利,津液不布,咽干、鼻干,《素问·至真要大论》中曰:"燥淫于内,治以苦温,佐以甘辛。"用药当以温而不燥,润而不凉为原则,以清宣凉燥为主,辅以化痰止咳,以杏苏散为主方加减,苏叶清宣达表,麻黄、桑白皮宣肺,苦杏仁、前胡、白前、苏子降气化痰,桔梗、枳壳一升一降,助诸药理肺气,炙紫菀、炙冬花、百部、甘草温润止咳,全方苦温甘辛,发表宣化,外清宣解凉燥,内理肺化痰。

案八　查某某,男,50岁。2003年1月10日初诊:咳嗽5天,咳嗽阵作,痰少色黄,微畏寒,咽痛痒,舌红苔薄白,脉浮弦,T:36.5℃。

证属表寒里热,治以表里双解。

拟方如下:

炙麻黄^(先煎)2g	苦杏仁9g	生甘草4g	大力子9g	蝉衣9g
荆防^(各)9g	桔梗9g	前胡9g	白前9g	橘红9g
炙紫菀9g	乌梅10g	炒黄芩8g	大青叶15g	

4剂,水煎服,每日1剂。

按:表寒里热即所谓"寒包火"证,多由素体郁热,复感风寒,或感受风寒,表寒未尽而肺热已成。故见畏寒身痛等表寒之症及咳嗽痰黄、咽痛等里热之症,治疗以散表寒、清里热为法。首选药对麻黄与黄芩,一以散表寒,一以清肺热,麻黄解表散寒,其辛温发散,可散寒宣肺,止咳平喘,佐以荆芥、防风宣散之力更强;黄芩清泄肺热,佐以大青叶,清肺之力更强;苦杏仁、炙紫菀、前胡、白前降肺止咳;桔梗、橘红、甘草宣肺祛痰;蝉衣、大力子疏风利咽;乌梅敛肺,全方共奏宣、清、降、化、敛之效,以达散寒宣肺、清热化痰、止咳平喘之功。

(四)内伤咳嗽

案一　陈某某,男,60岁。2019年1月7日初诊:咳嗽,痰少,咽干,口干,舌红苔薄少津,脉细数。

证属阴虚肺燥,治以滋阴润肺、化痰止咳。

拟方如下:

生地 12 g	玄参 15 g	桔梗 9 g	银花 12 g	木蝴蝶 9 g
炒黄芩 9 g	生甘草 4 g	瓜蒌皮 12 g	干青果 9 g	苦杏仁 9 g

7 剂,水煎服,每日 1 剂。

按:咳嗽首先辨外感与内伤,外感以风邪为主,可夹寒、热、燥,治疗以疏风宣肺为主。内伤以正虚邪实为多,正虚有气虚、阴虚、阳虚,邪实有痰热、痰湿、气逆。该患者一派阴虚失润之象,以生地、玄参、青果、木蝴蝶养阴润肺;桔梗、苦杏仁、生甘草止咳化痰;银花、黄芩清热;瓜蒌皮甘寒,可润肺化痰,又可理气宽胸清肺。

案二 徐某某,女,53 岁。2019 年 3 月 29 日初诊:咳嗽,咽干作咳,异味刺激则咳,干咳无痰,口臭,怕热,舌红苔薄白少津,脉细数。

证属阴虚肺燥,治以清肺凉润止咳。

拟方如下:

桑叶 9 g	生地 12 g	麦冬 15 g	南沙参 12 g	木蝴蝶 9 g
桔梗 9 g	地骨皮 10 g	苦杏仁 9 g	白前 6 g	炙紫菀 9 g
瓜蒌皮 12 g	生甘草 4 g	乌梅 9 g	干青果 9 g	炒枳壳 9 g

5 剂,水煎服,每日 1 剂。

按:阴虚肺失濡润而清肃失常,见咽痒干咳无痰,阴虚生内热而口臭,怕热,治疗以辛凉甘润之法,除燥热,生肺津。桑叶甘苦寒,地骨皮甘寒,清肺降火润燥;沙参、麦冬、生地甘寒养阴、润燥生津;青果、木蝴蝶、炙紫菀利咽润肺生津;生甘草与乌梅酸甘化阴;枳壳行气;瓜蒌皮理气清肺;苦杏仁、桔梗、白前止咳,复肺气宣肃。

案三 夏某某,女,43 岁。2020 年 3 月 19 日初诊:咽痒作咳,干咳无痰,头晕时作,舌红苔薄少津,脉细数。

证属阴虚肺热,治以滋阴润肺止咳。

拟方如下:

桑叶 9 g	生地 12 g	南沙参 12 g	桔梗 9 g	苦杏仁 9 g
木蝴蝶 9 g	僵蚕 9 g	炒黄芩 8 g	生甘草 4 g	炒枳壳 6 g
炙紫菀 9 g	瓜蒌皮 12 g	乌梅 10 g		

7 剂,水煎服,每日 1 剂。

按:阴虚肺热而干咳无痰,治以清肺生津止咳为法,以辛甘凉润之法除燥热、生肺津,不可过用苦寒及滋腻之品。

案四 俞某某,女,56 岁。2019 年 5 月 21 日初诊:咳嗽,咽痒作咳,痰黄,右胸胁不适,咳则痛,口干,胃脘嘈杂,舌红苔黄燥间剥脱,脉细数。

证属阴虚痰热,治以养阴清肺、化痰止咳。

拟方如下：

生地 12 g	南沙参 12 g	麦冬 12 g	桔梗 9 g	苦杏仁 9 g
炒黄芩 8 g	瓜蒌皮 12 g	苏子 9 g	炒枳壳 9 g	浙贝 10 g
瓦楞子(先煎)20 g	生甘草 4 g	木蝴蝶 9 g	炒谷芽 10 g	

5 剂，水煎服，每日 1 剂。

2019 年 5 月 27 日二诊：症情好转，治守上方，去谷芽，加青果 9 g、乌梅 9 g，5 剂。

2019 年 5 月 31 日三诊：口干，咽痒咳嗽好转，胸闷，舌红苔黄间有剥脱，脉细数，治以养阴清肺、化痰止咳为法。

生地 12 g	南沙参 12 g	桔梗 9 g	苦杏仁 9 g	郁金 9 g
炒黄芩 8 g	瓜蒌皮 12 g	炒枳壳 9 g	乌梅 9 g	木蝴蝶 9 g
瓦楞子(先煎)20 g	生甘草 4 g	黛蛤散(包煎)18 g		

5 剂，水煎服，每日 1 剂。

2019 年 6 月 6 日四诊：胸闷缓解，治守上方，改炒黄芩 10 g，5 剂。

按：肝郁化火，上逆侮肺，木火刑金而致咳嗽痰黄，右胸胁不适，肝火横逆犯胃而致胃脘嘈杂，苔黄燥间剥脱，脉细数乃阴虚痰热之象。黛蛤散清肝利肺、降逆除烦，佐以黄芩增泄热之力；生地、沙参、麦冬、木蝴蝶甘寒养阴、润燥生津；苏子、桔梗、炒枳壳、瓜蒌皮、苦杏仁、浙贝降气化痰止咳；瓦楞子消顽痰，抑酸止痛；郁金理气和络。

案五　张某某，女，54 岁。2008 年 10 月 24 日初诊：咳嗽，咽部多痰，痰黄、稠，口干欲饮，烘热，夜寐不宁，舌红苔薄黄间剥脱脉，弦细数。

证属阴虚痰热，治以养阴清热、化痰止咳。

拟方如下：

大力子 9 g	桔梗 9 g	苦杏仁 9 g	玄参 15 g	麦冬 15 g
木蝴蝶 9 g	浙贝 9 g	白前 9 g	橘红 9 g	炙紫菀 9 g
炒黄芩 8 g	瓜蒌皮 12 g	乌梅 10 g	知母 8 g	炒枣仁 12 g
生甘草 4 g	蝉衣 9 g			

4 剂，水煎服，每日 1 剂。

2008 年 10 月 28 日二诊：药后症情好转，治守上方，去炒枣仁、浙贝，加生地 12 g、女贞子 12 g，5 剂。

2008 年 11 月 3 日三诊：咳嗽痰稠，咽干，便溏，舌红苔黄，脉弦细，治以清热养阴化痰为法。

桔梗 9 g	苦杏仁 9 g	银翘(各)15 g	木蝴蝶 9 g	炒黄芩 9 g
玄参 15 g	浙贝 10 g	生甘草 4 g	麦冬 12 g	丹皮 9 g
蝉衣 9 g	乌梅 9 g			

5 剂，水煎服，每日 1 剂。

2008 年 11 月 7 日四诊：症情好转，治守上方，加女贞子 15 g、生地 12 g、炙紫菀 9 g，5 剂。

按:素体阴虚,痰热壅肺,肺失肃降而咳嗽,痰黄稠,阴虚之本,加之痰热灼津,更伤阴液而口干,烘热,热扰心神而寐不宁。治以清热化痰养阴为法,黄芩清肺热;银翘透热;桔梗、苦杏仁、浙贝、白前、橘红清肺化痰;玄参、麦冬、丹皮、知母养阴。

案六 杨某某,男,62岁。2019年6月10日初诊:咳嗽20余日,咳嗽、痰稠、胸闷气闭,舌红苔黄略腻,脉滑数。

证属痰热蕴肺,治以清肺化痰止咳。

拟方如下:

炙麻黄(先煎)4g	苦杏仁9g	生甘草4g	炒苏子9g	木蝴蝶9g
僵蚕9g	桔梗9g	法半夏6g	炙紫菀9g	瓜蒌仁12g
炒黄芩9g	桑白皮10g	炒枳壳9g	乌梅9g	

7剂,水煎服,每日1剂。

按:痰热蕴肺,壅阻肺气,肺失肃降而咳,多由外感风热或素体内热,热邪炼液灼津为痰,痰与热结,壅滞肺气,肺失肃降,气机上逆而咳嗽,痰多黄稠,肺气郁闭而胸闷气闭,舌红苔黄略腻,脉滑数乃痰热之候。肺气郁闭较显,于黄芩、桑白皮等清泄肺热之品中佐麻黄、苦杏仁等宣肺化痰之品,掩去其温燥之性,取其宣发肃降之功。

案七 郑某某,女,62岁。2019年7月25日初诊:咳嗽痰稠,色黄,量多,胸闷胀,舌红苔薄,脉数。

证属痰热蕴肺,治以清肺化痰止咳。

拟方如下:

桔梗9g	苦杏仁9g	法半夏9g	炙紫菀9g	炒苏子9g
桑白皮10g	炒枳壳9g	瓜蒌仁12g	鱼腥草30g	炒黄芩9g
生甘草4g	薏仁米30g			

4剂,水煎服,每日1剂。

2019年7月29日二诊:症情好转,痰减少,治守上方,去瓜蒌仁、薏仁米,加瓜蒌皮12g、桑叶9g、海浮石(包煎)10g、炙枇杷叶10g、乌梅6g,4剂。

2019年8月1日三诊:咳好转,口苦,治守上方,改乌梅9g,4剂。

按:桑白皮、黄芩清泄肺热;桑叶苦寒清泄肺热,甘寒凉润肺燥;瓜蒌、桔梗、苦杏仁、法半夏、炒苏子、薏仁米、鱼腥草、枇杷叶清肺化痰止咳;炙紫菀温润而不燥,可润肺化痰止咳;海浮石清肺化痰软坚,擅消顽痰、老痰;乌梅敛肺、生津;枳壳行气。

案八 聂某某,男,81岁。2020年4月20日初诊:咳嗽,痰黄不易咯,胸闷气闭,舌红苔腻,脉数。

证属痰热蕴肺,治以清热化痰、宣肺止咳。

拟方如下:

炙麻黄(先煎)5g	苦杏仁9g	生甘草4g	炒苏子9g	桔梗9g

法半夏9g   炙紫菀9g   炙冬花9g   炒枳壳9g   桑白皮10g

瓜蒌皮12g   海浮石^(包煎)12g 炒黄芩6g   乌梅9g   射干9g

5剂,水煎服,每日1剂。

2020年4月24日二诊:症情好转,咽痛,治守上方,改炙麻黄^(先煎)4g、炒黄芩9g,加银花12g,5剂。

2020年4月30日三诊:咽痛止,胸闷气闭,咳嗽,痰黄,舌红苔腻,脉数,治以清热化痰、宣肺止咳为法。

炙麻黄^(先煎)6g   苦杏仁9g   生甘草4g   炒苏子9g   桔梗9g

法半夏9g   炙紫菀9g   炙冬花9g   炒枳壳9g   桑白皮10g

瓜蒌皮12g   海浮石^(包煎)12g 炒黄芩6g   乌梅9g   射干9g

茯苓9g

5剂,水煎服,每日1剂。

2020年5月5日四诊:治守上方,去茯苓、乌梅,加前胡9g、五味子6g,5剂。

2020年5月11日五诊:痰黏,不易咯,苔腻,治守上方,去海浮石、前胡,加苍术6g、茯苓10g,5剂。

2020年5月15日六诊:胸闷气闭好转,咳亦有缓解,舌红苔薄腻,脉数,治以清热化痰、宣肺止咳为法。

炙麻黄^(先煎)3g   苦杏仁9g   生甘草4g   炒苏子9g   桔梗9g

法半夏9g   炙紫菀9g   炙冬花9g   炒枳壳9g   桑白皮10g

瓜蒌皮12g   炒黄芩6g   射干9g   南沙参12g   黛蛤散^(包煎)15g

茯苓10g

5剂,水煎服,每日1剂。

2020年5月20日七诊:咯痰不畅,治守上方,去麻黄、射干,加木蝴蝶9g、僵蚕9g,5剂。

2020年5月25日八诊:胃脘胀,寐不佳,胸闷气闭,治守上方,去冬花、黛蛤散,加橘红9g、乌梅8g,5剂。

按:肝郁化火,木火刑金,火热灼津炼液为痰,痰热蕴结于肺而见咳嗽,痰黄难咯,肺气郁闭而见胸闷气闭。治以清热化痰、宣肺止咳为法,黛蛤散清肝利肺、降逆除烦;佐黄芩、桑白皮增泄热之力;麻黄、苦杏仁宣肺止咳;炒苏子、炙紫菀、炙冬花、桔梗、海浮石、射干、前胡降气化痰止咳;茯苓、苍术、半夏健脾利湿以利化痰;南沙参、木蝴蝶凉润,养阴,清肺利咽。

案九 陈某某,男,67岁。2020年5月29日初诊:咳嗽,痰黄黏难咯,脘腹胀,舌红苔黄,脉滑数。

证属痰热蕴肺,治以清肺化痰止咳。

拟方如下:

桑白皮10g   苦杏仁9g   桔梗9g   法半夏6g   炙紫菀9g

炒枳壳9g　　　瓜蒌皮12g　　　炒黄芩9g　　　炒苏子9g　　　南沙参12g

五味子6g

5剂,水煎服,每日1剂。

2020年6月3日二诊:咳大减,痰已不黏,查肝功能谷丙转氨酶略高,治守上方,加茵陈18g,5剂。

2020年6月9日三诊:痰减少,治守上方,去五味子,加茯苓10g,5剂。

按:清金化痰汤出自《医学统旨》,有化痰止咳、清热润肺之功效。对于痰热蕴肺之证,临证每多以此方为主方加减化裁。桑白皮、炒黄芩为常用清泄肺热之药对;桔梗、苦杏仁、炒苏子化痰止咳;炒枳壳、瓜蒌皮行气宽胸;法半夏燥湿化痰、茯苓健脾渗湿;南沙参甘、微苦、微寒,炙紫菀温而不燥,可润肺化痰;五味子敛肺止咳,全方有清热,有化痰,有行气,有收敛,有养阴,共奏清肺化痰止咳之功。

案十　盛某某,男,70岁。2019年4月23日初诊:咳嗽,痰黄,难咯,胸闷胀,鼻塞涕黄稠,咽痒,舌红有裂纹苔黄,脉浮数。

证属痰热壅肺,治以宣肺清热化痰。

拟方如下:

炙麻黄^(先煎)3g　　苦杏仁9g　　炒苏子9g　　桔梗9g　　僵蚕9g

藿香6g　　　辛夷花9g　　金银花12g　　法半夏6g　　炙紫菀9g

炙冬花9g　　瓜蒌皮10g　　炒枳壳9g　　生甘草4g　　黛蛤散^(包煎)18g

炒黄芩9g　　南沙参12g　　乌梅9g　　　生地12g

5剂,水煎服,每日1剂。

2019年5月31日二诊:咳好转,鼻不塞,无涕,乏力气短,舌红有裂纹苔黄,脉细数,治守上方,去僵蚕、藿香、辛夷花、银花、紫菀、黛蛤散、乌梅,加桑白皮10g、五味子6g、太子参12g、百合12g,改炙麻黄^(先煎)5g,7剂。

按:初诊痰热较重,肺气郁闭,兼有阴虚,治以宣肺清热化痰佐以养阴,二诊咳好转,痰热减,气阴不足较显,故增太子参、百合之属以益气养阴,减清热化痰通窍之品。

案十一　钱某某,男,18岁。2020年6月10日初诊:咳嗽,遇寒则作,胸闷气闭,白色泡沫痰,舌淡红边齿痕苔白,脉濡。

证属痰湿蕴肺,治以燥湿化痰、宣肺止咳。

拟方如下:

炙麻黄^(先煎)5g　苦杏仁9g　　生甘草4g　　炒苏子9g　　苏叶9g

僵蚕9g　　　细辛2g　　　桔梗9g　　　法半夏9g　　炙紫菀9g

炙冬花9g　　炒枳壳9g　　桑白皮10g　　乌梅9g　　　前胡9g

5剂,水煎服,每日1剂。

按:脾湿生痰,上渍于肺,肺气郁闭,失于宣肃而发咳嗽,胸闷,治以燥湿化痰,宣肺止咳为法。该患者咳嗽遇寒加重,胸闷气闭,痰白,苔白,寒痰较重,故增温肺散寒之力。苏叶辛温,入肺、脾经,有解表散寒、行气化湿之功;苏子降气化痰,叶与子并用,并佐以温肺化饮之细辛,以助肺寒散、痰湿化。内伤咳嗽,治以宣肺同时,少佐收敛肺气之品,如乌梅、五味子等,以防宣发太过。

案十二 吴某某,男,77岁。2019年11月19日初诊:慢性阻塞性肺疾病、慢性呼吸衰竭、慢性肺源性心脏病、慢性支气管炎。刻诊:动则气短,气喘,遇寒亦作,胸痛时作,咳嗽,白色泡沫痰,舌淡红苔薄白,脉细弱。

证属气虚咳嗽,治以补益脾肺、化痰止咳。

拟方如下:

太子参15g	炙黄芪20g	五味子6g	茯苓10g	炙甘草4g
桑白皮10g	苦杏仁10g	桔梗9g	法半夏6g	炒苏子9g
炙冬花9g	橘红9g			

7剂,水煎服,每日1剂。

按:慢性阻塞性肺疾病属中医"咳嗽""喘证""肺胀"范畴,痰、瘀、虚是主要病理因素。稳定期以气虚为主,肺气虚是发病的内在因素,痰、瘀是病理产物与致病因素。发作期驱邪治标,稳定期扶正补虚治本。肺病日久,肺气耗伤,治宜补脾益肺,化痰止咳,中焦健运利于痰湿化,培土生金,中焦脾运,生化正常,肺气得以充实。

案十三 程某某,男,84岁。2019年11月18日初诊:慢性阻塞性肺疾病,偶咳,痰稀薄,乏力,口干、苦,纳食不馨,便秘,舌红苔光,脉细。

证属气阴亏虚,治以益气养阴、润肺止咳。

拟方如下:

太子参12g	生地12g	麦冬12g	南沙参12g	茯苓10g
桔梗9g	苦杏仁9g	桑白皮10g	炒苏子9g	玉竹12g
炒枳壳9g	焦六曲10g	炒谷芽10g		

5剂,水煎服,每日1剂。

2019年11月22日二诊:症情好转,治守上方,改炒枳壳6g、桔梗6g,加五味子5g、淮山药12g,5剂。

2019年11月27日三诊:症有改善,舌苔渐复,咳嗽痰黄,治守上方,去玉竹、谷芽,加炙紫菀9g、瓜蒌皮12g、焦山楂10g、炒黄芩6g,5剂。

按:肺病日久,肺脾同病,气阴亏耗,而见乏力,口干,大肠失于濡润而便秘,舌苔剥脱乃阴伤之象,治以益气养阴、润肺止咳,调理中焦脾胃,标本兼顾。

案十四 张某,女,44岁。2018年2月13日初诊:咳嗽反复发作,痰少色白,气短乏力,咽干,夜寐不安,烦躁,舌红苔薄少津,脉细数。

证属气阴亏虚,治以益气养阴、化痰止咳。

拟方如下:

柏子仁 12 g	炒酸枣仁 12 g	防风 2 g	瓜蒌皮 12 g	黄芪 15 g
桔梗 9 g	苦杏仁 9 g	麦冬 12 g	南沙参 12 g	太子参 12 g
知母 6 g	炙桑白皮 10 g	茯神 10 g	橘红 9 g	

7 剂,水煎服,每日 1 剂。

按:气阴亏虚,虚火内扰心神而夜寐不安,气阴不足,肺失濡润而咳嗽、气短,治以益气养阴安心神,润肺化痰止咳为法。

案十五 钱某某,女,48 岁。2020 年 2 月 18 日初诊:咳嗽偶作,胸闷气闭,喜叹息,舌红苔薄,脉弦。

证属肝肺气闭,治以宣肺解郁。

拟方如下:

炙麻黄^(先煎) 3 g	苦杏仁 9 g	生甘草 4 g	炒苏子 9 g	郁金 9 g
桔梗 6 g	法半夏 6 g	炙紫菀 9 g	炒枳壳 9 g	瓜蒌皮 12 g
炒黄芩 6 g	柴胡 4 g	炒白芍 10 g		

7 剂,水煎服,每日 1 剂。

2020 年 2 月 28 日二诊:症情好转,治守上方,7 剂。

按:肝主疏泄,调畅气机.肝气不畅,而见胸闷气闭,喜叹息,肝气不畅,影响肺气宣降而成肝肺气闭之证。治以疏肝宣肺为法。

二、支气管扩张

本病常为肺热蕴结,腐肉败血而成痈,多本虚标实,虚实夹杂。内因:本虚——气虚、阴虚、气阴两虚。外因:邪实——风、寒、热、湿、燥、火、痰、瘀、饮、郁。治则遵循"急则治其标,缓则治其本"的原则,急性发作期以清热泻火、凉血止血为本,且当辨清实火与虚火,肺火与肝火;实火盛,以黄连、黄芩、生石膏等直折火热之邪,虚火则给予知母、地骨皮、白薇等,并佐以养阴之品,如玄参、麦冬,肝火旺则以焦山栀、青黛清泻肝火。《景岳全书》中曰:"水亏则火盛,火盛则刑金,金病则肺燥,肺燥则络伤而嗽血",素体肺阴不足之人易感外来之火热邪气,或感风寒之邪易化热,痰热蕴肺,灼伤肺络而见咳痰咯血,日久火热之邪伤阴,使本就亏虚之阴更虚,支扩日久易伤津阴虚,甚则久病及肾,导致肾阴不足。故缓解期以润肺养阴为本,清热泻火、凉血止血的同时配以养阴润肺之品,常用百合固金汤、麦门冬汤等方剂加减。在分型论治基础上,口舌咽干明显者加用生地、百合、沙参、麦冬等清肺润肺养阴之品,胸闷胀甚者加瓜蒌、夏枯草、郁金等,痰黄难咯者加用金荞麦、银花、鱼腥草、贝母、天竺黄等。

案 姚某某,男,53 岁。2010 年 12 月 20 日初诊:支气管扩张、慢性阻塞性肺疾病史,反复咳嗽、咯血十余年,近日复作,咳嗽,痰稠夹血丝,口干,舌红苔黄,脉弦数。

证属火热犯肺,治以清热化痰宁络。

拟方如下:

| 桑白皮 10 g | 苦杏仁 9 g | 炙紫菀 9 g | 瓜蒌仁 12 g | 炒黄芩 10 g |

橘红 9 g 　　　生石膏^(先煎)25 g 黛蛤散^(包煎)18 g 鱼腥草 18 g 　　玄参 15 g

旱莲草 15 g 　　南沙参 12 g 　　白及 12 g 　　　　侧柏炭 30 g 　　藕节炭 18 g

焦山栀 6 g

4 剂,水煎服,每日 1 剂。

2010 年 12 月 24 日二诊:药后痰血止,治守上方,去白及、藕节炭、焦山栀,加冬瓜仁 15 g、地骨皮 10 g,4 剂。

2011 年 1 月 14 日三诊:口干欲饮,烘热,舌红苔薄,脉弦细数,治以养阴清热为法。

炒黄芩 10 g 　　知柏^(各)8 g 　　生地 12 g 　　麦冬 15 g 　　　南沙参 15 g

丹皮 9 g 　　　女贞子 15 g 　　旱莲草 15 g 　　苦杏仁 9 g 　　　桑叶 9 g

桑白皮 10 g 　　黛蛤散^(包煎)18 g 瓜蒌仁 12 g

5 剂,水煎服,每日 1 剂。

2011 年 1 月 22 日四诊:牙龈肿痛,口干,治守上方,加生石膏^(先煎)20 g,改知柏^(各)6 g,5 剂。

2011 年 1 月 27 日五诊:咳嗽痰稠,口干,舌红苔黄,脉弦细数,治以清热化痰为法。

桑白皮 10 g 　　炒黄芩 10 g 　　桔梗 9 g 　　　苦杏仁 9 g 　　　南沙参 12 g

地骨皮 10 g 　　鱼腥草 30 g 　　瓜蒌仁 15 g 　　玄参 15 g 　　　黛蛤散^(包煎)15 g

炙紫菀 9 g 　　　生石膏^(先煎)18 g 生甘草 4 g 　　冬瓜仁 15 g

5 剂,水煎服,每日 1 剂。

此后症安,未再复诊,时隔八年,于 2019 年 11 月 19 日再次前来就诊,刻诊:咯血,咳不甚,色红,口干,舌红苔薄,脉细数。证属火热犯肺,继续予以清热化痰、养阴宁络之法。

桑白皮 10 g 　　苦杏仁 9 g 　　地骨皮 10 g 　　炒黄芩 10 g 　　瓜蒌仁 12 g

焦山栀 6 g 　　　生地 12 g 　　　南沙参 12 g 　　藕节炭 20 g 　　生甘草 4 g

黛蛤散^(包煎)15 g

5 剂,水煎服,每日 1 剂。

2019 年 11 月 25 日二诊:头晕沉,咯血减,治守上方,去生甘草、焦山栀,加生龙骨^(先煎)30 g、钩藤 12 g、生白芍 12 g,5 剂。

2019 年 11 月 29 日三诊:症情好转,咯血止,口干,舌红苔薄,脉细数。

桑白皮 10 g 　　苦杏仁 9 g 　　地骨皮 10 g 　　炒黄芩 10 g 　　瓜蒌仁 12 g

生地 12 g 　　　南沙参 12 g 　　桔梗 6 g 　　　钩藤 12 g 　　　生白芍 12 g

生龙骨^(先煎)30 g 黛蛤散^(包煎)15 g

5 剂,水煎服,每日 1 剂。

依此法此方加减用药,前后复诊十次而咯血未作。

2020 年 1 月 13 日十二诊:近日咯血复作,头晕,口干,舌红苔薄,脉细数。

桑白皮 10 g 　　苦杏仁 9 g 　　地骨皮 10 g 　　炒黄芩 10 g 　　瓜蒌仁 12 g

生地 15 g 　　　南沙参 12 g 　　桔梗 6 g 　　　钩藤 12 g 　　　生白芍 12 g

生龙牡^(各,先)30 g 黛蛤散^(包煎)15 g 藕节炭 30 g 　　侧柏炭 30 g 　　白茅根 18 g

5 剂,水煎服,每日 1 剂。

2020 年 1 月 18 日十三诊：咯血止，肩痛，治守上方，加秦艽 10 g，去龙骨、白芍、侧柏炭，5 剂。

2020 年 1 月 22 日十四诊：肩痛缓，治守上方，去秦艽，10 剂。

2020 年 2 月 3 日十五诊：咯血未作，诸症尚安，舌红苔薄，脉细数。

桑白皮 10 g	苦杏仁 9 g	地骨皮 10 g	炒黄芩 10 g	瓜蒌仁 12 g
生地 15 g	南沙参 12 g	桔梗 6 g	钩藤 12 g	生白芍 12 g
生牡蛎(先煎) 30 g	黛蛤散(包煎) 15 g	藕节炭 30 g	白茅根 18 g	

10 剂，水煎服，每日 1 剂。

2020 年 2 月 12 日十六诊：治守上方，5 剂。

2020 年 2 月 19 日十七诊：咯血复作，色红，口干，舌红苔薄，脉细数。

桑白皮 10 g	苦杏仁 9 g	地骨皮 10 g	炒黄芩 10 g	瓜蒌仁 12 g
生地 15 g	南沙参 12 g	桔梗 6 g	生石膏(先煎) 30 g	侧柏炭 30 g
大蓟炭 18 g	旱莲草 15 g	黛蛤散(包煎) 15 g	藕节炭 30 g	白茅根 18 g

5 剂，水煎服，每日 1 剂。

2020 年 3 月 3 日十八诊：咯血减少，治守上方，5 剂。

2020 年 3 月 7 日十九诊：咯血止，治守上方，去侧柏炭，5 剂。

如是复诊二十余次而咯血未作，后支气管扩张复作，皆守清热化痰、养阴宁络法化裁而奏效。

按：孙一奎《医旨绪余·论咯血》中曰："咯血多是火郁肺中，治宜清肺降火……"患者素体肝火炽盛，痰热内蕴，每因感邪或情绪不宁，痰火相炽，灼伤肺络而咯血。故以清热化痰、养阴止血方药相配而收效。初诊时火热之邪较重，生石膏辛甘大寒，归肺、胃经，善清肺经实热，清泻胃火，甘寒而不苦燥伤阴。黛蛤散清肝利肺，凉血止血。桑白皮甘寒，清泻肺热。二诊热大清而痰血止，三诊血止而阴伤渐显，故减泻火之力而酌增养阴之品，四诊胃火复盛而牙龈肿痛等，随证复加生石膏以清泻肺胃之火。此后每次发作，皆守此法，每每速效。火热之邪易伤阴，而见口干、咽干等，故治疗以清热化痰宁络同时佐以润肺养阴之品，如生地、沙参、地骨皮等。

三、哮喘

对于喘病，急性发作期属实，多为肺气郁闭、壅塞、气失宣降，重在驱邪宣肺平喘，治疗时首辨寒热，风寒喘咳以三拗汤为主方加减。肺热而喘以麻杏石甘汤为主方加减，外寒内饮者以小青龙汤为主方加减。久病属虚，为肾不纳气，肺气不降，治以培补肺肾为法，常用方剂有生脉散、人参蛤蚧散、肾气丸、苏子降气汤等。恢复期尤其重视肺胃，培土生金，补后天生先天，常用六君子汤、香砂六君子汤等。

（一）肺肾亏虚

案一 汪某某，男，71 岁。2018 年 10 月 4 日初诊：慢性阻塞性肺疾病史，胸闷气急 3 年余，再发半个月。刻诊：胸闷气短，身软乏力，腰膝酸软，口干，舌红苔薄黄，脉细数。

证属肺肾气虚，治以培补肺肾。

拟方如下：

太子参 15 g	麦冬 15 g	五味子 8 g	枸杞子 15 g	怀牛膝 10 g
山萸肉 10 g	淮山药 12 g	桔梗 6 g	苦杏仁 9 g	南沙参 12 g
生地 12 g	橘红 9 g	焦六曲 10 g	桑白皮 10 g	

7 剂，水煎服，每日 1 剂。

2018 年 10 月 13 日二诊：胸闷，偶咳，腰酸，治守上方，加炒苏子 9 g、法半夏 6 g、桑寄生 12 g，改麦冬 12 g、枸杞子 12 g、桔梗 9 g，5 剂。

按：慢性阻塞性肺疾病属中医"肺胀""咳喘"等范畴，多本虚标实，稳定期以本虚为主，病位主要在肺脾肾，治以扶正补虚为主。急性期驱邪以治标，具体应辨证分型而治，如风寒袭肺、外寒内饮、风热犯肺、痰热壅肺、痰湿内蕴、痰浊阻肺。该患者辨证属肺肾亏虚，治以补益肺肾为法，以生脉散为主方加减，补肺纳肾，益气养阴，枸杞子、山萸肉、淮山药、生地、南沙参之属入肺肾，补肺肾之阴，桔梗、苦杏仁、橘红、桑白皮宣肺化痰，焦六曲运中焦，二诊加大降气化痰之力，加苏子、法半夏，另稍减养阴之力，腰酸，在怀牛膝基础上再加桑寄生。

案二　吴某某，男，64 岁。2019 年 3 月 18 日初诊：肺气肿病史，动则气喘，气短，不咳，偶有白稠痰，口干，舌红有裂纹苔薄，脉细。

证属肺肾亏虚，治以益气养阴、润肺化痰止咳。

拟方如下：

桑白皮 10 g	苦杏仁 9 g	桔梗 9 g	炒苏子 9 g	瓜蒌仁 10 g
炙冬花 9 g	茯苓 10 g	麦冬 12 g	百合 12 g	枸杞子 12 g
淮山药 12 g	太子参 12 g	五味子 8 g	橘红 6 g	川贝^(另煎) 6 g

7 剂，水煎服，每日 1 剂。

按：肺主气，司呼吸，肾主纳气，久病及肾，肺病日久，必累及肾，肺气不宣，肾不纳气，而短气息促，动则尤甚，治以补肺益肾，以麦冬、太子参益气养阴，山药、枸杞子滋肺肾之阴，川贝、百合润肺，冬花、桔梗、苦杏仁、苏子、瓜蒌仁、橘红化痰降气止咳，桑白皮宣肺，茯苓健脾渗湿以利化痰。

案三　谭某某，女，74 岁。2019 年 4 月 12 日初诊：慢性阻塞性肺疾病史，胸闷气喘，咳不甚，痰少质稠，下肢水肿，血压高，口服硝苯地平缓释片，舌红苔剥脱，脉细。

证属肺肾亏虚，治以补肺益肾。

拟方如下：

生地 12 g	百合 12 g	太子参 12 g	五味子 6 g	麦冬 12 g
生黄芪 15 g	山萸肉 9 g	赤苓 12 g	葶苈子^(包煎) 9 g	苦杏仁 9 g
桑白皮 10 g	炙冬花 9 g	橘红 9 g	胡桃肉^(自备) 4 枚	泽泻 10 g

5 剂，水煎服，每日 1 剂。

2019 年 4 月 18 日二诊：胸闷，喘好转，盗汗，治守上方，去泽泻、赤苓，加知母 9 g、浮小麦30g、桔梗6g,5剂。

按:久病及肾,肺肾两虚,气阴不足,故而痰少质稠,盗汗,舌苔剥脱,脉细数,治以益气养阴,补益肺肾,纳气平喘。胡桃肉味甘,性温,入肾、肺、大肠经,可补肾、固精强腰、润肺定喘、润肠通便,对于肺肾两虚,久咳久喘之患,常用之。黄芪、泽泻、赤苓补气利水消肿,葶苈子一则泻肺,二则利水。

案四 唐某某,男,68岁。2019年4月18日初诊:慢性阻塞性肺疾病史,气喘,动则喘甚,咳嗽痰多,色白,纳差,口干,乏力,舌红少苔,脉细滑。

证属肺肾亏虚、肺失肃降,治以宣肺化痰、益肾平喘。

拟方如下:

炙麻黄(先煎)4g	苦杏仁9g	生甘草4g	桔梗6g	法半夏6g
炙冬花9g	瓜蒌仁12g	桑白皮10g	苏子9g	生地12g
南沙参12g	麦冬12g	五味子6g	太子参12g	射干6g
橘红6g	胡桃肉(自备)4枚			

5剂,水煎服,每日1剂。

2019年4月23日二诊:症情好转,治守上方,去射干,加苏叶6g、炒黄芩6g,5剂。

2019年4月26日三诊:心慌,治守上方,去苏叶、黄芩,改麦冬15g,加茯神10g、地骨皮9g,5剂。

2019年5月3日四诊:治守上方,去地骨皮、生地,加苏叶6g,5剂。

按:该患者虚实夹杂,肺肾亏虚,肺失肃降,以三拗汤合止嗽散加减以宣肺化痰、止咳平喘,以生脉益气养阴,胡桃肉补肺肾,共奏宣肺化痰、益肾平喘之功。

案五 汪某某,男,81岁。2019年12月16日初诊:慢性阻塞性肺疾病史,气喘,乏力,口干,纳呆,夜尿频,舌红苔薄,脉细弱。

证属肺肾亏虚,治以益气养阴、纳气平喘。

拟方如下:

太子参15g	生地12g	麦冬9g	五味子9g	南沙参12g
山萸肉10g	山药12g	百合10g	知母6g	胡桃肉(自备)4枚
炒苏子9g	桔梗6g	苦杏仁9g	炒枳壳6g	焦六曲10g
炒谷芽10g	桑白皮10g			

5剂,水煎服,每日1剂。

2019年12月6日二诊:症情好转,治守上方,去知母,加枸杞子10g,5剂。

2019年12月11日三诊:身软乏力,舌红苔薄,脉细弱,治以益气养阴、纳气平喘为法。

5剂,水煎服,每日1剂。

2019年12月16日四诊:症情好转,治守上方,去炒枳壳,加橘红6g,5剂。

按:肺病久病及肾,而见气喘,气短不接续,乃肾不纳气、肺气不降之证,治以培补肺肾,益气养阴,纳气平喘为法,恢复期尤其重视脾胃,中焦脾土可发挥"培土生金""补后天以养先天"之效,常佐六君子汤及香砂六君子等健运、培补中焦脾胃之方。

（二）痰湿壅肺

案一　谭某某,男,69 岁。2019 年 3 月 27 日初诊:矽肺、哮喘病史,胸闷气喘,动则尤甚,痰白,咳嗽,舌红苔白,脉濡细。

证属痰湿壅肺,治以宣肺化痰、止咳定喘。

拟方如下:

炙麻黄(先煎)5 g	苦杏仁 9 g	桔梗 9 g	炒苏子 9 g	法半夏 9 g
茯苓 10 g	橘红 9 g	炙紫菀 9 g	炙冬花 9 g	桑白皮 10 g
党参 10 g	五味子 8 g	葶苈子(包煎)9 g		

5 剂,水煎服,每日 1 剂。

2019 年 4 月 1 日二诊:咳嗽好转,治守上方,加瓜蒌仁 12 g,5 剂。

按:哮喘为患,首辨寒热虚实,治疗时当遵循发作时治标——定喘止咳,平稳时治本——调理脾胃、滋补肺肾。该患者痰湿壅肺,发作时治标,治以宣肺化痰、止咳定喘,以三拗汤、苏子降气汤加减,配以五味子收敛肺气,使宣散收敛相配合,加党参益气治本。

案二　胡某某,男,57 岁。2019 年 9 月 7 日初诊:哮喘病史,胸闷气喘,白色泡沫痰,量多,动则汗出,舌红苔薄,脉濡。

证属痰湿壅肺,治以温肺化痰、止咳平喘。

拟方如下:

炙麻黄(先煎)6 g	苦杏仁 10 g	生甘草 4 g	炒苏子 9 g	细辛 2 g
法半夏 9 g	炙冬花 9 g	炙紫菀 9 g	炒枳壳 9 g	射干 6 g
桑白皮 10 g	五味子 6 g	茯苓 10 g	干姜 3 g	

7 剂,水煎服,每日 1 剂。

2019 年 9 月 14 日二诊:咳喘缓,痰大减,动则汗出,舌红苔黄厚,脉细,治守上方,去干姜,改炙麻黄(先煎)5 g、细辛 1 g,加瓜蒌仁 12 g、党参 10 g,7 剂。

按:脾为生痰之源,肺为贮痰之器,脾胃不运,痰湿内生,蕴阻于肺,肺失宣肃而喘,治以温肺脾,化痰饮,定咳喘为法。三拗汤合止嗽散加减宣肺化痰,张仲景云:"病痰饮者,当以温药和之。"常用干姜、细辛、五味子三药配伍应用,干姜味辛性热,归肺脾经,可温脾阳祛湿,温肺散寒饮;细辛辛温可温肺散寒;五味子敛肺止咳,三药联用,散中有收,收中有散,既相互协同又相互制约,体现了仲景"温药和之"之义。茯苓甘淡渗利,健脾燥湿,全方共奏温肺脾、宣肺化痰、止咳定喘之效。

案三　张某某,男,71 岁。2020 年 1 月 18 日初诊:慢性阻塞性肺疾病、冠心病病史,胸闷气闭,动则气喘,气短不接续,咳嗽,泡沫痰,口干,舌红苔黄,脉滑。

证属痰湿壅肺,治以宣肺化痰、止咳平喘。

拟方如下:

炙麻黄^(先煎)4 g	苦杏仁 9 g	生甘草 4 g	炒苏子 9 g	桔梗 9 g
法半夏 9 g	炙冬花 9 g	桑白皮 10 g	瓜蒌皮 12 g	炒黄芩 6 g
炒枳壳 9 g	射干 9 g	五味子 6 g	太子参 12 g	茯苓 10 g
胡桃肉^(自备)4 枚				

7 剂,水煎服,每日 1 剂。

按:该患者肺气郁闭,宣降失常,治以宣肺化痰止咳,少佐益气敛肺,以三拗汤合桑白皮汤为主方加减。

案四 程某某,女,51 岁。2020 年 5 月 11 日初诊:哮喘病史,夜间喘甚,痰清,涕清,舌红苔白厚,脉濡。

证属痰湿壅肺,治以宣肺化痰、止咳平喘。

拟方如下:

炙麻黄^(先煎)6 g	苦杏仁 9 g	生甘草 4 g	炒苏子 9 g	桔梗 6 g
法半夏 9 g	炙冬花 9 g	桑白皮 10 g	炒枳壳 9 g	细辛 1 g
辛夷花 9 g	五味子 6 g	射干 9 g		

5 剂,水煎服,每日 1 剂。

2020 年 5 月 16 日二诊:治守上方,加炙紫菀 9 g,改射干 6 g,5 剂。

2020 年 5 月 21 日三诊:症情好转,治守上方,加僵蚕 9 g,改五味子 9 g,7 剂。

2020 年 5 月 28 日四诊:喘缓解,痰涕清,舌红苔白,脉濡,继以宣肺化痰、止咳平喘为法。

炙麻黄^(先煎)6 g	苦杏仁 9 g	生甘草 4 g	炒苏子 9 g	桔梗 6 g
法半夏 9 g	炙冬花 9 g	桑白皮 10 g	炒枳壳 9 g	细辛 1 g
辛夷花 9 g	五味子 9 g	射干 6 g	炙紫菀 9 g	僵蚕 9 g
干姜 3 g				

5 剂,水煎服,每日 1 剂。

2020 年 6 月 4 日五诊:较前好转,治守上方,去紫菀,改辛夷花 6 g,加乌梅 9 g,7 剂。

2020 年 6 月 11 日六诊:症情大减,治守上方,去辛夷花、僵蚕,加茯苓 10 g,7 剂。

按:张仲景喜用细辛、五味子、干姜三药配伍,开后世散敛并用之先河。细辛辛温,可温肺散寒、通阳化饮;干姜可温脾肺,散寒饮;五味子酸收,可敛肺止咳,并可防干姜、细辛温散太过。陈修园言其"干姜以司肺之开,五味子以司肺之合,细辛以发动其开合活动之机……"三药合用,其效天成,后世多效仿之。临证对于痰湿咳喘,每多佐用此三药配伍,收效颇佳。

案五 吴某某,女,43 岁。2009 年 8 月 17 日初诊:胸闷气喘,反复发作十余年,刻诊:胸闷气喘闭气,喉间痰鸣,鼻流清涕,喷嚏,舌红苔薄,脉浮弦。

证属痰湿壅肺,治以宣肺化痰、降气通窍。

拟方如下:

炙麻黄^(先煎)6 g	苦杏仁 9 g	生甘草 4 g	炒苏子 9 g	炒枳壳 9 g
细辛 2 g	辛夷花 6 g	干姜 3 g	桔梗 9 g	法半夏 9 g
炙紫菀 9 g	炙冬花 9 g	瓜蒌皮 10 g	五味子 6 g	前胡 9 g
射干 9 g	蝉衣 9 g			

4 剂,水煎服,每日 1 剂。

2009 年 8 月 20 日二诊:治守上方,去干姜,4 剂。

2009 年 8 月 24 日三诊:咳喘渐安,治守上方,加炒黄芩 5 g,6 剂。

2009 年 8 月 31 日四诊:鼻塞流清涕,头痛,胸闷气喘,舌红苔薄,脉弦细,治以宣肺平喘,祛风通窍为法。

炙麻黄^(先煎)6 g	苦杏仁 9 g	生甘草 4 g	荆防^(各)9 g	蝉衣 9 g
桔梗 9 g	法半夏 9 g	橘红 9 g	炙紫菀 9 g	炙冬花 9 g
细辛 3 g	辛夷花 6 g	大青叶 15 g	五味子 6 g	炒苏子 9 g
桑白皮 10 g				

4 剂,水煎服,每日 1 剂。

2009 年 9 月 3 日五诊:胸闷,痰稀白,舌红苔薄,脉浮弦,治以宣肺化痰、散寒平喘为法,治守上方,去荆防、炙紫菀、大青叶,改蝉衣 10 g、五味子 9 g,加前胡 9 g、炒枳壳 9 g,5 剂。

2009 年 9 月 8 日六诊:痰黄稠,治守上方,加瓜蒌仁 10 g、炒黄芩 6 g,10 剂。

2009 年 9 月 18 日七诊:鼻塞流涕,胸闷气喘,舌红苔黄,脉弦。

炙麻黄^(先煎)6 g	苦杏仁 9 g	生甘草 4 g	炒苏子 9 g	蝉衣 9 g
辛夷花 6 g	荆防^(各)9 g	桔梗 9 g	法半夏 6 g	橘红 9 g
炙冬花 9 g	桑白皮 10 g	炒枳壳 9 g	五味子 6 g	瓜蒌皮 12 g
细辛 2 g	前胡 9 g			

4 剂,水煎服,每日 1 剂。

2009 年 9 月 22 日八诊:胸闷气喘,咳嗽痰稀薄,鼻塞流清涕,舌红苔薄,脉浮弦,治以宣肺平喘,散寒化痰为法,治守上方,改辛夷花 9 g、法半夏 9 g、五味子 9 g、细辛 3 g,去瓜蒌皮、前胡,加炙紫菀 9 g、炒黄芩 6 g,4 剂。

2009 年 9 月 26 日九诊:症情好转,治守上方,去桑白皮,加瓜蒌皮 10 g,8 剂。

2009 年 10 月 5 日十诊:受寒,异味刺激时胸闷气闭,咳喘,舌红苔薄,脉细,治守上方,加射干 6 g,5 剂。

2009 年 10 月 10 日十一诊:胸闷气喘,鼻流清涕,喷嚏,痰少稀薄,舌红苔薄,脉细,治以散寒宣肺,化痰平喘为法。

炙麻黄^(先煎)6 g	苦杏仁 9 g	生甘草 4 g	炒苏子 9 g	细辛 2 g
桔梗 9 g	前胡 9 g	法半夏 9 g	橘红 9 g	炙冬花 9 g
五味子 9 g	炒枳壳 9 g	辛夷花 9 g	干姜 3 g	桑白皮 10 g

5 剂,水煎服,每日 1 剂。

2009 年 10 月 14 日十二诊:治守上方,去干姜,加防风 9 g、瓜蒌仁 12 g、射干 6 g,5 剂。

2009年10月19日十三诊：咳喘渐消，夜寐不宁，舌红苔薄脉，弦细，治以宣肺平喘、化痰止咳为法。

炙麻黄（先煎）6g	苦杏仁9g	生甘草4g	炒苏子9g	桔梗9g
前胡9g	法半夏8g	橘红9g	炙冬花9g	五味子6g
细辛2g	桑白皮10g	炒枳壳9g	炒枣仁15g	辛夷花6g
瓜蒌皮10g				

7剂，水煎服，每日1剂。

2009年10月26日十四诊：症尚安，治守上方，去辛夷花，加射干6g，7剂。

按：素体痰湿，易感外邪，外邪既是致病因素，亦是诱发加重因素。痰湿壅肺，复感外邪而致肺失宣降，故当有外邪存在时，于宣肺化痰、止咳平喘基础上佐以祛风散表邪之品，如荆芥、防风等，以达内散痰饮定喘、外祛表邪，肺之宣肃得复之效。

(三)痰热蕴肺

案一 王某某，女，34岁。2019年5月11日初诊：胸闷喘憋，咽痒咳嗽，痰黄稠，咽痛，口干，舌红苔黄，脉滑。

证属痰热蕴肺，治以清热宣肺、化痰定喘。

拟方如下：

炙麻黄（先煎）6g	苦杏仁9g	生甘草4g	射干9g	僵蚕9g
桔梗9g	法半夏8g	炙冬花9g	炙紫菀9g	瓜蒌皮12g
炒黄芩8g	炒苏子9g	桑白皮10g	炒枳壳9g	五味子6g

7剂，水煎服，每日1剂。

2019年5月17日二诊：咽痒，口干，咳嗽，痰黄稠，治守上方，加荆芥9g、生地12g，7剂。

2019年5月24日三诊：治守上方，去荆芥，7剂。

2019年5月31日四诊：咽痒咳嗽，痰稠，舌红苔黄，脉滑数。

炙麻黄（先煎）6g	苦杏仁9g	生甘草4g	射干9g	僵蚕9g
桔梗9g	法半夏8g	炙冬花9g	炙紫菀9g	瓜蒌皮12g
炒黄芩8g	炒苏子9g	桑白皮10g	炒枳壳9g	五味子6g
生地12g	防风6g	辛夷花9g		

7剂，水煎服，每日1剂。

2019年6月6日五诊：喉中有痰，鼻痒，喷嚏，已不喘，治守上方，去防风，加细辛2g，5剂。

2019年6月13日六诊：治守上方，改炒黄芩6g，7剂。

2019年6月20日七诊：胸闷，治守上方，去生地、辛夷花，加前胡9g，7剂。

2019年6月27日八诊：胸闷、咳嗽有所缓解，咽痒不舒，舌红苔黄，脉滑数。

炙麻黄（先煎）6g	苦杏仁9g	生甘草4g	射干9g	僵蚕9g
桔梗9g	法半夏8g	炙冬花9g	炙紫菀9g	瓜蒌皮12g
炒黄芩6g	炒苏子9g	桑白皮10g	炒枳壳9g	五味子6g

生地 10 g　　　　乌梅 9 g　　　　防风 5 g

7 剂,水煎服,每日 1 剂。

2019 年 7 月 4 日九诊:治守上方,去防风,7 剂。

2019 年 7 月 11 日十诊:已不喘,咽痒咳嗽,痰稠色黄,治守上方,改炒黄芩 8 g,加辛夷花 6 g,7 剂。

按:哮喘急性发作期,痰热蕴肺型乃常见、多见证型,喘促是肺气不降之征象,痰热蕴肺,肺气郁闭,气逆不降而发咳喘,肺失宣肃,不能行津,痰湿易生,循环往复,交互影响,病情迁延,治以清肺化痰为法,痰热去,咳喘平。三拗汤宣肺化痰平喘;桑白皮、黄芩清热泄肺;桔梗宣肺祛痰;苏子降气化痰;瓜蒌皮、枳壳清热化痰、宽胸理气;冬花、紫菀、射干、半夏止咳化痰;细辛、辛夷花通窍;五味子、乌梅收敛肺气;全方可达清肺止咳、化痰平喘之效。

案二　葛某某,女,53 岁。2019 年 11 月 18 日初诊:喘病,咳嗽气喘,痰稠难咯,夹血丝,口干,乏力,舌红苔薄黄,脉滑数。

证属痰热蕴肺,治以清肺化痰、止咳平喘。

拟方如下:

炙麻黄(先煎) 6 g　　苦杏仁 9 g　　　生甘草 4 g　　　炒苏子 9 g　　　桔梗 6 g
法半夏 6 g　　　　炙紫菀 9 g　　　炙冬花 9 g　　　炒枳壳 9 g　　　桑白皮 10 g
瓜蒌皮 12 g　　　炒黄芩 9 g　　　藕节炭 30 g　　　南沙参 12 g　　　黛蛤散(包煎) 12 g
五味子 6 g

5 剂,水煎服,每日 1 剂。

2019 年 11 月 22 日二诊:症情好转,治守上方,改法半夏 9 g,加射干 9 g,5 剂。

2019 年 11 月 27 日三诊:喘大减,血已止,治守上方,去藕节炭,5 剂。

2019 年 12 月 3 日四诊:痰稠,治守上方,改桔梗 9 g,5 剂。

按:痰热蕴肺、阻滞气机、肺失宣肃而见咳喘,热邪伤阴耗气,故见口干。三拗汤合止嗽散宣肺化痰止咳;桑白皮、黄芩清泄肺热;南沙参养肺阴;黛蛤散清热利肺;藕节炭清热止血。

案三　张某某,女,39 岁。2020 年 3 月 9 日初诊:支气管哮喘伴支气管扩张,胸闷气喘,咳嗽痰黄,胸痛,舌红苔薄、脉滑。

证属痰热蕴肺,治以清肺化痰、止咳平喘。

拟方如下:

炙麻黄(先煎) 4 g　　苦杏仁 10 g　　生甘草 4 g　　　炒苏子 9 g　　　瓜蒌仁 12 g
法半夏 6 g　　　　炙冬花 9 g　　　炒枳壳 9 g　　　桔梗 9 g　　　　五味子 6 g
炒黄芩 8 g　　　　桑白皮 10 g

5 剂,水煎服,每日 1 剂。

2020 年 3 月 16 日二诊:症情大减,胸痛,咳嗽止,动则喘,治守上方,改炙麻黄(先煎)

6g、炒黄芩6g,5剂。

2020年3月21日三诊:症情好转,治守上方,加茯苓10g、鱼腥草15g,改法半夏9g,5剂。

2020年3月28日四诊:动则喘,气闭,舌红苔薄,脉滑。

炙麻黄(先煎)5g	苦杏仁10g	生甘草4g	炒苏子9g	瓜蒌仁12g
法半夏9g	炙冬花9g	炒枳壳9g	桔梗9g	五味子6g
炒黄芩6g	桑白皮10g	茯苓10g		

5剂,水煎服,每日1剂。

2020年4月8日五诊:痰色黄,停药后喘复作,治守上方,去茯苓,改炙麻黄(先煎)6g、炒黄芩9g,加射干9g,5剂。

2020年4月14日六诊:咳已止,痰减少,喷嚏时作,治守上方,加辛夷花9g、细辛1g,5剂。

按:痰热较重,尚未伤阴,治以清化痰热、宣肺止咳为法。

案四 史某某,男,84岁。2009年4月22日初诊:咳嗽,胸闷气喘,痰多黄稠,动则气短不得接续,舌红苔黄,脉弦细数。

证属肺肾亏虚、痰热壅肺,治以宣肺化痰、纳气平喘。

拟方如下:

炙麻黄(先煎)4g	苦杏仁9g	生甘草4g	炒苏子9g	桔梗9g
法半夏9g	炙冬花9g	炙紫菀9g	瓜蒌仁12g	炒黄芩9g
桑白皮10g	炒枳壳9g	太子参12g	五味子6g	南沙参12g

5剂,水煎服,每日1剂。

2009年4月27日二诊:药后症情好转,治守上方,加胡桃肉(自备)12g、茯苓10g,5剂。

2009年5月2日三诊:咳嗽,胸闷气短,舌红苔薄黄,脉弦细,治守上方,去炒黄芩、茯苓,改炒枳壳6g,加橘红9g、麦冬10g,5剂。

2009年5月7日四诊:症情好转,咳嗽、胸闷气闭皆有缓解,舌红苔黄,脉弦细数。

炙麻黄(先煎)4g	苦杏仁9g	生甘草4g	炒苏子9g	桔梗9g
法半夏9g	炙冬花9g	炙紫菀9g	瓜蒌仁12g	炒黄芩9g
桑白皮10g	太子参12g	五味子6g	南沙参12g	橘红9g
胡桃肉(自备)12g	麦冬10g	枸杞子10g	山萸肉6g	

5剂,水煎服,每日1剂。

2009年5月13日五诊:治守上方,去炙紫菀,7剂。

2009年5月21日六诊:症情渐缓,治守上方,改炙麻黄(先煎)3g,7剂。

按:患者年逾八旬,肾气本虚,又患肺病,病久及肾,肾气亏虚,纳气失职,而见气短不接续,复有痰热蕴结于肺,虚实夹杂,治以标本兼顾,宣肺化痰兼补肺益肾,纳气平喘。

四、鼻渊

肺开窍于鼻,鼻之疾患与肺关系密切。《素问·气厥论》中曰:"胆热移于脑,则辛频鼻渊。鼻渊者,浊涕下不止也。"鼻渊是鼻科常见病、多发病,多因风热或风寒侵袭,久而郁热,邪热循经上犯鼻窍,或素嗜肥甘,湿热内生,脾胃运化失常,清气不升,浊气不降,湿热循经上犯,损伤鼻窍,或情志不畅,喜怒失节,胆失疏泄,气郁化火,循经上犯,移热于脑或邪热犯胆,胆经炎热,随经上犯,蒸灼鼻窍。鼻渊日久,耗伤肺脾之气,脾虚运化失职,营气不布;肺气不足,易被邪侵,肃降不利,邪循经上扰,滞留鼻窍,发而为病,或鼻渊日久,耗气伤阴,虚火内扰,余邪滞留不清,两者搏结于鼻窦,肌膜败坏,而成浊涕,发为鼻渊。临证中,单纯实证或单纯虚证很少出现,常常呈现出寒热错杂、上热下寒,局部寒热与全身寒热不统一的现象,故用药常寒温并用,散收结合,常用治法有祛风清热通窍法、清热利湿通窍法、清胆泄热通窍法、补益脾肺法、疏风散寒通窍法、补肾填精法等。

（一）肺虚感邪

案一　吴某某,女,63岁。2019年5月8日初诊:鼻流清涕,喷嚏,畏风怕冷,便秘口干,舌淡红苔薄略黄,脉虚。

证属肺虚感寒,治以益气固表、温肺通窍。

拟方如下:

生黄芪18g	生白术10g	防风8g	辛夷花9g	细辛2g
桔梗9g	藿香9g	生地10g	炒黄芩6g	生甘草4g
乌梅10g	五味子6g	薄荷(后入)4g		

5剂,水煎服,每日1剂。

按:该患者肺卫不固,风寒异气侵袭而作清涕、喷嚏,畏风怕冷亦是虚寒、表不固之症,同时患者有便秘、口干之内热症状,故治疗以益气固表、温肺通窍、祛风脱敏为主,佐以清泄里热之生地、黄芩,内外兼顾。乌梅、五味子一则祛风脱敏,二则收敛肺气。

案二　方某某,女,57岁。2019年12月11日初诊:鼻塞,涕清,遇寒则作,咳嗽,痰白,口干,舌淡红苔薄白,脉浮。

证属肺虚感寒,治以益气固表、宣肺化痰。

拟方如下:

生黄芪18g	炒白术9g	防风5g	辛夷花9g	桔梗9g
苦杏仁9g	法半夏8g	细辛2g	藿香9g	五味子8g
生甘草4g	炒黄芩5g			

5剂,水煎服,每日1剂。

按:该例亦是肺虚感寒证,然与前者不同在于,该例外感寒邪客于鼻窍外,亦引起肺气失宣,而致咳嗽,痰白。故治以益气固表、温通鼻窍同时,配以宣肺化痰止咳之法,以桔梗升,苦杏仁降,一升一降,复肺之宣降,与法半夏相配伍,以达化痰止咳之效。

案三　程某某,男,88岁。2018年7月18日初诊:鼻塞,鼻痒,涕清,畏风怕冷,小便清长,舌淡苔白,脉沉细。

证属肺肾气虚,治以益气固表、补肾通窍。

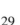

拟方如下：

北五味子10g	炒白术8g	炒稻芽10g	防风6g	干姜3g
黄芪18g	桔梗6g	山药12g	山萸肉10g	太子参12g
望春花9g	细辛2g	炙甘草4g	茯苓10g	橘红9g

7剂，水煎服，每日1剂。

按：肺肾气虚，摄纳无权，温煦失职，腠理疏松，外邪乘虚而入。虚寒之体感受外邪，易从寒化，留滞鼻窍，而致鼻塞、痒、清涕；阳气亏虚，卫外、温煦力弱而畏风怕冷；肾阳不足，气化力弱而小便清长；舌淡苔白，脉沉细乃阳气不足，虚寒之象。

案四 詹某某，女，42岁。2018年12月18日初诊：鼻塞喷嚏，反复发作，畏风，涕黄，咽干，舌红苔薄黄，脉浮。

证属肺虚感邪化热，治以益气通窍、疏风清热。

拟方如下：

薄荷(后入)5g	辛夷花9g	白芷9g	金银花12g	桔梗9g
细辛2g	藿香9g	炒黄芩8g	防风6g	生黄芪15g
乌梅10g	生甘草4g			

4剂，水煎服，每日1剂。

2018年12月21日二诊：治守上方，改生黄芪18g、细辛3g，加生地12g，5剂。

2018年12月26日三诊：治守上方，改细辛2g、炒黄芩10g、银花15g，5剂。

2018年12月31日四诊：近日发热，咽干，鼻塞，舌红苔薄黄，脉浮。

薄荷(后入)5g	辛夷花9g	白芷9g	金银花12g	桔梗9g
藿香9g	炒黄芩10g	防风6g	生黄芪12g	淡豆豉9g
生甘草4g	生地黄12g			

5剂，水煎服，每日1剂。

2019年1月24日五诊：热退，鼻塞，晨起喷嚏，月经先期，量少，治守上方，去淡豆豉、银花，改生黄芪18g，加细辛2g、五味子9g、乌梅9g、炒白术8g、陈皮6g，5剂。

按：该患者鼻塞喷嚏常年反复发作，久病肺气虚，肺卫不固，外邪更易乘虚而入，邪滞于鼻，结聚窦窍，侵蚀肌膜，津败为涕，外邪入里化热而见涕黄，咽干，苔薄黄，治以玉屏风散益气固表，补益肺气。细辛、辛夷花、白芷、藿香辛温通鼻窍；薄荷辛凉解表，散风热，且其质轻宣散，轻扬升浮，芳香通窍；桔梗、陈皮化痰；黄芩、银花清肺热；生地养阴清热，且可佐黄芪、细辛等之温燥；乌梅、五味子敛肺气，祛风脱敏，全方有补有散、有疏有敛、有清有温。四诊时外邪入里，郁热，伴发热，去辛温之细辛，收敛之乌梅，黄芪温补之量，加一味淡豆豉，辛散苦泄轻浮，以疏散表邪、散邪热，五诊热退，晨起遇寒则鼻塞喷嚏，肺虚表不固症显，减散表邪之力，酌增益气固表之力。

(二)风热上犯

案一 杨某某，女，33岁。2019年11月18日初诊：鼻窦炎，鼻塞，脓涕，黄绿色，舌红苔薄，脉浮数。

证属风热上犯,治以辛散风热通窍。

拟方如下:

薄荷^(后入)5 g	细辛 2 g	藿香 9 g	辛夷花 9 g	白芷 9 g
银花 15 g	蒲公英 20 g	桔梗 9 g	炒黄芩 10 g	生甘草 4 g
薏仁米 30 g	苦杏仁 9 g	法半夏 9 g	焦山栀 6 g	

5 剂,水煎服,每日 1 剂。

2019 年 11 月 22 日二诊:症情好转,治守上方,改细辛 3 g,5 剂。

2019 年 11 月 27 日三诊:涕多,治守上方,加连翘 15 g、石菖蒲 9 g,去法半夏,5 剂。

2019 年 12 月 2 日四诊:涕多,鼻痒,治守上方,改焦山栀 9 g,5 剂。

按:肺开窍于鼻,风邪袭表,客于肺卫,上灼鼻窍而见鼻塞、涕稠黄,外邪宜散,治以辛散风热通窍为法。以薄荷、银花、辛夷花、白芷、细辛散表邪,通窍;藿香解表同时可化湿;蒲公英、黄芩、焦山栀、连翘清热;桔梗、苦杏仁、半夏、生甘草化痰;石菖蒲化痰通窍;薏仁米甘淡凉,淡渗利湿排脓以促稠涕化。

案二　华某某,男,50 岁。2018 年 3 月 19 日初诊:鼻塞鼻痒,涕黄,偶咳,口干,舌红苔薄黄,脉浮数。

证属风热上犯,治以疏风清热通窍。

白芷 9 g	薄荷^(后入)5 g	甘草 4 g	桔梗 9 g	银花 15 g
酒黄芩 10 g	苦杏仁 10 g	连翘 15 g	蒲公英 20 g	生地 12 g
望春花 9 g	乌梅 6 g	细辛 2 g	藿香 9 g	

5 剂,水煎服,每日 1 剂。

按:治以疏风清热通窍为法。乌梅酸收,祛风脱敏。

(三)湿热蕴结

在鼻渊中,肝胆及脾胃湿热蕴结鼻窍较为常见,表现以鼻窍局部湿热为主的特点,如涕多,色黄绿,质稠,嗅觉减退,头痛等。

案一　方某某,女,42 岁。2017 年 1 月 13 日初诊:鼻塞,涕稠黄,量多,不知香臭,口苦,咽干,舌红苔黄腻,脉弦数。

证属肝胆湿热,治以清利肝胆、祛风通窍。

拟方如下:

白芷 9 g	五味子 6 g	柴胡 5 g	炒白芍 10 g	炒枳壳 9 g
川芎 6 g	当归 10 g	防风 5 g	甘草 4 g	黄芪 15 g
桔梗 9 g	银花 12 g	酒黄芩 8 g	生地 12 g	藿香 6 g

5 剂,水煎服,每日 1 剂。

按:《素问·气厥论》中曰:"胆热移于脑,则辛頞鼻渊。鼻渊者,浊涕下不止也。"肝胆湿热循经上犯,蒸灼鼻窍而见涕黄稠,量多,不闻香臭,口苦咽干乃肝胆湿热之佐证,舌红苔黄腻,脉弦数是湿热之象,治以清利肝胆湿热,祛风通窍为法。

案二 颜某某,男,30 岁。2018 年 8 月 4 日初诊:鼻塞,涕多,色黄,头涨痛,齿痛,口苦黏,身困重,舌红苔黄腻,脉滑数。

证属脾胃湿热,治以清热利湿、化浊通窍。

拟方如下:

白芷 9 g	薄荷(后入) 5 g	川芎 9 g	丹参 15 g	甘草 4 g
僵蚕 9 g	焦山栀 9 g	金银花 15 g	酒黄芩 12 g	连翘 15 g
蒲公英 20 g	全虫 3 g	望春花 9 g	生石膏(先煎) 25 g	
细辛 3 g	藿香 9 g			

5 剂,水煎服,每日 1 剂。

按:《景岳全书》中曰:"经络所致,专属阳明。"诸经之热上犯鼻窍,必循阳明经上达,治以清泄阳明,解毒排脓通窍为法,用药当注意选择既能祛湿除热,又能针对鼻病之品,如藿香、薏苡仁、望春花、白芷、黄芩、石菖蒲、蒲公英等。胃腑热盛,随证佐用生石膏、大黄等品。湿热留滞,易阻气机,以石菖蒲、藿香之属行气化湿,气行湿易化;川芎、全虫、僵蚕祛风通络。

五、感冒

以风邪为主因,常在不同季节与当令时气相挟伤人,一般以风寒、风热为多,另暑湿之邪、非时之气挟时邪亦可使人感而发病。肺主气,司呼吸,上连气管、喉咙,开窍于鼻,外合皮毛,外邪多由肺卫而入,病变部位亦多局限于肺卫。《杂病源流犀烛》中云:"风邪袭人,不论何处感受,必内归于肺",故感邪后多表现为畏寒发热、身痛、头痛等卫表证及鼻塞流涕、咳嗽、咽痛等肺系症。治疗应因势利导,从表而解,遵循《素问·阴阳应象大论》中"其在皮者,汗而发之"之论,以解表达邪为治疗原则。风寒证治以辛温发汗;风热证治以辛凉清解;暑湿杂感,以清暑祛湿解表。

(一)表寒里热

案一 许某,女,51 岁。2018 年 12 月 24 日初诊:鼻流清涕,咽干痛,干咳无痰,不发热,畏风,舌红苔薄,脉浮。

证属表寒里热,治以表里双解。

拟方如下:

薄荷(后入) 5 g	苏叶 9 g	辛夷花 9 g	银花 12 g	僵蚕 9 g
淡豆豉 10 g	桔梗 9 g	苦杏仁 9 g	法半夏 6 g	炙紫菀 9 g
炒枳壳 9 g	炒黄芩 8 g	生甘草 4 g	木蝴蝶 9 g	

4 剂,水煎服,每日 1 剂。

按:表寒里热之外感又称寒包火,现在空调盛行,在冬季、夏季外感证型中尤为多见。该患者外感后鼻流清涕,畏风寒乃表有寒,咽干痛乃里有热,治疗当表里双解,清里热、散表寒,以薄荷、苏叶、淡豆豉宣散表邪,银花、黄芩等清热,桔梗、苦杏仁、法半夏、枳壳、紫菀、生甘草、木蝴蝶、僵蚕宣畅肺气,润气止咳,临证时对于不能熬中药之患者外感风寒之初,兼有里热之势,常予午时茶配合板蓝根,一以解表散寒,一以清热凉血利咽,防风通圣散是表里双解之较好选择。

案二　田某,女,46 岁。2019 年 1 月 12 日初诊:咽痒咳嗽,痰黄稠,涕浊,身酸痛,畏寒发热,舌红苔黄厚,脉浮数。

证属表寒里热,治以表里双解。

拟方如下:

薄荷^(后入)5g	苏叶9g	白芷9g	藿香9g	淡豆豉9g
银花10g	桔梗9g	苦杏仁9g	法半夏9g	炙紫菀9g
炒黄芩9g	炒枳壳9g	炒苏子9g	生甘草4g	僵蚕9g
瓜蒌仁12g				

4 剂,水煎服,每日 1 剂。

按:外感自然界之寒邪,复受室内空调暖气之热,而风寒束表,热郁于里,亦见于素有内热之人感寒而致,治以外散表邪,内清里热。

案三　姜某某,男,60 岁。2019 年 2 月 14 日初诊:发热恶风寒,咽痛,咳嗽,泡沫痰,痰量多,色白,牙痛,头痛,胸闷,口淡无味,舌淡红苔腻,脉浮。

证属表寒里热,治以表里双解。

拟方如下:

薄荷^(后入)5g	白芷9g	乌梅9g	炒黄芩9g	银花15g
僵蚕9g	木蝴蝶9g	桔梗9g	苦杏仁9g	法半夏8g
炙紫菀9g	炙冬花9g	炒枳壳9g	生甘草4g	炒苏子9g
藿香9g	瓜蒌仁12g	生石膏^(先煎)25g		

4 剂,水煎服,每日 1 剂。

2019 年 2 月 18 日二诊:热已退,胸闷,咽痒,咳嗽,头痛,治守上方,去薄荷、白芷、石膏、藿香、瓜蒌仁,改炒黄芩 6g、银花 12g,加炙麻黄^(先煎)4g、桑白皮 10g,4 剂。

按:外感风寒,里热炽盛,风寒侵袭肺卫,发热恶风寒,咳嗽,里热炽盛,循经上灼,咽痛,牙痛,头痛。首选生石膏大寒之品,直折里热,伍黄芩,共泻肺胃之里热,二诊表邪里热均大减,而肺失宣肃之证渐显,大减解表清里之品,伍以宣肺之品以复肺之宣肃。

案四　胡某,女,13 岁。2001 年 12 月 15 日初诊:鼻塞流涕,咽痒咳嗽,痰少稠,发热,畏风,舌淡红苔薄白,脉浮弦。

证属风邪袭表,治以疏风透表、宣肺止咳。

拟方如下:

薄荷^(后入)5g	荆防^(各)9g	蝉衣9g	白芷9g	大青叶20g
木蝴蝶9g	桔梗9g	苦杏仁9g	法半夏9g	炙紫菀9g
橘红9g	炒黄芩8g	乌梅10g	生甘草5g	

3 剂,水煎服,每日 1 剂。

2001年12月18日二诊:代诉,药后热已退,咽痛痒,咳嗽,痰少稠,咯痰不爽,口苦咽干,治以表里双解为法。

拟方如下:

薄荷^(后入)6g	荆防^(各)9g	大青叶18g	银翘^(各)12g	柴胡9g
炒黄芩10g	苏叶9g	蝉衣9g	桔梗9g	苦杏仁9g
法半夏9g	炙紫菀9g	橘红9g	乌梅10g	生甘草4g

3剂,水煎服,每日1剂。

按:初诊风邪袭表,肺卫失宣,治以疏风透表。随病情进展,二诊时表邪大减,但尚未全清而已入里化热,成表寒里热之证,治以表里双解为法。

(二)风热感冒

案 金某某,女,57岁。2019年7月8日初诊:咽痒痛,咽红,咳嗽偶作,痰少色黄,胸闷,口干,微恶风,纳食尚可,舌边尖红苔薄黄,脉浮数。

证属风热犯表,治以辛凉解表。

拟方如下:

薄荷^(后入)4g	大力子9g	藿香9g	金银花15g	连翘12g
桔梗9g	炒黄芩9g	生甘草4g	僵蚕9g	木蝴蝶9g
苦杏仁9g	法半夏6g	玄参12g		

4剂,水煎服,每日1剂。

2019年7月11日二诊:咳大减,治守上方,加瓜蒌皮12g,4剂。

按:风热之邪犯肺卫,肺气失和,治以辛凉解表,常用银翘散、葱豉桔梗汤加减化裁。薄荷、银花、连翘辛凉解表,疏风清热;大力子、桔梗、甘草宣利肺气,化痰利咽;僵蚕祛风化痰;藿香解表化湿;苦杏仁化痰止咳;半夏燥湿化痰;黄芩清泄肺热;木蝴蝶、玄参清热解毒利咽。

(三)风寒感冒

案 吴某某,男,67岁。2017年11月6日初诊:畏寒,头身痛,鼻塞清涕,咳嗽痰白,舌淡红苔薄白,脉浮紧。

证属风寒外袭,治以辛温解表。

拟方如下:

白芷9g	薄荷^(后入)5g	炒枳壳9g	大青叶10g	法半夏6g
甘草4g	炙紫菀9g	桔梗9g	酒黄芩5g	苦杏仁9g
苏叶9g	望春花9g			

4剂,水煎服,每日1剂。

按:风寒外束,卫阳被郁,腠理闭塞,肺气不宣。白芷辛温,可解表散寒,祛风止痛,通鼻窍,望春花辛温,通鼻窍,以白芷、望春花、苏叶辛温解表散寒,于辛温中辅以薄荷,去其凉性,取其功用;苦杏仁、桔梗、生甘草、法半夏、紫菀化痰止咳;寒邪易入里化热,黄芩、大青叶清肺热。

（四）暑湿感冒

案　叶某,女,24 岁。2004 年 8 月 6 日初诊:发热 2 天,身酸困,咳嗽痰黏,恶心纳呆,口苦干不甚欲饮,T:37.4℃,舌红苔黄腻,脉濡数。

证属暑湿袭表,治以清暑透表、化湿和中。

拟方如下:

薄荷^(后入)5g	苏叶 9g	香薷 8g	藿佩^(各)9g	法半夏 6g
川连 4g	生石膏^(先煎)15g	川朴 9g	炒枳壳 9g	芦根 12g
金银花 15g	滑石^(包煎)10g	苦杏仁 9g	生甘草 4g	茯苓 10g

3 剂,水煎服,每日 1 剂。

按:暑湿遏表,表卫不和而见发热,身困重;湿热伤中,影响脾胃运化而见恶心纳呆,口苦干不甚喜饮;肺气不清,而见咳嗽痰黏;苔黄腻,脉濡数乃湿热之象。治以清暑化湿透表为法,香薷,辛微温,有"夏月之麻黄"之称,发汗解表,和中利湿,与薄荷、苏叶共散表邪;藿香、佩兰等芳香化湿宣表;法半夏、苦杏仁化痰止咳;川朴、枳壳、茯苓和中;六一散清暑利湿;川连、生石膏、银花、芦根清热。

（五）气虚感冒

案　黄某某,女,83 岁。2017 年 4 月 13 日初诊:畏风,怕冷,乏力,自汗,咳嗽无力,鼻塞涕清,便秘,便解费力,平素易患感冒,且患病后缠绵难愈,舌淡红苔薄白,脉细弱。

证属气虚感冒,治以益气解表。

拟方如下:

党参 10g	黄芪 15g	生白术 10g	防风 5g	桂枝 6g
炒白芍 10g	炒火麻仁 18g	炒枳实 10g	甘草 4g	苦杏仁 9g
生地 12g	制大黄^(后入)6g			

4 剂,水煎服,每日 1 剂。

按:玉屏风益气固表;桂枝汤辛温解表,解肌发表,调和营卫,疗太阳中风,佐党参、玉屏风散益气以祛寒,无发散伤正之虞。肺与大肠相表里,肺气虚,大肠传导乏力,且年逾八旬,肝肾渐虚,阴津不足,肠道失润,而见便秘,便解乏力,以炒白芍、生地、火麻仁、炒枳实、大黄润肠通腑,苦杏仁既可止咳又可润肠。

六、肺部结节

近年来随着影像学技术的发展,肺结节患者逐年增加,有些有肺部症状,有些无任何症状。对于无手术指征者,中医辨证论治在一定程度上可以缓解症状,缩小结节,防止恶变。

传统中医经典中并无肺部结节相关病名,现在均是通过肺部影像学检查发现肺部结节病变。结节为有形之邪,是痰浊、气滞、血瘀壅结而成,为本虚标实之证。机体脏腑功能失调,气血津液生成、转输障碍,形成痰浊、瘀血等病理产物,气滞痰浊瘀血互结于肺而成本病。治以清热化痰、活血化瘀、软坚散结、益气养阴等法。

经临床观察,肺结节以痰热壅肺证型为多见,治以清热化痰散结为主,再根据本虚之差异及程度之不同而兼或益气或养阴,久病有瘀者辅以活血化瘀,以促结节消散。

案一 楼某某,男,57岁。2019年10月22日初诊:体检发现肺部结节,爬楼觉胸闷气闭气短,偶咳,痰不多,口干,纳、眠可,舌红苔黄,脉滑。

证属痰热壅肺,治以清热化痰散结。

拟方如下:

桑白皮10g	桔梗9g	苦杏仁9g	浙贝10g	生地12g
南沙参12g	瓜蒌皮12g	橘红9g	法半夏9g	海藻15g
白花蛇舌草18g	鱼腥草18g	太子参12g	五味子6g	

10剂,水煎服,每日1剂。

2019年11月1日二诊:咳嗽,痰少质黏,治守上方,去浙贝,加川贝^(另煎)6g,改五味子9g,加茯苓10g,10剂。

2019年11月13日三诊:药证相适,治守上方。

桑白皮10g	桔梗9g	苦杏仁9g	川贝^(另煎)6g	生地12g
南沙参12g	瓜蒌皮12g	橘红9g	法半夏9g	海藻15g
白花蛇舌草18g	鱼腥草18g	太子参12g	五味子9g	炒苏子9g
茯苓10g				

10剂,水煎服,每日1剂。

2019年12月3日四诊:症情好转,治守上方,改白花蛇舌草30g,加半枝莲15g、石见穿12g,去鱼腥草,10剂。

2019年12月24日五诊:咽痒咳嗽痰白,治守上方,去生地,加炙紫菀9g、僵蚕9g,10剂。

按:素体气阴不足为本,痰热蕴结于肺而成有形结节为标,治以清热化痰散结、益气养阴为法,正虚与邪实兼顾,使驱邪不伤正,扶正不敛邪。

案二 胡某,女,46岁。2020年1月18日初诊:右肺结节,支气管炎,刻诊:咳嗽偶作,痰白,量多,舌红苔薄,脉滑数。

证属痰热壅肺,治以清热化痰散结。

拟方如下:

桑白皮10g	桔梗9g	苦杏仁9g	炒苏子9g	葶苈子^(包煎)9g
炒枳壳9g	白芥子9g	法半夏9g	浙贝10g	猫爪草10g
白花蛇舌草30g	半枝莲15g	茯苓10g	海藻15g	

5剂,水煎服,每日1剂。

2020年1月21日二诊:治守上方,10剂。

2020年2月20日三诊:治守上方,加橘红9g,5剂。

2020年2月28日四诊:不咳,无其他不适,舌红苔薄,脉滑数。

桑白皮10g	桔梗9g	苦杏仁9g	炒苏子9g	葶苈子^(包煎)9g
炒枳壳9g	白芥子9g	法半夏9g	浙贝10g	猫爪草10g

白花蛇舌草 30 g　半枝莲 15 g　　茯苓 10 g　　海藻 15 g　　橘红 9 g

昆布 15 g

5 剂,水煎服,每日 1 剂。

2020 年 3 月 10 日五诊:治守上方,5 剂。

2020 年 3 月 19 日六诊:症情好转,治守上方,5 剂。

2020 年 3 月 28 日七诊:治守上方,5 剂。

2020 年 4 月 17 日八诊:咽痒时作,余无不适,舌红苔薄,脉滑数。

桑白皮 10 g　　桔梗 9 g　　苦杏仁 9 g　　炒苏子 9 g　　葶苈子^(包煎)9 g

炒枳壳 9 g　　白芥子 9 g　　法半夏 9 g　　浙贝 10 g　　猫爪草 10 g

白花蛇舌草 30 g　半枝莲 15 g　　茯苓 10 g　　海藻 15 g　　橘红 9 g

昆布 15 g　　　木蝴蝶 9 g

5 剂,水煎服,每日 1 剂。

2020 年 4 月 30 日九诊:身软易疲,余症安,治守上方,加党参 9 g,5 剂。

如是复诊十余次而症安。

按:该患者正虚不甚,痰多,痰热较重,治以清热化痰散结为主。白花蛇舌草、猫爪草、半枝莲取其解毒消肿散结之效。

案三　王某某,男,63 岁。2020 年 4 月 15 日初诊:CT 示左肺结节(0.5 cm),咳嗽痰白,舌红苔薄根部略黄腻,脉滑。既往结肠癌手术史。

证属痰热壅肺,治以清热化痰散结。

拟方如下:

桑白皮 10 g　　苦杏仁 9 g　　法半夏 9 g　　炒枳壳 9 g　　浙贝 10 g

夏枯草 15 g　　瓜蒌皮 12 g　　海藻 12 g　　炒苏子 9 g　　葶苈子^(包煎)9 g

茯苓 10 g　　　白花蛇舌草 30 g 半枝莲 15 g　猫爪草 10 g　　炒谷芽 10 g

炙黄芪 18 g

7 剂,水煎服,每日 1 剂。

2020 年 4 月 22 日二诊:治守上方,加桔梗 9 g,7 剂。

2020 年 4 月 29 日三诊:咳偶作,痰黄,寐易醒,治守上方,去炙黄芪,加炒黄芩 10 g、鱼腥草 18 g、南沙参 12 g、柏子仁 12 g,7 剂。

2020 年 5 月 6 日四诊:咳好转,痰减少,色变淡,舌红苔薄腻,脉滑。

桑白皮 10 g　　苦杏仁 9 g　　法半夏 9 g　　炒枳壳 9 g　　浙贝 10 g

夏枯草 15 g　　瓜蒌皮 12 g　　海藻 12 g　　炒苏子 9 g　　葶苈子^(包煎)9 g

茯苓 10 g　　　白花蛇舌草 30 g 半枝莲 15 g　猫爪草 10 g　　炒谷芽 10 g

桔梗 9 g　　　鱼腥草 18 g　　南沙参 12 g　柏子仁 12 g

7 剂,水煎服,每日 1 剂。

2020 年 5 月 13 日五诊:偶咳,治守上方,改海藻 18 g,7 剂。

2020 年 5 月 19 日六诊:治守上方,去谷芽,加橘红 9 g,7 剂。

2020年5月27日七诊:诸症改善,治守上方,去柏子仁,7剂。

2020年6月3日八诊:近感外邪,刻下表证已解,咳嗽,痰白,舌红苔薄腻,脉滑。

桑白皮10g	苦杏仁9g	法半夏9g	炒枳壳9g	浙贝10g
夏枯草15g	瓜蒌皮12g	海藻18g	炒苏子9g	葶苈子(包煎)9g
茯苓10g	白花蛇舌草30g	半枝莲15g	猫爪草10g	炒谷芽10g
桔梗9g	南沙参12g	橘红9g		

7剂,水煎服,每日1剂。

2020年6月9日九诊:昨日复查肺部CT示:右肺中下叶、左舌叶及左下肺散在慢性炎症,左肺为著伴纤维化,支气管扩张,未见左肺结节,效不更方,前方继服以巩固,7剂。

按:既往结肠癌病史,治以宣肺化痰散结,清热解毒消肿散结。前后服药近2个月,复查CT未见结节。

七、咽痛、乳蛾

咽喉为肺胃所属,咽为胃系所属,与胃相通,若胃腑蕴热,胃火上犯,则咽部出现红肿痛等症;喉为肺之门户,若风热外袭,壅遏肺气,喉首当其冲,肺经风热循经上行,蕴结喉核而现红肿痛。病久,邪毒留滞,热盛伤阴,损及肺肾,咽喉失养,虚火上炎,熏灼咽喉而发病。治疗以解毒利咽为总原则,但须明辨虚实、寒热、表里,实火当明辨外来之风热与胃腑之蕴热,风热外袭治以祛风清热,胃腑蕴热予以清热解毒,伴有腑气不通予以通下泄热;虚火治以养阴清热。另外临床亦可见一部分反复发作者以及迁延难愈者,其主要表现为咽部不适,痛不甚,咽干不欲饮,喉核色淡红,伴乏力易疲劳,纳食不馨,舌苔白腻等症,乃肺胃虚弱,喉核失养之证,治以健脾益气、祛湿利咽。

(一)乳蛾

案 胡某,女,14岁。2002年3月25日初诊:右咽部痛2天,双喉核红肿,吞咽时痛甚,伴发热,舌红苔薄黄,脉浮弦。

证属风热外侵,治以疏风清热、利咽散结。

拟方如下:

| 大力子9g | 荆芥9g | 僵蚕6g | 桔梗9g | 山豆根6g |
| 炒黄芩8g | 银翘(各)15g | 大青叶15g | 蒲公英15g | 生甘草4g |

3剂,水煎服,每日1剂。

2002年3月28日二诊:上方服后热退,双侧扁桃体仍肿大,咽红痛,口干,舌红苔黄,脉浮弦,治以清热利咽、疏风散结为法。

薄荷(后入)5g	大力子9g	荆芥9g	僵蚕6g	桔梗9g
山豆根6g	炒黄芩9g	银翘(各)15g	蒲公英18g	丹皮9g
浙贝9g	生甘草4g	野菊花6g		

3剂,水煎服,每日1剂。

按:风热外邪蕴结喉核,腐败喉核血肉使喉核红肿化脓,治以疏散风热表邪,解毒散结利咽。银花、连翘、薄荷、荆芥疏散风热表邪;山豆根苦、寒,归肺、胃经,清热解毒,消肿利咽；丹皮清热凉血，与银翘等清热解毒药共用以疗疗疮痈疽；僵蚕咸、辛、平、归肝、肺、胃经，化痰散结；黄芩、大青叶、蒲公英、野菊花清热解毒；生甘草清热解毒，祛痰；浙贝化痰散结；桔梗宣肺、祛痰、利咽，且可载药上行。

（二）咽炎

案一　黄某某，男，57 岁。2019 年 12 月 17 日初诊：咽干痒痛，偶咳，喜清嗓，晨起痰稠，舌红苔薄，脉细数。

证属阴虚火旺，治以养阴清热利咽。

拟方如下：

桑叶 9 g	金银花 15 g	连翘 12 g	桔梗 9 g	木蝴蝶 9 g
荆芥 5 g	僵蚕 9 g	芦根 15 g	生地 12 g	麦冬 15 g
玄参 15 g	炒黄芩 9 g	生甘草 4 g	苦杏仁 9 g	

5 剂，水煎服，每日 1 剂。

按：慢性咽炎属中医"虚火喉痹"范畴，多因脏腑失调、咽喉失养、虚火上炎、熏蒸咽喉所致。清火之品多以甘寒，如桑叶、芦根、生地等，慎用苦寒，以免苦寒化燥伤阴。桑叶甘寒质轻，轻清疏散，可疏散风热，清肺热，润肺燥；芦根甘寒，既可清透肺胃实热又可生津止渴；生地甘、苦、寒，甘寒质润，可养阴清热，生津止渴，苦寒可入营血，清热凉血；玄参甘、苦、咸、微寒，甘寒质润，可清热生津，滋阴润燥，咸寒入血，可清热凉血。

案二　姚某，男，32 岁。2020 年 2 月 20 日初诊：咽痛 1 个月，咽干痛，多痰稠，无发热，不咳，无疫区接触史，舌红苔薄，脉细数。

证属阴虚痰热，治以清热化痰利咽。

拟方如下：

桑叶 9 g	金银花 12 g	僵蚕 9 g	桔梗 9 g	苦杏仁 9 g
法半夏 6 g	炒黄芩 9 g	木蝴蝶 9 g	玄参 15 g	生甘草 4 g
浙贝 10 g	炒枳壳 6 g			

5 剂，水煎服，每日 1 剂。

2020 年 2 月 25 日二诊：症情好转，治守上方，加生地 12 g，5 剂。

2020 年 3 月 2 日三诊：治守上方，加茯苓 10 g，5 剂。

2020 年 3 月 6 日四诊：咽干，咳不甚，治守上方，加瓜蒌皮 12 g，5 剂。

按："咽为胃之关，喉为肺之门。"温邪上受，首先犯肺，咽喉居上，首当其冲，内因多为素体阴虚，嗜食辛辣，痰热蕴结，上灼咽喉或日久耗伤肺肾之阴，导致虚火上炎，灼伤津液成痰，痰热循经上扰咽喉，清道失利所致。

八、悬饮（胸腔积液）

悬饮乃肺失宣肃，水液运化输布障碍，饮停胸胁而致。

案　黄某某，女，54 岁。2019 年 9 月 2 日初诊：胸腔积液，且渐增多，近查 B 超示右侧最大深度 21 mm，左侧 27 mm，胸闷口干，舌红苔黄厚腻，脉弦滑。

证属饮留胸中、肺气不利,治以宣肺化痰消饮。

拟方如下:

桑白皮 10 g	苦杏仁 10 g	葶苈子(包煎) 9 g	炒苏子 9 g	桔梗 9 g
法半夏 9 g	赤苓 30 g	茯苓皮 10 g	炙紫菀 9 g	炒枳壳 9 g
泽泻 15 g	猪苓 10 g	薏仁米 30 g	苍术 9 g	生甘草 4 g
瓜蒌皮 12 g	炒黄芩 6 g			

5 剂,水煎服,每日 1 剂。

2019 年 9 月 6 日二诊:咳嗽减轻,痰减少,气短,治守上方,去生甘草,加橘红 9 g,5 剂。

2019 年 9 月 11 日三诊:大便黏滞不爽,痰多,舌红苔薄黄腻,脉弦滑,治以宣肺化痰消饮为法。

桑白皮 10 g	苦杏仁 10 g	葶苈子(包煎) 9 g	炒苏子 9 g	桔梗 9 g
法半夏 9 g	赤苓 30 g	茯苓皮 10 g	炙紫菀 9 g	炒枳壳 9 g
泽泻 15 g	猪苓 10 g	薏仁米 30 g	苍术 9 g	橘红 9 g
瓜蒌皮 12 g	炒黄芩 9 g	生白术 10 g		

5 剂,水煎服,每日 1 剂。

2019 年 9 月 16 日四诊:复查 B 超示右侧胸腔积液最大深度 15 mm,左侧 12 mm,诸症大减,喉中有痰,色白,口干,腻苔大减,治守上方,改炒黄芩 6 g,5 剂。

按:胸腔积液属中医"悬饮"范畴,病因不离内外两方面,病机有虚有实。本虚——肺脾肾三脏亏虚,通调、转输、蒸化水液功能失职,此为内在条件;寒湿热毒诸邪内结,气管闭阻,津液停聚,不能输布,流于胸中,悬结不散为实。初期多邪实饮盛,中后期多邪衰正虚,该患者尚属初期,以宣肺化痰消饮为法,使肺气宣发肃降功能恢复,利于水湿痰饮宣化。复诊三次,先后服药 15 剂后复查 B 超示积液大减。

第二章

脾胃病证

医论撮要：

对于脾胃系统疾病擅用通降法。

脾与胃以经络相连,同居中焦,乃气血生化之源,气机升降之枢纽。胃主受纳腐熟水谷,通降浊气,胃气通降,饮食物才能下行通畅,纳运才能正常,且胃为"多气多血之腑",多气多血则易壅滞,故胃喜通恶滞,胃气以通降为用。

胃气不降,糟粕及浊气不能下行,在上出现噎膈,在中出现胃痛、胃胀、胃痞,在下则出现便秘,大便难。若胃气不降反升,则会出现嗳气、呃逆、反胃、呕吐等症。胃气壅滞,传化无由,则气、血、痰、火、湿、食不能正常运化而生成病理产物,病理产物一经形成又作为新的致病因素而致病,使病因病机更为复杂。故脾胃病病因复杂,多为虚实夹杂、寒热错杂,治疗当攻补兼施、寒热并用,尤其重视通降与补虚驱邪并用,恢复胃气的正常通降特性。

常用的通降法以通腑与降气为主,通腑可清除食积、浊饮、瘀滞等有形之邪;降气可疏通气机,恢复脾升胃降之特性。常用通腑药物诸如大黄、芒硝之类,现代研究发现,大黄能够提高胃肠黏膜血流量,从而达到肠胃功能的正常运转。常用通腑方剂当属承气汤类,其中大承气汤经临床研究表明,可通过抑制机体炎症反应,纠正胃肠功能障碍。常用降气药有炒枳壳、炒枳实、厚朴、青皮、陈皮、姜半夏、佛手、苏梗、炒槟榔、制香附等。在辨证基础上随证择用,如枳实力强,开坚导结;槟榔破积,杀虫;故枳实、槟榔之属多用于脾胃实证,存在有形积滞等。青皮、陈皮、香附、佛手之类兼能疏肝理气,可减轻肝木对脾土的克伐,适用于临证兼有肝郁、肝气不畅者。苏梗入肺经,理胃气同时可降肺气,能加强理气通降之功,且效力缓和,对于脾胃虚证,能疏气而不伤正。枳壳苦、寒,苦降下行,理气而无温燥伤阴之虞,且行气力较枳实缓和,不论虚实,皆可在辨证用药基础上少佐用之,使胃气保持通降。姜半夏辛温,味苦,降逆和胃。

临证时明辨寒热虚实,实证者以通降为主,重点驱邪,不滥补;虚实

41

夹杂者,则通补兼施;虚证者以补益为主,少佐通降,取其疏通调畅气机之义,以防补益过度致气机壅滞。

常用的通降法有温中通降法、补虚通降法、泄浊通降法、理气通降法、苦辛通降法五法。

1. 温中通降法:过食生冷或脘腹受寒,寒邪犯胃,导致胃腑失和,可见胃脘冷痛拘急,痛势急剧,得热缓解,伴面白肢冷、舌苔白滑脉沉紧等,或伴呕恶,甚或胃气上逆而见呃逆等症。药用温中散寒之品,辅以行气和胃通降之药,使寒气去、胃气降,如若胃寒气逆,可加温中降逆、行气导滞之品,若寒湿重,可加燥湿健脾、理气宽中之药。

2. 补虚通降法:若素体禀赋不足,饮食不节,劳倦过度,思虑太过等损伤脾胃,则出现脾胃虚损诸证,常见脾气虚证、脾阳虚证、中气下陷证、胃阴不足证。临证则或益气健脾,或温补脾阳,或升提胃腑健脾和胃,或养阴益胃,于诸多补法中,少佐通降,补而不滞。

3. 泄浊通降法:胃气壅滞,传化无由,则气、血、痰、火、湿、食不能正常运化而生成病理产物,这些病理产物诸如瘀血、痰浊、湿热、积食又作为新的致病因素而致病。这些病理产物不消,胃气难以复降,故临证中以泄浊为主,辅以行气通降之品以增泄浊之力。

祛瘀通降法:"久病入络",脾胃病反复发作,日久不愈,由经入络,瘀血阻脉,不通则痛,可见胃脘隐痛、刺痛,舌紫暗或有瘀斑、瘀点,或舌下静脉迂曲,脉涩,治当以活血通络为法。

清热燥湿通降法:外感湿热或过食肥甘厚味而致脾胃纳运失职,化湿生热,症见脘腹痞闷,纳呆便溏,呕恶口苦,身困重,舌红苔黄腻脉濡数。治疗以清热燥湿为主,辅以行气通腑之品助祛湿热之邪外出。

消食导滞通降法:暴饮暴食或饮食不节,食积不化导致胃腑失和,症见脘腹胀痛拒按,嗳腐吞酸,厌食,吐物酸腐,泻下臭秽如败卵,舌苔厚腻脉滑。治疗以消食导滞、和胃降逆为法,以消食化积药为主,辅以行气导滞之品,为免积食化热,酌加连翘、黄连、胡黄连等清热之品。

4. 理气通降法:脾胃是脏腑气机升降之枢纽,脾胃的升降影响着脏腑气机的升降,同时脾升胃降的维持也依赖着其他脏腑气机协调。

疏肝和胃通降法:肝主疏泄,调畅气机。若肝失疏泄,气机郁滞则可横逆克脾犯胃,引起肝脾不和、肝胃不和等证。临证可见胃脘痛及两胁痛,口干,大便不畅,舌红苔薄脉弦细数。治疗当以疏肝和胃通降为法,药物选用兼能疏肝理气之品,如青陈皮、香附、佛手,配以和胃之品,如枳壳、白术,适当应用具有养阴柔肝之品,如当归、白芍。

宣肺理气通降法:肺主宣发肃降,通过肺的宣发肃降,对中焦气机有调节作用。肺宣降失常可引起中焦脾胃气机壅滞不畅,甚或胃气不降反升,临证可见脘腹胀满不适,或脘腹胀痛,呃逆、嗳气,大便秘结不通,药用桑白皮、苦杏仁、紫苏子、苏梗等降肺气之品,配以和中通降之品,使肺气宣畅,胃气得降,诸症自除。

5.苦辛通降法:苦辛通降法,又称"辛开苦泄""寒温并用"法,将辛温(热)与苦寒(凉)两类性味不同、功效不同的药物配伍组方,一辛一苦、一温一寒、一升一降、一开一泄,可平调寒热、平衡阴阳、调畅气机等,用于寒热错杂、气机失调、虚实夹杂等病证。其理论起源于《黄帝内经》,首创于张仲景,其所创泻心汤属为典型代表。后经历代医家不断传承发展完善。临证中脾胃常同病,寒热错杂,故应脾胃兼顾,寒热并调,此类证型非泻心汤属不能奏效。其中半夏泻心汤具有辛开苦降、甘补之效,经现代临床证明半夏泻心汤可提高患者幽门螺旋杆菌(HP)转阴率,临证常用苦寒之黄芩、黄连配辛温之半夏、干姜,辛能散,苦能降,寒能清热,温能散寒,辛开苦降,平调寒热,复脾升胃降之特性。

医案选粹:

一、胃脘痛

胃脘痛辨证首辨寒热、虚实、气血,初起多实,或寒凝、气滞、食积等,日久寒郁化热、气郁化火、食积生湿热等,出现寒热错杂之证,日久耗伤正气,由实转虚或虚实夹杂,治疗以理气和胃止痛为原则。属实者侧重祛邪,虚者以扶正为主,虚实夹杂者则扶正祛邪并用。

(一)寒热错杂

案一　高某某,女,27岁。2018年12月29日初诊:胃脘隐痛,每日清晨5—6点则作,食后缓解,便溏,口苦,泛酸,月经第1天常小腹痛,恶心,头痛,舌红苔薄,脉弦细。

证属寒热错杂,治以寒热并调。

拟方如下:

干姜 4g	川连 2g	制半夏 9g	茯苓 10g	炒白术 9g
制香附 10g	炒枳实 10g	砂仁(后入) 5g	党参 10g	木香 9g
焦山楂 10g	焦六曲 10g	蒲公英 12g	瓦楞子(先煎) 20g	

7剂,水煎服,每日1剂。

按:胃,乃仓廪之官,有初步腐熟之功,胃纳饮食物,最易受其影响,常易虚实夹杂、寒热错杂。该患者晨起胃脘隐痛,食后缓解,便溏,此乃虚寒之证,口苦,泛酸乃其胃热之证,故证属寒热错杂,治疗当脾胃兼顾,寒热并调。以党参、茯苓、白术健脾气,干姜温阳,川连清胃热,制半夏、干姜、川连合奏苦辛通降之功、寒热并调之效,香附乃血中之气药,具行气止痛,枳实、木香通畅腑气,焦山楂、焦六曲、砂仁健运中焦以止泻,瓦楞子制酸,蒲公英清热,且现代研究蒲公英具有抑制胃幽门螺旋杆菌之效。

案二 谢某某,女,66岁。2019年1月2日初诊:胃脘痛1月余,1月前进食红薯后夜间出现胃脘痛,口泛清水,嗳气,胸骨后烧灼感,大便尚调,舌红苔薄,脉弦细。查胃镜示萎缩性胃炎。

证属虚实夹杂、寒热错杂,治以平调寒热虚实。

拟方如下:

党参10 g	茯苓10 g	炒白术9 g	制半夏9 g	陈皮9 g
炒枳壳9 g	苏梗9 g	川朴6 g	瓦楞子(先煎)20 g	蒲公英12 g
制香附9 g	砂仁(后入)5 g	干姜3 g	焦六曲10 g	

7剂,水煎服,每日1剂。

按:脾胃病尤为复杂,有虚有实,有寒有热,常常虚实夹杂,寒热错杂。该患者口泛清水、夜间胃脘痛乃脾虚之表现,胸骨后烧灼感、嗳气乃胃热,胃气上逆,治疗当虚实兼顾,寒热同调。以四君健脾气,砂仁、干姜温中散寒,蒲公英清胃热,枳壳、苏梗、川朴、半夏、陈皮通降胃气,瓦楞子抑酸,香附行气止痛,焦六曲畅中焦。

案三 梅某,男,70岁。2019年1月5日初诊:胃脘痛,腹胀,嗳气,肠鸣,便溏,易疲劳,乏力,四肢关节痛,身痒,舌红苔薄,脉细弦。

证属虚实夹杂、寒热错杂,治以平调寒热虚实。

拟方如下:

党参9 g	茯苓10 g	炒白术8 g	制半夏6 g	蒲公英12 g
制香附9 g	炒枳实10 g	干姜3 g	薤白9 g	瓦楞子(先煎)20 g
川朴9 g	苏梗9 g	佛手10 g	焦山楂10 g	

7剂,水煎服,每日1剂。

按:脾胃主运化,脾主肌肉、四肢,脾胃虚弱,运化乏源,则四肢不养,肢软乏力疲劳。以四君健脾益气,又其胃脘痛、腹胀、嗳气乃胃气不畅,不降反有上升之势,以干姜、半夏辛开苦降和中,蒲公英清胃热,瓦楞子抑酸,川朴、枳实、苏梗、佛手、薤白行气畅腑气,焦山楂消食止泻,香附行气止痛。脾胃之为病,单纯之虚、实证少见,常常虚实夹杂,寒热错杂。

(二)寒邪客胃

案一 许某,女,51岁。2019年1月14日初诊:夜间胃脘胀痛,得温痛减,腰臀及下肢牵拉感,大便不畅,舌淡红苔薄白,脉沉紧。

证属寒邪客胃,治以温胃散寒、行气止痛。

拟方如下:

干姜5 g	制半夏9 g	炒枳实10 g	制香附10 g	乌药9 g
砂仁(后入)5 g	茯苓10 g	炒白术9 g	木香9 g	制大黄(后入)5 g
桑寄生15 g	桂枝10 g	伸筋草15 g	怀牛膝10 g	杜仲10 g

5剂,水煎服,每日1剂。

按:辨胃脘痛首辨虚实,实者肝气犯胃、气滞血瘀、寒邪犯胃、饮食伤胃、脾胃湿热、痰浊中阻、胆胃不和等;虚者脾胃虚寒、胃阴不足,另还有寒热错杂、虚实夹杂。该患者乃寒邪犯胃,治疗以温胃散寒、行气止痛为法。木香,辛、苦、温,行气止痛,健脾消食,长于行脾胃之气滞;乌药,辛、温,行气止痛,温肾散寒,长于温散下焦寒湿,二者相伍,行气止痛、温里散寒之力增。另该患者尚有寒邪客于经络,经脉不利而致下肢牵拉感,故兼以温经散寒通络。

案二　曾某某,女,31 岁。2019 年 3 月 18 日初诊:胃脘痛时作,夜间发作为主,嗳气,敲打后觉舒,便溏,舌淡红苔白,脉沉紧。

证属寒邪客胃,治以温胃散寒止痛。

拟方如下:

高良姜 4 g	制香附 10 g	制半夏 9 g	炒枳实 10 g	木香 9 g
砂仁^(后入) 5 g	茯苓 10 g	炒白术 9 g	焦山楂 10 g	党参 9 g
焦六曲 10 g				

4 剂,水煎服,每日 1 剂。

按:干姜与高良姜皆为温中散寒之主药,无论实寒与虚寒均可配伍应用。干姜辛温热,温中之力强,为治疗脾胃寒证之要药,且能回阳通脉、温肺化饮,侧重于温脾阳;高良姜长于散胃寒,侧重于散寒止痛,善治胃寒冷痛,寒凝气滞嗳气呕吐等。

（三）脾胃虚寒

案一　金某,女,30 岁。2019 年 1 月 3 日初诊:胃脘胀痞不舒,空腹症显,反酸,口苦,大便稀,舌淡红苔薄白质润,脉弱。

证属脾胃虚寒,治以益气健脾、温中散寒。

拟方如下:

党参 10 g	茯苓 10 g	炒白术 10 g	制半夏 9 g	制香附 10 g
陈皮 9 g	砂仁^(后入) 5 g	炒枳实 10 g	干姜 4 g	苏梗 10 g
木香 9 g	瓦楞子^(先煎) 20 g	焦六曲 10 g	焦山楂 10 g	蒲公英 12 g

5 剂,水煎服,每日 1 剂。

2019 年 1 月 9 日二诊:症情好转,便溏,治守上方,去蒲公英、瓦楞子,加肉豆蔻 6 g、败酱草 12 g,5 剂。

2019 年 1 月 16 日三诊:带下色黄,治守上方,去败酱草,加炒黄柏 6 g、瓦楞子^(先煎) 20 g,5 剂。

按:脾胃虚寒而下焦湿热,治以健脾温中,并清下焦湿热,以六君子益气健脾,干姜温中散寒,肉豆蔻温中涩肠,焦六曲、焦山楂、砂仁温运中焦止泻,香附行气止痛,枳实、木香通腑气,苏梗顺气,瓦楞子抑酸,蒲公英、败酱草清热,炒黄柏清热燥湿。

案二　夏某某,男,57 岁。2019 年 5 月 9 日初诊:夜寐胃脘隐痛不适,寐多梦,身软,舌淡红苔薄白,脉濡弱。

证属脾胃虚寒,治以温中散寒、健脾益气。

拟方如下：

干姜 5 g	制香附 10 g	党参 9 g	茯苓神^(各)10 g	炒白术 9 g
桂枝 6 g	炒白芍 10 g	炙黄芪 10 g	砂仁^(后入)5 g	制半夏 6 g
炒枳实 9 g	炙甘草 4 g	陈皮 9 g		

5 剂，水煎服，每日 1 剂。

2019 年 5 月 13 日二诊：胃脘痛缓，嗳气，治守上方，加木香 9 g，5 剂。

按：同为脾胃虚寒之证，该案较前案患者虚寒之象更显，以黄芪建中汤为主方，去生姜，加温中散寒力强之干姜，辅以半夏、陈皮、茯苓、白术、砂仁以增温中之功。

案三 陈某，女，51 岁。2018 年 6 月 26 日初诊：胃脘隐痛半年。胃脘隐痛，喜温喜按，空腹及夜间症显，纳食不馨，乏力易疲劳，大便尚调，舌淡红苔薄白，脉弱。

证属脾胃虚寒，治以温中散寒、健脾益气。

拟方如下：

干姜 9 g	制半夏 9 g	制香附 10 g	炒枳壳 10 g	党参 9 g
桂枝 9 g	炒白芍 10 g	炙黄芪 15 g	茯苓 10 g	炒白术 9 g
炙甘草 4 g	吴茱萸 2 g	陈皮 9 g	焦六曲 9 g	砂仁^(后入)6 g

5 剂，水煎服，每日 1 剂。

2018 年 7 月 5 日二诊：药后胃脘痛较前缓解，纳食改善，治守上方，去焦六曲，改吴茱萸 3 g，加乌药 9 g，以增散寒之功。5 剂。

按：患者证属脾胃虚寒之胃脘痛，以黄芪建中汤为主方加减，重用干姜，配以吴茱萸、乌药、砂仁、桂枝之属以温胃散寒；以炙黄芪、党参、白术、茯苓、炙甘草健脾益气；以制半夏、陈皮、炒枳壳、焦六曲畅运中焦；炒白芍和炙甘草，酸甘化阴，调和肝脾，缓急止痛；制香附可行气止痛。全方取黄芪建中汤之义，酌加通降胃气之药，有温有散，有补有泻，补而不壅，故寒得散，虚得补，气得畅，升降有序，胃痛自止。

案四 魏某某，女，61 岁。2019 年 6 月 25 日初诊：胃脘隐痛，口中涎多，嗳气，便溏，咽不适，乏力，怕冷，舌淡红边齿痕苔白，脉濡弱。

证属脾胃虚寒，治以益气健脾、温中和胃。

拟方如下：

党参 10 g	炙黄芪 15 g	炒白术 9 g	茯苓 10 g	干姜 5 g
制香附 10 g	炒枳实 9 g	木香 9 g	炒薏苡仁米 30 g	益智仁 6 g
焦山楂 10 g	制半夏 9 g	陈皮 9 g	砂仁^(后入)5 g	炙甘草 5 g

7 剂，水煎服，每日 1 剂。

2019 年 7 月 3 日二诊：胃痛大减，口中涎稠，治守上方，改益智仁 9 g，7 剂。

2019 年 7 月 11 日三诊：诸症缓，易紧张，心慌，治守上方，去茯苓、枳实，加茯神 10 g、炒枣仁 10 g，改炙黄芪 18 g，木香 6 g，7 剂。

按：脾胃虚寒主要病因乃饮食习惯不良、生活节奏快、精神压力大等，亦可由脾胃气虚发展而来。主要表现为胃痛隐隐,绵绵不休,夜间、空腹易作,食后缓解,大便溏等症,治疗以温中健脾为主要治法。常用方剂有香砂六君子汤、理中汤、小建中汤及黄芪建中汤等,各方又略有不同,各有侧重。如香砂六君子汤常用于治疗中焦脾气虚弱,气不足便是寒,但寒轻微,且兼痰湿、气郁,而见胃胀甚于痛,痛喜轻按,重按痛增,脘腹胀闷,嗳气吞酸,便溏,苔白润;理中汤用于中阳不振兼寒湿,痛喜轻按,畏寒喜热,得冷痛剧,脘腹痛较香砂六君子甚,痛甚于胀;小建中汤侧重于温中补虚,用于中阳虚且兼营阴弱,即中焦阴阳两虚,痛喜重按,口稍干,伴见手足心热与喜暖畏寒;黄芪建中汤侧重于温中祛寒。

案五　汪某某,女,50 岁。2019 年 8 月 29 日初诊:胃脘隐痛,时有反酸,便溏,舌淡红苔薄白,脉细弱,胃镜示慢性萎缩性胃炎,伴肠上皮化生。

证属脾胃虚寒,治以健脾益气、温中散寒。

拟方如下:

党参 10 g	炙黄芪 15 g	当归 10 g	茯苓 10 g	炒白术 9 g
制香附 9 g	砂仁^(后入)5 g	炒枳实 9 g	白花蛇舌草 15 g	制半夏 9 g
薏仁米 30 g	焦六曲 10 g	焦山楂 10 g	干姜 3 g	莪术 9 g
瓦楞子^(先煎)20 g				

5 剂,水煎服,每日 1 剂。

2019 年 9 月 3 日二诊:嗳气觉舒,治守上方,去莪术,改干姜 2 g,加炙甘草 4 g、陈皮 9 g,5 剂。

2019 年 9 月 9 日三诊:治守上方,改炙黄芪 12 g,干姜 3 g,去薏仁米,加木香 6 g,5 剂。

2019 年 9 月 12 日四诊:胃痛缓解,神疲乏力,舌淡红苔薄白,脉弱。

党参 10 g	炙黄芪 18 g	当归 10 g	茯苓 10 g	炒白术 9 g
制香附 9 g	砂仁^(后入)5 g	炒枳实 9 g	白花蛇舌草 15 g	制半夏 9 g
焦六曲 10 g	焦山楂 10 g	干姜 3 g	木香 6 g	陈皮 9 g
瓦楞子^(先煎)20 g	炙甘草 4 g			

5 剂,水煎服,每日 1 剂。

2019 年 9 月 19 日五诊:诸症有好转,治守上方,去当归,5 剂。

2019 年 9 月 24 日六诊:治守上方,去木香,5 剂。

2019 年 9 月 29 日七诊:症情好转,治守上方,改干姜 2 g,7 剂。

2019 年 10 月 8 日八诊:时有夜间胃脘隐痛,胸闷,便溏止,乏力改善,舌淡红苔薄白,脉弱。

党参 10 g	炙黄芪 18 g	茯苓 10 g	炒白术 9 g	薤白 6 g
制香附 9 g	砂仁^(后入)5 g	炒枳实 9 g	白花蛇舌草 15 g	制半夏 9 g
焦六曲 10 g	焦山楂 10 g	干姜 3 g	陈皮 9 g	炙甘草 4 g
瓦楞子^(先煎)20 g				

5 剂,水煎服,每日 1 剂。

2019 年 10 月 12 日九诊:症大减,治守上方,改炙黄芪 15 g,炙甘草 6 g,5 剂。

2019年10月21日十诊:胃脘得舒,治守上方,改干姜2g,5剂。

2019年10月28日十一诊:治守上方,去薤白。5剂。

2019年11月8日十二诊:诸症渐安,胃痛止,嗳气大减,便溏止,精神尚可,舌淡红苔薄白,脉细弱。

党参10g	炙黄芪15g	茯苓10g	炒白术9g	炙甘草6g
制香附9g	砂仁(后入)5g	炒枳实9g	白花蛇舌草15g	制半夏9g
焦六曲10g	焦山楂10g	干姜3g	瓦楞子(先煎)20g	
陈皮9g				

5剂,水煎服,每日1剂。

按:胃镜示慢性萎缩性胃炎,伴有肠上皮化生,辨证与辨病相结合,辨证基础上佐以白花蛇舌草、莪术等经现代药理研究具解毒抗肿瘤效果之品。

案六 吴某某,男,51岁。2019年8月5日初诊:胃脘隐痛,隐隐而作,空腹及夜间症显,大便尚调,舌淡红苔薄白,脉细弱。胃镜示:慢性非萎缩性胃炎,胆汁反流性,伴糜烂出血,胃窦溃疡。

证属脾胃虚寒,治以温中散寒、健脾益气。

拟方如下:

茯苓10g	炒白术9g	党参9g	干姜4g	蒲公英12g
炒枳实10g	陈皮9g	制香附10g	薏仁米30g	木香9g
制半夏6g	砂仁(后入)6g	炙甘草6g	焦六曲10g	

7剂,水煎服,每日1剂。

2019年8月12日二诊:症情好转,治守上方,加苏梗9g,7剂。

2019年8月19日三诊:治守上方,去蒲公英,7剂。

2019年8月26日四诊:仅偶有晨起胃脘隐痛,余时症安,舌淡红苔薄白,脉细弱。

茯苓10g	炒白术9g	党参9g	干姜4g	苏梗9g
炒枳实10g	陈皮9g	制香附10g	薏仁米30g	木香9g
制半夏6g	砂仁(后入)6g	炙甘草4g	焦六曲10g	

7剂,水煎服,每日1剂。

2019年9月2日五诊:晨起胃脘隐痛,治守上方,改干姜6g,7剂。

2019年9月9日六诊:症大减,治守上方,7剂。

2019年9月16日七诊:每次复诊后第二日晨起胃脘痛,余症安,治守上方,加焦山楂10g,7剂。

2019年9月23日八诊:胃痛未作,大便偏稀,舌淡红苔薄白,脉细弱。

茯苓10g	炒白术9g	党参9g	干姜6g	肉豆蔻6g
炒枳实10g	陈皮9g	制香附10g	薏仁米30g	木香9g
制半夏6g	砂仁(后入)6g	炙甘草4g	焦六曲10g	焦山楂10g

7剂,水煎服,每日1剂。

2019 年 9 月 30 日九诊:症情已安,治守上方,7 剂。

2019 年 10 月 7 日十诊:症安,治守上方,7 剂。

2019 年 10 月 14 日十一诊:夜寐背胀,余症安,治守上方,加薤白 9 g,7 剂。

2019 年 10 月 21 日十二诊:昨凌晨胃脘绞痛一次,余时未作,大便调,舌淡红苔薄白,脉细弱。

茯苓 10 g	炒白术 9 g	党参 9 g	干姜 6 g	肉豆蔻 6 g
炒枳实 10 g	陈皮 9 g	制香附 10 g	薏仁米 30 g	木香 9 g
制半夏 6 g	砂仁^(后入)6 g	炙甘草 4 g	薤白 9 g	焦山楂 10 g
蒲公英 12 g				

7 剂,水煎服,每日 1 剂。

2019 年 10 月 28 日十三诊:治守上方,7 剂。

2019 年 11 月 4 日十四诊:症安,治守上方,改制半夏 9 g,7 剂。

2019 年 11 月 11 日十五诊:牙龈肿胀,咽干痒,治守上方,改蒲公英 15 g、薤白 6 g,7 剂。

按:该患者辨证准确,用药得当,二诊痛即大缓。前后数次复诊,胃脘痛仅晨起发作。后终发现胃脘痛发作之规律,仅于复诊后第二日晨起发作。经询问方知,患者居于外地,每次就诊皆清晨骑摩托车跋涉而来,脾胃本就虚寒,易于感受外寒,故每于次日发作。嘱其注意胃脘部保暖,避免受寒,此后胃脘痛未作。

(四)脾肾不足

案　胡某某,男,51 岁。2019 年 1 月 12 日初诊:夜间胃脘隐痛,肠鸣,大便不成形,晨起 5 时左右如厕,舌淡胖边齿痕苔白,脉沉细,胃镜示慢性萎缩性胃炎。

证属脾肾不足,治以脾肾同调。

拟方如下:

干姜 9 g	制香附 10 g	桂枝 10 g	炒白芍 10 g	炙黄芪 12 g
党参 9 g	茯苓 10 g	炒白术 9 g	吴茱萸 3 g	补骨脂 9 g
肉豆蔻 9 g	木香 9 g	制半夏 9 g	砂仁^(后入)5 g	炒枳实 9 g
乌药 10 g	焦山楂 10 g			

7 剂,水煎服,每日 1 剂。

按:肾为先天之本,阴阳之根,脾胃之阳全赖肾阳温煦,肾阳不足,火不暖土,可致脾阳虚,同时脾阳虚日久累及肾阳可致肾阳不足,均可导致脾肾阳虚。该患者胃脘隐痛,夜间发作,五更泻乃脾肾阳虚之表现,治疗以温补脾肾、散寒止痛止泻为法,以黄芪建中汤合四神丸为主方加减,去生姜改干姜以增温中散寒之功,加党参、茯苓、白术健脾益气,半夏、砂仁温中,乌药温下元,脾肾同治,同时少佐木香、枳实以通畅腑气。

(五)湿困中焦

案一　汪某某,女,76 岁。2019 年 1 月 25 日初诊:胃脘胀痛,食后甚,纳食无味,口苦,口黏,大便隔日一行,质稀,身酸困,舌红苔黄厚,脉濡。

证属湿困中焦,治以化湿行气运中。

拟方如下:

藿佩^(各)9g	制半夏9g	茯苓10g	白蔻仁^(后入)6g	川朴10g
炒枳实10g	陈皮6g	大腹皮10g	生白术10g	炒薏苡仁米30g
川连3g	建曲10g	焦山楂10g	炒谷芽10g	生姜^(自备)两片

4剂,水煎服,每日1剂。

按:湿邪阻滞中焦,影响脾胃运化而出现胃脘胀痛,纳食无味,大便不畅。治疗中焦湿阻,一祛湿,二运脾,以藿香、佩兰、陈皮、白蔻仁芳香化湿,厚朴、半夏、白术苦温燥湿,大腹皮、茯苓、薏仁米淡渗利湿,诸多利湿法于一方,并配以枳实通腑行气,黄连清热燥湿,山楂、谷芽、建曲消食化滞开胃,生姜温辛可散水气。

案二 张某某,女,49岁。2019年5月29日初诊:夜间胃脘隐痛,口干,脘腹胀,食后尤甚,嗳气,舌淡红苔薄,脉濡。

证属脾虚湿困,治以益气健脾、化湿运中。

拟方如下:

党参9g	茯苓10g	炒白术9g	制半夏9g	炒枳实10g
干姜4g	川连2g	砂仁^(后入)5g	制香附9g	木香9g
薤白9g	蒲公英12g	苏梗9g	川朴8g	焦六曲10g

5剂,水煎服,每日1剂。

2019年6月4日二诊:痛好转,口苦,舌红苔白厚脉细,治守上方,改干姜3g、川连3g、川朴10g,去蒲公英,加苍术9g、藿佩^(各)9g,5剂。

按:脾气虚弱,运化水湿乏力而致水湿内停,或外来湿邪困阻脾阳,久之耗损脾阳,而成脾虚湿困之证。脾胃虚弱,运化乏力故而时胀,夜间痛乃虚痛,水湿困阻气机,脾胃升降不调而嗳气,水湿停滞,正常水液不能上呈而口干,治以益气健脾,恢复脾之运化功能则水液易散,同时辅以芳香化湿、淡渗利湿,以利停滞之水湿消散。

案三 汪某某,男,76岁。2019年6月24日初诊:胃脘隐痛,脘腹胀,嗳气,神疲乏力,周身酸软,大便溏,口干苦,舌红苔腻,脉濡。

证属湿困中焦,治以化湿行气、运中健脾。

拟方如下:

藿佩^(各)9g	制半夏9g	川朴9g	炒枳实10g	茯苓10g
生白术10g	党参8g	川连4g	白蔻仁^(后入)6g	薏仁米30g
建曲10g	炒谷芽10g	焦山楂10g		

5剂,水煎服,每日1剂。

2019年6月28日二诊:症情有缓解,夜间胃脘隐痛,身软,纳食不馨,治守上方,改党参10g,加干姜3g、制香附10g,5剂。

按:根据主诉及舌脉,本案与前案相较,湿邪较重,便溏、身困、苔腻乃其佐证,治以化湿行气为主,辅以健脾益气。

（六）中焦湿热

案　潘某某,女,42 岁。2020 年 5 月 7 日初诊:胃脘隐痛作胀,口苦口黏,舌红苔黄腻,脉滑数,胃镜示糜烂出血性胃炎,HP（＋）。

证属中焦湿热,治以清热化湿、理气和中。

拟方如下:

藿香 9g	苍术 9g	炒白术 9g	川朴 9g	干姜 3g
川连 3g	制半夏 9g	炒枳实 10g	制香附 10g	茯苓 10g
砂仁（后入）5g	蒲公英 15g	焦六曲 10g	炒谷芽 10g	青皮 9g

7 剂,水煎服,每日 1 剂。

2020 年 5 月 14 日二诊:症情好转,治守上方,改干姜 4g、川连 2g,去藿香、青皮,加党参 9g、木香 9g,7 剂。

2020 年 5 月 22 日三诊:胃脘痛胀大减,口苦口黏缓解,舌红苔黄腻,脉滑数。

藿佩（各）9g	苍术 9g	炒白术 9g	川朴 9g	干姜 3g
川连 3g	制半夏 9g	炒枳实 10g	制香附 10g	茯苓 10g
砂仁（后入）5g	蒲公英 15g	焦六曲 10g	炒谷芽 10g	党参 9g
木香 9g				

7 剂,水煎服,每日 1 剂。

2020 年 5 月 28 日四诊:症情好转,治守上方,去蒲公英,加败酱草 12g,7 剂。

按:湿热之邪侵袭中焦脾胃,湿邪阻遏,热邪不得透出,脾胃运化功能失调而见胃脘、脘腹胀、痛,口苦,身困,纳呆,苔黄腻等。对于中焦湿热证,化湿是治疗关键,湿去热易透。另,气行水方行,故于化湿清热中,配伍青皮等行气之品。

（七）肝胃不和

案一　李某某,女,64 岁。2018 年 7 月 12 日初诊:胃脘及两胁胀满不适半月余。胃脘及两胁胀满,伴有嗳气,情志不畅,舌红苔白厚,脉弦滑。

证属肝胃不和,治以疏肝理气、健脾和胃。

拟方如下:

柴胡 4g	炒白芍 10g	炒枳实 10g	制半夏 9g	薏苡仁 30g
茯苓 10g	生白术 10g	炒黄芩 9g	厚朴 9g	苏梗 9g
郁金 9g	青皮 9g	大腹皮 10g		

5 剂,水煎服,每日 1 剂。

2018 年 7 月 17 日二诊:药后症缓解,治守上方,加木香 9g,5 剂。

按:患者证属肝气犯胃之腹胀,肝胃气滞故胃脘连及两胁胀满不适,胃气上逆则嗳气,舌苔白厚提示脾虚湿重,故治以疏肝理气、健脾和胃为法。药用柴胡、郁金、青皮、枳实、大腹皮疏肝和胃,苏梗、制半夏加重降胃气之力,炒黄芩清肝火,炒白芍柔肝阴,茯苓、薏苡仁、白术健脾利湿。

案二　查某某,女,73 岁。2019 年 10 月 5 日初诊:胃脘隐痛,胀满不适,胸闷嗳气,反酸,肠鸣,晨起口苦,舌红苔薄,脉弦。

证属肝胃不和,治以疏肝理气、和胃降逆。

拟方如下:

制半夏9g	炒枳实10g	茯苓10g	苏梗10g	川朴9g
薤白9g	旋覆花(包煎)9g	干姜3g	蒲公英12g	瓦楞子(先煎)20g
炒白术10g	制香附10g	柴胡5g	炒黄芩6g	炒白芍10g
木香9g				

5剂,水煎服,每日1剂。

按:肝气不畅,横逆犯胃,影响胃降,而见胃脘痛、胀,连及胸胁,嗳气等。若气郁胃中生热,可见嘈杂反酸等,治以疏肝理气,和胃降逆。

案三 詹某某,男,73岁。2019年10月17日初诊:慢性萎缩性胃炎,胃脘隐痛,情志不畅,胸部压痛,口咽干,查心电图(EKG)未见明显异常,舌红苔薄,脉弦。

证属肝气犯胃,治以疏肝和胃。

拟方如下:

制半夏5g	炒枳壳9g	郁金9g	丝瓜络10g	制香附10g
茯苓10g	佛手10g	麦冬10g	生地10g	炒白芍10g
川连3g	焦六曲10g	炒麦芽12g	瓦楞子(先煎)20g	

5剂,水煎服,每日1剂。

2019年10月24日二诊:胃脘痛缓,食后便溏,夜间胸骨后烧灼感,口干好转,治守上方,去生地、麦冬、麦芽,加苏梗9g、旋覆花(包煎)9g、蒲公英12g、焦山楂10g、炒白术6g,5剂。

2019年10月31日三诊:胃脘痛止,胸骨后压痛感止,夜间胸骨后有烧灼感,舌红苔薄,脉弦。

制半夏8g	炒枳壳9g	制香附10g	川朴9g	苏梗9g
茯苓10g	佛手10g	干姜2g	川连3g	焦六曲10g
瓦楞子(先煎)20g	旋覆花(包煎)9g	蒲公英12g	焦山楂10g	炒白术9g

5剂,水煎服,每日1剂。

2019年11月8日四诊:大便日行3～4次,反酸缓解,余症安,治守上方,加薤白8g,5剂。

按:肝气郁结不畅较重而见肝经循行所到之处胸部痛,故佐用丝瓜络、佛手、郁金等疏肝行气、通络止痛之品。

(八)瘀血阻络

案 汪某某,女,70岁。2018年6月27日初诊:脘腹胀痛1月余。脘腹胀痛,痛处不移,夜间尤显,伴反酸,口中多涎,舌紫暗苔薄白,脉涩。胃镜示:慢性萎缩性胃炎,胆汁反流。

证属瘀血阻络,治以活血化瘀、通络止痛。

拟方如下：

制半夏 9 g	陈皮 9 g	炒枳实 10 g	茯苓 10 g	炒白术 9 g
党参 9 g	砂仁^(后入) 5 g	制香附 10 g	木香 9 g	焦六曲 10 g
干姜 4 g	瓦楞子^(先煎) 20 g	五灵脂 10 g		

5 剂，水煎服，每日 1 剂。

2018 年 7 月 3 日二诊：病史同前，治守上方，去陈皮，加乌药 10 g、丹参 15 g、当归 9 g，5 剂。

2018 年 7 月 10 日三诊：诸症较前减轻，治守上方，5 剂。

按：患者证属瘀血阻络之胃脘痛，治以活血化瘀通络止痛为法，以五灵脂、丹参活血化瘀，党参、白术、茯苓、焦六曲、干姜、半夏、陈皮、砂仁健脾畅中焦，枳实、木香降胃气，香附理气止痛，瓦楞子制酸。血得气的推动方能运行，故活血化瘀同时配伍行气之品，化瘀之效方能显著。

二、嘈杂

嘈杂指胃中似饥非饥，似痛非痛，空虚灼热感。其病因不独有热，亦有寒及寒热错杂者；不独属实，又有属虚者及虚实夹杂者，如可由饮食不节，痰湿内聚，郁而化火，痰热蕴结；亦可由情志不畅，肝气郁结，横逆犯胃，气失和降；还可由脾胃虚弱，过食生冷等损伤脾阳，致胃虚气逆，或气阴不足，胃失所养。实者有胃热、肝胃不和及湿热蕴结，虚者有虚寒、气虚、阴虚，亦有虚实夹杂者，治疗当明辨寒热虚实。

（一）脾胃虚弱

案一　郑某某，女，80 岁。2019 年 1 月 22 日初诊：胃脘嘈杂，口泛清水，食后缓解，纳食无味，足软乏力，大便尚调，舌淡红苔薄白，脉细弱。

证属脾胃虚寒，治以益气健脾、温中助运。

拟方如下：

党参 10 g	茯苓 10 g	制半夏 9 g	炒白术 9 g	干姜 5 g
益智仁 9 g	陈皮 9 g	砂仁^(后入) 4 g	炙甘草 4 g	红枣 10 g
炙黄芪 12 g	焦六曲 10 g	焦山楂 10 g	炒谷芽 10 g	

5 剂，水煎服，每日 1 剂。

按：脾胃虚寒，胃虚气逆则嘈杂，口泛清水，食后得缓。脾主四肢，脾胃虚弱，不能化水谷精微濡养四肢而肢软乏力，治疗以益气健脾、温中助运为法。以六君为基本方，配以炙黄芪、红枣、炙甘草增益气之力，益智仁入肾经，可温脾暖肾摄涎，每于脾胃虚寒口中多涎唾呕吐等用之，干姜温中散寒，焦六曲、焦山楂、炒谷芽消食运中开胃。

案二　徐某某，男，56 岁。2019 年 2 月 23 日初诊：胃脘嘈杂，烧灼感，夜间症显，食后缓解，大便三四日一行，舌淡红苔薄白，脉细弱。

证属脾胃虚寒，治以益气健脾、温中散寒。

拟方如下：

党参 10 g	茯苓 10 g	炒白术 9 g	砂仁（后入）5 g	炒枳实 10 g
苏梗 9 g	干姜 4 g	川朴 9 g	薤白 6 g	瓦楞子（先煎）20 g
蒲公英 12 g	制半夏 9 g	制香附 9 g	焦六曲 10 g	

5 剂，水煎服，每日 1 剂。

按：临证时不能见灼热感即辨为热，须知脾胃虚寒者亦会出现嘈杂、烧灼感。该患者夜间症显，食后缓解乃脾胃虚寒之表现，治疗以益气健脾、温中散寒为主，佐以苏梗、薤白及枳实、厚朴以行气、通腑，蒲公英清热解毒，现代研究证实其具有抑制胃幽门螺旋杆菌作用。

案三　张某某，女，51 岁。2019 年 8 月 13 日初诊：嘈杂、反酸、嗳气、纳差、便溏、溲少，舌淡红苔薄，脉细弱。

证属脾胃虚寒，治以益气健脾、温中助运。

拟方如下：

党参 10 g	茯苓 10 g	炒白术 9 g	制半夏 9 g	陈皮 9 g
苏梗 9 g	干姜 3 g	砂仁（后入）5 g	薤白 6 g	炒枳实 10 g
焦山楂 10 g	焦六曲 10 g	瓦楞子（先煎）20 g	木香 6 g	川朴 6 g

5 剂，水煎服，每日 1 剂。

2019 年 8 月 16 日二诊：治守上方，改川朴 9 g、木香 9 g，加制香附 10 g，去陈皮，5 剂。

2019 年 8 月 22 日三诊：便溏止，治守上方，去薤白，5 剂。

2019 年 8 月 27 日四诊：反酸嗳气止，大便日行 3～4 次，近日受寒，清涕，鼻涕，舌淡红苔薄白，脉浮缓。

党参 10 g	茯苓 10 g	炒白术 9 g	制半夏 9 g	制香附 10 g
干姜 3 g	砂仁（后入）5 g	炒枳实 10 g	肉豆蔻 9 g	苏叶 9 g
苦杏仁 9 g	焦山楂 10 g	木香 9 g	川朴 9 g	

5 剂，水煎服，每日 1 剂。

2019 年 9 月 2 日五诊：治守上方，改苏叶 6 g，加瓦楞子（先煎）20 g，5 剂。

2019 年 9 月 6 日六诊：胃脘不痛，仅反酸，余症平，治守上方，去苏叶、苦杏仁，改肉豆蔻 6 g，5 剂。

2019 年 9 月 11 日七诊：饮食不慎，进食油腻，反酸，便溏，治守上方，加川连 2 g、败酱草 12 g、苏梗 9 g，去川朴，5 剂。

2019 年 9 月 16 日八诊：胃脘不痛，纳食不馨，食少，易饱胀，大便不成形，日二行，舌淡红苔薄白，脉细弱。

党参 10 g	茯苓 10 g	炒白术 9 g	制半夏 9 g	制香附 10 g
干姜 4 g	砂仁（后入）5 g	炒枳实 10 g	肉豆蔻 6 g	焦山楂 10 g
木香 9 g	败酱草 12 g	苏梗 9 g	瓦楞子（先煎）20 g	

5 剂，水煎服，每日 1 剂。

2019 年 9 月 20 日九诊：症情好转，治守上方，去败酱草，5 剂。

2019 年 9 月 26 日十诊：大便日二行，尚成形，质软，治守上方，加炒薏苡仁米 20 g，改肉豆蔻 9 g，5 剂。

2019 年 9 月 30 日十一诊：诸症安，治守上方，巩固之。7 剂。

按：以香砂六君子汤为主方加减，干姜温胃散寒，苏梗、薤白行气，焦山楂、焦六曲和中助运，瓦楞子抑酸，枳实、厚朴行气通腑，保持腑气通畅。

（二）寒热错杂

案一　程某某，女，60 岁。2019 年 7 月 29 日初诊：胃脘嘈杂，烧灼感，反酸，嗳气，乏力易疲劳，舌红苔薄，脉弦细。

证属寒热错杂，治以辛开苦降、和胃降逆。

拟方如下：

制半夏 9 g	茯苓 10 g	炒枳实 10 g	苏梗 9 g	川连 3 g
干姜 3 g	川朴 9 g	薤白 6 g	瓦楞子（先煎）20 g	蒲公英 12 g
旋覆花（包煎）9 g	炒白术 9 g	陈皮 9 g		

5 剂，水煎服，每日 1 剂。

2019 年 8 月 3 日二诊：药证相适，治守上方，改川连 2 g、干姜 4 g、薤白 9 g，加党参 10 g，5 剂。

2019 年 8 月 8 日三诊：咽干，余症渐安，治守上方，改干姜 3 g，去旋覆花，加焦六曲 10 g，5 剂。

按：泻心汤源于《伤寒论》，为表证误下，胃气受伤，升降失常，寒热互结于胃脘所致"心下痞"所设。半夏泻心汤以干姜、半夏辛温开结散寒，黄连苦寒降泄除热，党参甘温益气补虚，寒热并用，辛开苦降，补气和中，邪去正复，气得升降。

案二　胡某某，女，57 岁。2019 年 11 月 5 日初诊：胃脘嘈杂，饮食稍多觉不适，身软乏力，口干，口黏，夜寐不佳，大便不畅，舌红苔厚腻，脉弦细，胃镜示慢性萎缩性胃炎。

证属脾虚胃热，治以健脾运中、苦辛通痞。

拟方如下：

党参 10 g	茯苓 10 g	炒白术 9 g	制半夏 9 g	苍术 9 g
苏梗 9 g	干姜 2 g	川连 4 g	蒲公英 15 g	炒枳实 10 g
川朴 6 g	合欢皮 10 g	瓦楞子（先煎）20 g	焦六曲 10 g	制大黄（后入）5 g
败酱草 15 g				

5 剂，水煎服，每日 1 剂。

按：嘈杂之疾虚实二端，亦有虚实夹杂，病机关键——胃虚气逆。口黏，大便不畅，苔腻说明湿重，故健脾运中，佐以化湿行气。

案三　程某某，男，47 岁。2019 年 12 月 30 日初诊：胃脘嘈杂，嗳气，胀痞，便溏，口干，舌红苔薄，脉细弦。

证属寒热错杂，治以苦辛通痞，健脾运中。

拟方如下:

制半夏9g	茯苓10g	生白术9g	炒薏苡仁米30g	党参9g
川连3g	干姜4g	制香附10g	苏梗9g	薤白6g
炒枳实10g	木香9g	川朴6g	瓦楞子^(先煎)20g	焦山楂10g

7剂,水煎服,每日1剂。

2020年1月6日二诊:胃脘隐痛,烧灼感,治守上方,改川连2g、川朴9g,加败酱草15g、薤白9g、砂仁^(后入)5g,7剂。

2020年1月13日三诊:嘈杂缓解,胃脘隐痛,治守上方,改败酱草18g,7剂。

按:中气受伤、不足,脾胃功能失调,寒热互结其中,清浊升降失常,故而痞满、嘈杂、嗳气、便溏。治以辛开苦降通痞,健脾运中为法,半夏苦辛燥,散结除痞,降逆和胃;干姜辛热,温中散寒除痞,辛开以复脾升清;芩连苦寒,清降泄热开痞,苦降以复胃降浊,共奏寒热平调,辛开苦降之功。

(三)肝胃不和

案一 吴某某,女,59岁。2019年6月20日初诊:胃脘嘈杂,恶心,嗳气,胸闷,下腹胀,情绪不佳,乏力易疲劳,口苦,舌红苔黄厚,脉弦细。

证属肝郁脾虚,治以疏肝理气、健脾运中。

拟方如下:

干姜2g	制香附10g	茯苓10g	炒黄芩6g	炒枳实10g
炒白术9g	制半夏9g	苏梗9g	川朴9g	薤白6g
党参9g	藿佩^(各)9g	瓦楞子^(先煎)20g	炒谷芽10g	焦山楂10g

5剂,水煎服,每日1剂。

按:《张氏医通·嘈杂》中曰:"嘈杂与吞酸一类,皆由肝气不舒……中脘有饮则嘈,有宿食则酸。"肝气不舒,横逆犯胃,脾胃运化失职,脾胃气机失调而见嘈杂、恶心、嗳气、腹胀,脾胃运化水谷乏力,气血生化乏源而见乏力疲劳,肝气不舒而胸闷,情绪不佳,治以疏肝理气,健脾运中为法。口苦、苔厚提示脾胃失运,水湿内生,佐以藿香、佩兰芳香化湿。

案二 叶某某,男,73岁。2019年12月16日初诊:胃脘嘈杂,脘腹胀痞,连及两胁,嗳气反酸,舌红苔薄脉弦细,胃镜示萎缩性胃炎伴胆汁反流。

证属肝胃不和,治以疏肝和胃降逆。

拟方如下:

制半夏9g	青皮9g	陈皮9g	苏梗10g	川连4g
吴茱萸1g	蒲公英18g	川朴9g	生地10g	瓦楞子^(先煎)20g
炒枳实10g	旋覆花^(包煎)9g			

5剂,水煎服,每日1剂。

2019年12月20日二诊:治守上方,加木蝴蝶9g,5剂。

按:足厥阴肝经挟胃注肺中,故肝病可犯胃、肺,肝主疏泄,调畅气机,可调节中焦脾升胃降,肝气郁结,郁而化火,肝火犯胃,而致嘈杂、反酸、嗳气、腹胀等。治以疏肝和胃泻火为法,左金丸配以疏肝理气,和胃运中。

以上二例皆为肝气不畅影响中焦脾胃而致胃失和降之嘈杂,然二者仍有较大不同。案一乃肝气横逆犯中焦,除见胃失和降之嘈杂、嗳气,肝郁亦影响脾运,还见脾虚水湿内生之证,故治疗以疏肝和中、健脾化湿为法;案二乃肝郁化火,肝火犯胃致胃失和降,治以疏肝和胃为主。

(四)脾虚湿热

案一　熊某某,男,64 岁。2019 年 8 月 31 日初诊:胃脘嘈杂,脘腹胀,食后胀甚,口干,舌红苔根部略黄腻,脉濡。

证属脾虚湿热,治以健脾运中、化湿清热。

拟方如下:

党参 9 g	茯苓 10 g	炒白术 9 g	制半夏 6 g	川连 3 g
干姜 3 g	砂仁(后入)5 g	炒枳实 10 g	制香附 9 g	木香 6 g
瓦楞子(先煎)20 g	蒲公英 10 g	焦山楂 10 g	焦六曲 10 g	陈皮 9 g
苏梗 9 g				

5 剂,水煎服,每日 1 剂。

2019 年 9 月 4 日二诊:胃脘胀,嘈杂缓解,矢气频,午后乏力,舌红苔黄厚,脉细,治守上方,改制半夏 9 g、干姜 2 g,加藿佩(各)9 g、白蔻仁(后入)6 g、川朴 9 g,去砂仁、香附,5 剂。

按:初诊时脾虚湿热,脾虚症显,二诊时湿热蕴阻症显。

案二　张某某,男,66 岁。2020 年 4 月 6 日初诊:嘈杂,腹胀,口干喜饮,嗳腐吞酸,大便尚调,舌红有裂纹苔根部黄腻,脉濡。

证属湿热蕴蒸,治以清热化湿和中。

拟方如下:

制半夏 9 g	陈皮 9 g	炒枳实 10 g	茯苓 10 g	苏梗 9 g
川朴 9 g	旋覆花(包煎)9 g	瓦楞子(先煎)20 g	苍术 6 g	川连 4 g
焦六曲 10 g	薤白 6 g	麦冬 10 g	蒲公英 15 g	

5 剂,水煎服,每日 1 剂。

按:湿热蕴阻中焦,影响脾胃运化而见诸症,治以清热化湿和中为法,舌红有裂纹提示有阴伤,故佐一味麦冬养阴。

案三　刘某,男,32 岁。2020 年 6 月 15 日初诊:嘈杂,反酸,便溏,嗳气,舌红苔黄腻,脉弦细。

证属脾虚湿热,治以调和脾胃、清热化湿。

拟方如下:

党参 9 g	茯苓 10 g	炒白术 10 g	苍术 9 g	藿佩(各)9 g
炒枳实 10 g	川朴 9 g	制半夏 9 g	苏梗 9 g	白蔻仁(后入)6 g
炒薏苡仁米 30 g	败酱草 15 g	焦山楂 10 g	川连 4 g	瓦楞子(先煎)20 g

干姜 2 g

7剂,水煎服,每日1剂。

按:于清热化湿、健脾运中行气中佐少量辛温之干姜,湿邪有形之阴邪得温易散。

(五)气阴不足

案 卜某某,女,68岁。2020年6月2日初诊:胃脘嘈杂,烧灼感,胸膈痞闷,心悸,头晕,舌红苔薄少津,脉细数。

证属气阴不足,治以益气养阴和中。

拟方如下:

生龙牡(各,先)30 g	钩藤 12 g	白蒺藜 9 g	生地 12 g	生白芍 12 g
怀牛膝 10 g	女贞子 12 g	炒黄柏 6 g	制半夏 6 g	炒枳壳 9 g
茯神 10 g	太子参 10 g	瓦楞子(先煎)20 g	炒谷芽 10 g	

5剂,水煎服,每日1剂。

2020年6月8日二诊:心悸好转,腹胀,大便夹黏液,治守上方,加决明子6 g、炒枳实10 g、败酱草15 g,去枳壳,5剂。

按:气阴不足,胃失所养而嘈杂,灼热感,痞闷不适,气阴不足,心失所养而心悸,阴不敛阳,虚阳上浮而头晕,舌红苔薄少脉细为气阴不足之象,治以益气养阴、敛阳和中为法。

三、胃痞

胃痞乃胃脘部闷塞不舒,有胀满感,以按之柔软无形、压之不痛为症状。张仲景云其"但满而不痛者,此为痞",多见于慢性胃炎、功能性消化不良、胃神经官能症等疾病中。

脾胃共居中焦,脾主升,胃主降,共主气机升降,为气机升降之枢纽,脾升则胃降,胃降则脾升,二者相辅相成。脾胃虚弱,运化失职,气机升降紊乱而见胃脘诸症。本病病变以正虚为本,有气虚、阴虚、阳虚,还存在湿热、气滞、水湿、食滞、瘀血等标实,其病因主要为外感、七情内伤、饮食不节等影响脾胃运化发而为痞,如《诸病源候论》中云:"外寒乘袭,脏腑之气无法宣发,停留郁闭于内,故令心腹痞满也",又如《景岳全书》中曰:"怒气暴伤,肝气未平而痞"。《黄帝内经·素问》中云:"太阴不足,病脾痹",言脾胃虚弱而致满闷。脾胃虚弱为根本,疾病发展过程中,可生湿化热,热又可耗损阴液,久病入络而致血瘀气滞。治疗当明辨虚实寒热,补虚泻实、恢复脾胃运化功能,虚者或温补或清补,实者清湿热、化水湿、行气滞、活血瘀,虚实夹杂者寒热平调。此外,脾胃病,三分治,七分养,平素应注意防寒保暖,饮食规律,调畅情志,忌过食生冷、肥甘、辛辣等。

(一)寒热错杂

案一 汪某某,女,78岁。2019年4月1日初诊:慢性萎缩性胃炎,胃脘痞闷,嗳气觉舒,脐腹胀,大便日二行,质稀,口涩,纳尚可,乏力,寐不佳,烦躁,舌红苔白,脉细弦。

证属寒热错杂,治以辛开苦降、和中消痞。

拟方如下:

| 党参 10 g | 茯苓 10 g | 炒白术 9 g | 炒枳实 10 g | 砂仁(后入)5 g |
| 木香 9 g | 藿香 9 g | 薏仁米 20 g | 川连 3 g | 干姜 2 g |

川朴 9g　　　　　败酱草 15g　　　焦山楂 10g　　　焦六曲 10g

4 剂,水煎服,每日 1 剂。

按:脾胃失运,运化不足故见乏力等脾虚之象,脾不运水湿致湿内生,出现口涩等湿象,胃痞,嗳气觉舒,脐腹胀,大便日二行乃脾升胃降失常。平调寒热,补虚泻实,复脾升胃降之气机。

案二　李某某,女,54 岁。2019 年 8 月 13 日初诊:脘腹痞闷,空腹尤甚,嗳气不畅,胃脘时有烧灼感,便秘,舌红苔薄,脉细弦。

证属寒热错杂,治以辛开苦降、寒热并调。

拟方如下:

制半夏 9g	炒枳实 10g	茯苓 10g	生白术 8g	制大黄^(后入)6g
党参 10g	川朴 9g	薤白 6g	瓦楞子^(先煎)20g	蒲公英 15g
苏梗 10g	佛手 10g	陈皮 9g	川连 3g	干姜 3g
焦六曲 10g				

5 剂,水煎服,每日 1 剂。

2019 年 8 月 21 日二诊:痞闷大减,喉中梗阻感,治守上方,改川连 2g,5 剂。

按:法张仲景半夏泻心汤之义,半夏可辛散、降逆,辛以开结消痞,降以和胃降逆;黄连、黄芩苦寒,苦可降,寒可清热;干姜辛热,辛可散,与半夏相合,增散结消痞之力,热可驱寒,四药相合,共奏辛开苦降、寒热并调之效。中焦脾胃虚弱,升降无权,故配以益气运中,助脾胃复其健运,以参、草之甘温,与干姜之辛热,辛甘化阳,温补中焦脾胃阳气,辛开苦降,寒热并调,攻补兼施,中焦健运,升降如常,则痞满消。

案三　闫某某,女,72 岁。2019 年 4 月 29 日初诊:脘腹痞闷不适,胸闷,嗳气,舌红苔薄,脉弦细,胃镜示慢性萎缩性胃炎。

证属寒热错杂,治以辛开苦降。

拟方如下:

制半夏 9g	炒枳实 10g	茯苓 10g	苏梗 9g	川朴 9g
炒白术 9g	党参 8g	薤白 9g	干姜 3g	川连 3g
蒲公英 12g	瓦楞子^(先煎)20g	焦六曲 10g	炒谷芽 10g	陈皮 9g

5 剂,水煎服,每日 1 剂。

按:《医方考》中曰:"痞,虚中之实也。"吴崑认为痞为本虚标实,虚实夹杂。该病病位在中焦脾胃,有气滞、痰湿、湿热、食滞、瘀血,虚者为脾胃虚弱,运化失职。关键在于中焦脾胃气机升降失常,虚实夹杂,治以辛开苦降、寒热平调。

（二）肝胃不和

案一　夏某某,女,19 岁。2019 年 1 月 30 日初诊:胃脘胀痞不舒,嗳气,情绪不佳,月经先后不定期,面部痤疮,大便费力、不成形,舌尖红苔薄,脉弦数。

证属肝胃不和,治以疏肝清热和胃。

拟方如下:

柴胡5g	制香附10g	炒白芍10g	制半夏6g	炒枳实10g
焦山栀9g	丹皮10g	蒲公英20g	生地12g	川芎9g
当归10g	生石膏^(先煎)25g	地肤子12g	青皮9g	茯苓10g
炒麦芽10g				

5剂,水煎服,每日1剂。

按:脾升胃降之正常生理功能依靠肝之疏泄作用,该患者刚上大一,多年情绪不佳,压力大,肝气不舒畅,肝气横逆犯脾胃而致脾胃功能失调,气机紊乱,而出现胃脘胀痛、嗳气,大便不成形。女子以肝为先天,肝气不畅,疏泄失调而影响月经,导致经期先后不定,郁久化热,而生痤疮,治以疏肝解郁清热为主,肝气调畅而脾胃功能自复。

案二 方某,女,43岁。2019年9月7日初诊:胃脘痞闷不适,连及两胁,嗳气反酸,大便干结,肛门坠胀感,舌红苔薄,脉弦。

证属肝胃不和,治以疏肝和胃降逆。

拟方如下:

柴胡4g	青皮9g	炒枳实10g	制半夏9g	茯苓10g
川连4g	制大黄^(后入)6g	木香9g	败酱草18g	生白术10g
白头翁9g	干姜2g	瓦楞子^(先煎)20g	焦六曲10g	炒白芍10g

5剂,水煎服,每日1剂。

2019年9月11日二诊:反酸嗳气大减,大便质软,肠鸣,情绪不佳,治守上方,改制大黄^(后入)4g,加大腹皮10g、党参6g,5剂。

按:肝气郁结,肝失疏泄,影响脾胃气机升降,运化传导功能而见痞闷、胁胀、嗳气、反酸、便秘,治以疏肝和胃降逆为法。

(三)脾胃阴虚

案 江某某,女,62岁。2019年4月8日初诊:脘痞腹胀,嗳气,食后胀甚,口干,伴饥饿感,舌红苔光,脉细数,胃镜示慢性萎缩性胃炎、HP(+)。

证属脾胃阴虚,治以养阴益胃运中。

拟方如下:

太子参10g	北沙参10g	生地12g	麦冬12g	制半夏5g
炒枳实10g	苏梗9g	茯苓10g	扁豆10g	山药10g
陈皮9g	佛手10g	焦六曲10g	蒲公英12g	

5剂,水煎服,每日1剂。

2019年4月12日二诊:喉中梗阻感,治守上方,去山药、蒲公英,加焦山楂10g、半枝莲12g,5剂。

2019年4月18日三诊:胃痞有缓解,易饥,治守上方,加川朴5g,5剂。

2019年4月23日四诊:嗳气止,时有梗阻感,舌红苔渐生,脉细数。

太子参 10 g	北沙参 10 g	生地 12 g	麦冬 12 g	制半夏 5 g
炒枳实 10 g	苏梗 9 g	茯苓 10 g	扁豆 10 g	川朴 6 g
陈皮 9 g	佛手 10 g	焦六曲 10 g	焦山楂 10 g	半枝莲 12 g

5 剂,水煎服,每日 1 剂。

2019 年 5 月 6 日五诊:症情好转,治守上方,去半夏,5 剂。

2019 年 5 月 10 日六诊:易饥,夜间口干,治守上方,去川朴,加石斛 12 g,5 剂。

2019 年 5 月 16 日七诊:口干,矢气频,余症渐消,舌苔渐复,治守上方,去苏梗,5 剂。

2019 年 5 月 21 日八诊:夜间饥饿感,余症尽消,舌红苔薄,脉细。今复查 HP(一)。

太子参 10 g	北沙参 10 g	生地 12 g	麦冬 12 g	石斛 12 g
炒枳实 10 g	茯苓 10 g	扁豆 10 g	川连 3 g	知母 6 g
陈皮 9 g	佛手 10 g	焦山楂 10 g	半枝莲 12 g	

5 剂,水煎服,每日 1 剂。

按:胃阴失于濡养,故见易饥,脾胃运化失权,气机升降失调而见痞闷,嗳气,苔光提示阴伤,治以养阴益胃运中。"脾健贵在运",益气养阴而不过于滋腻,以防碍胃,更加影响脾胃运化,配伍理气运中之品。

(四)脾虚湿困

案 吴某,女,56 岁。2019 年 5 月 28 日初诊:胃脘痞闷不舒数月。胃脘痞闷胀满不舒,夜间尤甚,便秘,舌红苔白厚脉濡。胃镜示:慢性萎缩性胃炎、胃体黄色瘤,病理示:胃黏膜慢性萎缩性炎(中度)、轻度活动期、上皮中度肠化、未见异型增生。

证属脾虚湿困,治以益气健脾、化湿运中。

拟方如下:

党参 10 g	茯苓 10 g	生白术 10 g	制半夏 9 g	薏仁米 30 g
砂仁(后入) 5 g	炒枳实 10 g	陈皮 9 g	木香 9 g	制大黄(后入) 5 g
干姜 3 g	半枝莲 12 g	焦六曲 10 g		

5 剂,水煎服,每日 1 剂。

2019 年 6 月 3 日二诊:症情好转,治守上方,改制大黄(后入) 6 g,加苏梗 9 g,7 剂。

2019 年 6 月 10 日三诊:治守上方,改制大黄(后入) 9 g,加薤白 9 g,川朴 9 g,5 剂。

2019 年 6 月 14 日四诊:大便渐调,胃脘胀,治守上方,去半枝莲,加败酱草 15 g,7 剂。

按:脾胃气虚,运化水湿乏力,水湿内生困阻脾胃,更伤脾胃,脾胃气机紊乱而见胃脘痞闷,影响肠道传导而便秘。治以六君子汤为主方益气健脾燥湿化痰,辅以薏仁米健脾祛湿,砂仁、焦六曲运中和胃,木香、枳实、大黄行气通腑,干姜辛温,辛散温通,可助湿化。讲究辨证与辨病相结合,患者胃镜病理示胃黏膜上皮中度肠化,于辨证论治基础上,根据现代药理研究,佐以一味半枝莲以清热解毒抗肿瘤,防肠化进一步进展。

(五)中焦湿热

案一 吴某某,男,49 岁。2019 年 6 月 8 日初诊:食后胃脘痞满不适,纳食不馨,乏力,夜寐流涎,质稠,大便溏,舌红苔黄厚,脉濡。

证属中焦湿热,治以化湿清热、行气运中。

拟方如下：

制半夏 9 g	茯苓 10 g	藿佩(各)9 g	川朴 9 g	白蔻仁(后入)6 g
川连 4 g	生白术 10 g	薏仁米 30 g	炒枳实 10 g	焦六曲 10 g
焦山楂 9 g	炒谷芽 10 g			

5 剂,水煎服,每日 1 剂。

按:湿热蕴阻中焦脾胃导致脾胃运化失常,脾胃气机失调而见痞满不适,食欲不佳,湿困阳气而见身困乏力,夜寐流涎提示脾胃功能受损,湿热蕴于中焦,胃热上蒸,故涎液质稠,便溏,苔黄厚脉濡皆湿热之象。治以化湿清热运中,以藿朴夏苓汤为主方加减,藿朴夏苓汤出自《医原》,可芳香化浊、燥湿理气。以藿香、佩兰、白蔻仁、厚朴芳香化湿,薏仁米、茯苓淡渗利湿,半夏、白术燥湿运脾,使脾复运化之力,不为湿所困,厚朴、枳实行气通腑,气行则湿易化,焦三仙消食和胃,黄连清热,共奏化湿清热、行气运中之效。

案二 徐某某,女,53 岁。2019 年 6 月 14 日初诊:脘腹胀,胁胀,口苦,大便黏滞,溏稀,舌红苔黄,脉濡。

证属中焦湿热,治以清热化湿运中。

拟方如下：

制半夏 9 g	茯苓 10 g	生白术 10 g	炒枳实 10 g	川朴 9 g
苍术 9 g	藿佩(各)9 g	木香 9 g	炒黄芩 8 g	焦山楂 10 g
大腹皮 10 g	炒谷芽 10 g	干姜 2 g		

5 剂,水煎服,每日 1 剂。

2019 年 6 月 18 日二诊:腹胀,便溏不爽,口苦,治守上方,去谷芽,加陈皮 9 g、制大黄(后入)5 g、白蔻仁(后入)6 g,5 剂。

按:干姜辛温,取其辛散之义,利于湿散。

案三 杨某某,男,50 岁。2020 年 6 月 29 日初诊:胃脘痞闷不适,乏力易疲劳,舌红苔白厚腻、根部剥脱,脉濡,胃镜示慢性萎缩性胃炎伴肠化。

证属脾虚湿热,治以益气养阴、清化湿热。

拟方如下：

太子参 12 g	茯苓 10 g	炒白术 9 g	苍术 9 g	山药 12 g
制半夏 9 g	焦山楂 10 g	川连 3 g	炒枳实 10 g	砂仁(后入)4 g
木香 9 g	半枝莲 15 g	败酱草 15 g	炒薏苡仁米 30 g	

5 剂,水煎服,每日 1 剂。

2020 年 7 月 3 日二诊:苔大减,治守上方,去苍术、木香、砂仁,加陈皮 9 g、大腹皮 10 g、麦冬 10 g,5 剂。

2020 年 7 月 8 日三诊:症情好转,痞闷缓解,治守上方,去麦冬,加茵陈 15 g,5 剂。

2020 年 7 月 13 日四诊:食后觉痞闷,大便日二行,苔黄腻根部剥脱,治守上方,加苍术 6 g,5 剂。

按：脾胃素虚，运化乏力，水湿内生，聚而化热，湿热蕴结中焦，影响脾胃气机而见痞闷不适，舌苔黄厚腻、根部剥脱提示阴虚与湿热并存，故治以益气养阴运中，清化湿热除痞。

四、嗳气呃逆

（一）嗳气

嗳气是指胃气上逆而作声，由脾胃不和、胃气上逆所致，临证有虚有实，虚者为脾胃虚弱，运化乏力，脾胃失和；实者有寒邪、热邪、肝郁气滞、食滞等影响脾胃运化，气机逆乱。

案一　项某某，男，28 岁。2005 年 3 月 4 日初诊：嗳气两月余，嗳气声响，空腹尤甚，胃脘部发凉怕冷，舌淡红苔薄白，脉沉。

证属寒邪客胃，治以温中散寒、行气降逆。

拟方如下：

制半夏 9 g	苏梗 9 g	制香附 9 g	川朴 9 g	炒枳实 9 g
代赭石(先煎)30 g	干姜 9 g	绿梅花 10 g	吴茱萸 2 g	旋覆花(包煎)9 g
茯苓 10 g	陈皮 9 g	沉香末(冲服)2 g 川连 1 g		炒白术 6 g
炙甘草 6 g				

5 剂，水煎服，每日 1 剂。

2005 年 3 月 11 日二诊：嗳气仍作，治以温中降逆，治守上方，改干姜 10 g、苏梗 10 g、川朴 10 g、炒枳实 10 g、旋覆花(包煎)10 g、沉香末(冲服)3 g、炙甘草 4 g，去炒白术、川连，加炒白芍 12 g，5 剂。

2005 年 3 月 17 日三诊：嗳气好转，治守上方进出。

苏梗 9 g	干姜 10 g	制半夏 9 g	青陈皮(各)9 g	炒枳实 10 g
川朴 9 g	代赭石(先煎)20 g	旋覆花(包煎)10 g	绿梅花 10 g	茯苓 10 g
沉香末(冲服)3 g	吴茱萸 2 g	制香附 10 g	炙甘草 4 g	炒白芍 10 g

5 剂，水煎服，每日 1 剂。

按：寒邪困阻中焦脾胃，影响脾胃运化，脾升胃降失调而致胃气上逆发声作嗳气，寒乃阴邪，主收敛，凝滞气机，非辛温热难以行散。故以辛热之干姜温中散寒，吴茱萸辛苦热，入肝脾胃肾经，可散肝胃之寒，行肝胃之气，降逆，二者辛热，共散中焦之寒；沉香辛苦微温，芳香走窜，行气散寒，"诸花皆升，旋覆独降"；旋覆花咸温，可下气消痰；代赭石，《本草正》载其"下气降痰，清火"，《长沙药解》述其"祛浊下冲，降摄肺胃之逆气"；《药品化义》云苏梗"凡顺气诸品唯此纯良"；香附、绿梅花疏肝理气；川朴、枳实、陈皮行气通腑运中；炙甘草、茯苓、白术、陈皮益气健脾利湿化痰。全方有温有散有降有行有化，寒邪退，气逆降，诸症除。"肝为起病之源，胃为传病之所"，本病虽在胃，但与肝关系密切，故调胃气同时亦调理肝气。

案二　钱某某，女，70 岁。2006 年 1 月 16 日初诊：嗳气，腹胀，嗳气后胀缓，且随情志变化而消长,口干欲饮,头昏眩,舌红苔黄,脉弦细数。

证属肝气犯胃,治以平肝和中、养阴清热。

拟方如下:

代赭石^(先煎)30 g	钩藤 12 g	天麻 10 g	制半夏 6 g	夏枯草 12 g
生白芍 9 g	怀牛膝 10 g	炒黄芩 9 g	炒枳壳 9 g	陈皮 9 g
麦冬 12 g	玄参 15 g	白蒺藜 9 g	绿梅花 9 g	炒二芽^(各)10 g
僵蚕 6 g				

5 剂,水煎服,每日 1 剂。

按:肝失疏泄,横逆犯胃,引起胃气上逆而易发嗳气,治以疏肝和胃为大法,阳明胃腑易从阳化热,肝气不畅,郁而化热,热易伤阴,故疏肝之法,忌过于辛燥,常用绿梅花、香附、陈皮、青皮之类,并配以白芍、麦冬、玄参、夏枯草等养阴清热之品。

(二)呃逆

呃逆指胃气上逆动膈,而见喉间呃呃有声,难以自制之病证。《灵枢》中曰:"谷入于胃,胃气上注于肺。今有故寒气与新谷气,俱还入于胃,新故相乱,真邪相攻,气并相逆,复出于胃,故为哕。"其基本病机为胃气失降,上逆动膈,治疗以理气和胃降逆为基本治则,临证根据不同证型,辨证论治。

案一　方某,男,31 岁。2018 年 5 月 22 日初诊:呃逆频作,身困倦,嗜睡,眼眶黧黑,口中黏滞不爽,纳食无味,舌淡苔白厚,脉沉。

证属寒邪客胃,治以温中散寒、化湿和中、降逆止呃。

拟方如下:

高良姜 5 g	制半夏 9 g	茯苓 10 g	苍术 10 g	炒白术 10 g
苏梗 9 g	旋覆花^(包煎)10 g	川朴 9 g	白豆蔻^(后入)6 g	母丁香 3 g
柿蒂 10 g	党参 8 g	焦山楂 10 g	藿香 9 g	炒枳实 10 g
佩兰 9 g	焦六曲 10 g	陈皮 9 g		

4 剂,水煎服,每日 1 剂。

2018 年 5 月 25 日二诊:诸症明显好转,腻苔大退,大便不畅,治守上方,去藿佩,改党参 9 g,加制大黄^(后入)4 g,4 剂。

2018 年 5 月 29 日三诊:呃逆止,嗳气,便溏,身软,治守化湿和中为法。

高良姜 5 g	制半夏 9 g	茯苓 10 g	苍术 10 g	炒白术 10 g
苏梗 9 g	旋覆花^(包煎)10 g	川朴 9 g	白豆蔻^(后入)6 g	母丁香 3 g
柿蒂 10 g	党参 9 g	焦山楂 10 g	炒枳实 10 g	干姜 4 g
焦六曲 10 g	陈皮 9 g			

4 剂,水煎服,每日 1 剂。

2018 年 6 月 2 日四诊:口黏、无味,治守上方,去丁香,改干姜 2 g、白豆蔻^(后入)9 g,4 剂。

2018 年 6 月 7 日五诊:嗳气,脘痞,治守上方,去党参,加制大黄^(后入)4 g,4 剂。

2018 年 6 月 11 日六诊:大便偏稀,治守上方,改干姜 4 g,加丁香 3 g,去大黄,4 剂。

2018 年 6 月 14 日七诊:呃逆止,时有嗳气,身软,舌淡红苔薄白脉细,治守化湿和中为法。

高良姜 4 g	制半夏 9 g	茯苓 10 g	苍术 10 g	炒白术 10 g
苏梗 9 g	旋覆花^(包煎)10 g	川朴 9 g	白豆蔻^(后入)9 g	柿蒂 10 g
母丁香 3 g	焦山楂 10 g	炒枳实 10 g	焦六曲 10 g	陈皮 9 g
党参 9 g				

5 剂,水煎服,每日 1 剂。

2018 年 6 月 20 日八诊:呃逆、嗳气止,治守上方,去母丁香,5 剂。

按:丁香柿蒂散温中益气、降逆止呃,旋覆代赭汤降逆和胃、益气化痰,二方为治嗳、呃、呕逆等症常用方药,常在辨证论治基础上配伍应用。寒邪客胃,寒为阴邪,易伤阳气,湿邪内生而见身困、嗜睡、口黏、纳无味,苔白厚,治以散寒邪,化湿阻,降气逆。故治以丁香柿蒂散合旋覆代赭汤降逆,高良姜温中散寒,白豆蔻、藿佩、苍白术、茯苓、陈皮、焦六曲化湿和中,枳实、川朴通降腑气。寒去湿退胃气降而呃逆除。

案二　施某某,男,72 岁。2018 年 7 月 10 日初诊:呃逆 2 天。呃逆频作,夜间症显,泛吐酸水,舌红苔白,脉沉细。

证属胃寒气逆,治以温中散寒降逆。

拟方如下:

制半夏 9 g	茯苓 10 g	陈皮 9 g	炒枳实 10 g	厚朴 9 g
白蔻仁^(后入)9 g	苏梗 9 g	党参 10 g	柿蒂 9 g	高良姜 6 g
苍白术^(各)9 g	薤白 9 g	丁香 3 g	焦六曲 10 g	旋覆花^(包煎)9 g
瓦楞子^(先煎)20 g				

7 剂,水煎服,每日 1 剂。

2018 年 7 月 17 日二诊:症情好转,呃逆大减,治守上方,去党参、苍术,7 剂。

按:患者证属胃寒气逆之呃逆,以温中散寒降逆为法。高良姜、党参温中散寒,丁香、薤白、柿蒂温中降逆,寒邪客中,易伤阳气,脾阳损伤,湿易内生,以苍白术、白蔻仁、茯苓化寒湿,枳实、厚朴、半夏、陈皮、苏梗、旋覆花降胃气,瓦楞子制酸,焦六曲消食和胃,全方标本兼顾,寒得散,气得降。

以上两例同为寒邪犯胃之呃逆,前者兼湿,寒湿并重,故以散寒化湿、和中降逆为法,后者寒重湿轻,湿由寒生,故以温中散寒为主,佐以化湿。

五、腹痛

腹痛是指胃脘部以下至耻骨联合以上部位疼痛,见于消化系统、泌尿生殖系统疾病。中医辨证有虚实寒热、在气在血之不同,临证又以湿热蕴结肠道,腑气不通最为多见。

(一)肠道湿热

案一　叶某某,女,68 岁。2018 年 11 月 30 日初诊:下腹胀痛,二便尚调,口苦口干,舌红苔黄腻,脉弦滑数。

证属肠道湿热,治以清热利湿、行气通腑。

拟方如下:

制大黄^(后入)5g	炒枳实10g	川朴9g	木香9g	大腹皮10g
炒黄芩9g	干姜2g	白头翁9g	茯苓10g	生白术10g
薏仁米30g	乌药10g	败酱草20g		

7剂,水煎服,每日1剂。

2018年12月25日二诊:症情好转,治守上方,7剂。

2019年1月3日三诊:症情渐安,舌红苔白厚,脉细,治守上方,加苍术9g,7剂。

按:"六腑以通为用",故不论寒热虚实,临床擅用通降腑气之品以顺应胃之通降特性。该患者根据舌、脉、主症可辨为肠道湿热之腹痛,治疗以清利湿热、行气通腑为法。于大量苦寒清热利湿之品中佐少量干姜及乌药,一则反佐,二则干姜辛散、乌药行气止痛,于大量苦寒之中二药之热性被抑,专发挥其行气、辛散之功,利于湿热外除,止腹痛。

案二 朱某某,女,28岁。2019年1月3日初诊:下腹两侧胀痛,气窜,矢气频,大便日行2~3次,带下量多,色白,情绪不佳,喉中痰多,舌红苔薄腻,脉弦滑。

证属下焦湿热,治以清湿热、通腑气。

拟方如下:

炒黄柏9g	制香附10g	茯苓10g	川芎6g	当归10g
生白术10g	苍术9g	车前子^(包煎)12g	延胡索10g	红藤30g
败酱草30g	炒枳实10g	柴胡4g	炒白芍12g	制大黄^(后入)5g
地肤子15g	蒲公英20g			

5剂,水煎服,每日1剂。

2020年1月8日二诊:带下较前减少,大便2~3日一行,腰酸,下腹刺痛,妇科B超示盆腔静脉迂曲,治守上方,去生白术、白芍,改制大黄^(后入)8g,加赤芍12g、失笑散^(包煎)18g。

5剂,水煎服,每日1剂。

按:腹痛辨证首当辨脏腑,在气在血,寒热虚实,治疗以通为原则,实则泻,虚则补,寒则热,热则寒,气滞者行气,血瘀者散瘀,湿阻者除湿,热盛者清热。该患者下腹痛,下腹部主要为肠道、泌尿生殖系,根据患者主症、舌脉,乃属下焦湿热,治疗以清湿热、通腑气为主。盆腔静脉迂曲,佐以赤芍、失笑散化瘀消!止痛。

案三 汪某某,女,50岁。2019年1月30日初诊:下腹胀痛,连及肛门,便意频,日一行,夹黏液,舌红苔薄,脉弦滑数,肠镜示左结肠炎、肛管炎。

证属肠道湿热,治以清热利湿、行气通腑。

拟方如下:

炒枳实10g	生白术10g	茯苓10g	败酱草20g	白头翁9g
炒黄芩9g	薏仁米30g	干姜2g	制大黄^(后入)4g	大腹皮10g

木香 10 g　　　　焦山楂 10 g

5 剂,水煎服,每日 1 剂。

按:结肠炎大多与湿热壅滞、脾肾阳虚、气血两虚、气滞血瘀、饮食失调、劳累过度、精神因素而诱发,临床常见有湿热型、瘀毒型、脾肾阳虚型。临床最常见者为湿热之邪下迫肠道壅而化脓,病久入络,可致瘀血内阻,病久损伤脾肾之阳而致脾肾阳虚。

案四　徐某,女,21 岁。2018 年 12 月 27 日初诊:腹痛,便溏,口干,曾于外院诊断为不完全性肠梗阻,舌红苔厚腻,脉弦数。

证属肠道湿热,治以清湿热、通腑气。

拟方如下:

制大黄^(后入)10 g　　炒枳实 10 g　　川朴 10 g　　木香 9 g　　大腹皮 10 g

乌药 10 g　　　　炒黄芩 9 g　　制半夏 9 g　　青皮 9 g　　干姜 2 g

5 剂,水煎服,每日 1 剂。

2018 年 12 月 31 日二诊:症情好转,治守上方,加莱菔子 10 g、败酱草 18 g,4 剂。

2019 年 1 月 4 日三诊:大便不畅,治守上方,去制大黄、干姜,加生大黄^(后入)10 g、芒硝^(冲)10 g。4 剂。

2019 年 1 月 9 日四诊:症情缓解,腹痛,便溏大减,舌红苔薄腻,脉滑。

生大黄^(后入)10 g　　炒枳实 10 g　　川朴 10 g　　木香 9 g　　大腹皮 10 g

乌药 10 g　　　　炒黄芩 6 g　　制半夏 9 g　　青皮 9 g　　莱菔子 10 g

败酱草 18 g

5 剂,水煎服,每日 1 剂。

2019 年 1 月 12 日五诊:腹胀痛,大便次数多,治守上方,改炒黄芩 9 g,5 剂。

按:患者证属肠道湿热,虽便溏,但不可见泻止泻,仍以清利湿热、行气导滞为法。后患者大便不畅,去制大黄,温燥之干姜,代之以攻下力更强之生大黄与芒硝。对于不完全性肠梗阻者首要促进其肠道蠕动,保持腑气通畅。

(二)气阴不足

案　詹某某,女,87 岁。2019 年 1 月 12 日初诊:素有不完全性肠梗阻,大便不畅,身软乏力,纳呆,口干,舌红苔剥脱,脉细数。

证属气阴两虚,治以益气养阴、润肠通腑。

拟方如下:

太子参 12 g　　　生地黄 12 g　　麦冬 15 g　　玄参 15 g　　北沙参 12 g

炒枳实 10 g　　　大腹皮 10 g　　制大黄^(后入)6 g　炒二芽^(各)10 g

7 剂,水煎服,每日 1 剂。

按:辨不完全性肠梗阻,首辨虚实,临证以实证为多,亦有虚证及虚实夹杂。实证多以气机壅滞、湿热蕴结、脉络瘀阻等,虚者以气阴两虚为主,然不论虚实,对于该病,均应以腑气通畅为首要。对于气机壅滞者当行气导滞,理气通便;对于湿热蕴结者当清热利湿、通里攻下;脉络瘀阻者活血化瘀、行气通便;气阴两虚者益气养阴、润肠通便。上一个病例属湿热蕴结肠道,而该患者气阴两虚,以太子参益气养阴,生地、麦冬、玄参、沙参养阴润肠通便,佐以枳实、大腹皮、大黄行气通腑,炒二芽消食畅中疗纳呆。

(三)肝胃不和

案 叶某某,女,64岁。2019年1月25日初诊:便前腹痛,肠鸣,便后痛止,大便次数多,急躁易怒,舌红苔白,脉弦。

证属肝胃不和,治以补脾柔肝、行气祛湿。

拟方如下:

大腹皮10g	制半夏9g	茯苓10g	炒白术9g	党参6g
防风5g	炒白芍10g	青皮9g	炒枳实10g	川朴9g
川连4g	木香9g	白头翁9g	肉豆蔻4g	焦山楂10g
焦六曲10g	炒薏苡仁米30g			

7剂,水煎服,每日1剂。

按:本证腹痛多由土虚木乘,肝脾不和,脾失健运所致,治以补脾柔肝,行气祛湿为法。"泻责之脾,痛责之肝",经典名方痛泻要方即此。

(四)气滞血瘀

案 王某某,女,28岁。2020年2月27日初诊:左腹痛数月。左脐中腹痛,隐隐而作,喜温憎寒,大便尚调,经行腹亦痛,舌红苔薄,脉弦细涩。

证属腑气不通,治以行气通腑、活血止痛。

拟方如下:

制大黄(后入)6g	炒枳实10g	川朴10g	大腹皮10g	乌药10g
木香9g	败酱草20g	干姜2g	炒白芍12g	当归12g
川芎9g	制香附10g	益母草15g		

7剂,水煎服,每日1剂。

按:腑气以通降为顺,腑气不通,运化失职,气机不畅而腹痛,治以复其通降为主。以大黄、枳实、川朴、大腹皮、木香通降腑气,少量干姜,辛行温通,乌药温下元,主气行瘀散,当归、白芍养血和营,香附、川芎行气止痛,益母草活血调经,共奏养血活血、行气止痛之功。

六、便秘

便秘指大便干结、排便困难,秘结不通,或排不尽感,排便次数减少,最早见于《黄帝内经》,"大便难""后不利"等。基本病机为肠道传导失司,病因有燥热、寒凝、气滞、气血津液亏虚,与心肝脾肺肾等脏功能失调亦关系密切。心主血脉,心与小肠相表里,气血不通,小肠传化物失司,诱发便秘;又肾阴不足,不能上呈涵敛心阳,心阳偏亢,心火上炎,灼伤津液,导致便秘;肝主疏泄,调畅气机,对脾胃运化水谷有重要作用,肝失疏泄,影响脾胃运化,脾胃升降气机失调而致肠道传导失司出现便秘;肺主宣发肃降,与大肠相表里,肠道正常传导功能依赖肺之肃降功能,肺气不宣,腑气不降便秘,肺热下移肠道,肠道热结便秘,肺阴不足,肠道失于濡润便秘。治疗当辨脏腑,辨寒热虚实,在辨证论治基础上佐以通腑、泻下,不可一味盲目攻伐通便。日常则应起居饮食规律,劳逸结合,气机调畅,肠道传导功能正常,则不易发便秘。

（一）实热秘

案一 汪某某,女,30岁。2018年10月31日初诊:便秘,痔疮,月经先期,经前头痛,月经量少,色暗,刻值月经第三天,点滴即净,舌红苔薄黄,脉数。

证属肠道实热,治以清热润肠通便。

拟方如下:

制大黄^(后入)9 g	生地12 g	麦冬15 g	炒白芍12 g	当归10 g
炒火麻仁20 g	熟地10 g	炒黄芩9 g	丹皮9 g	石斛12 g
白蒺藜9 g	炒决明子10 g	瓜蒌仁12 g		

5剂,水煎服,每日1剂。

按:便秘临证需辨虚实寒热,该患者证属肠道实热,月经先期量少色暗皆由火热之邪所致,治疗以清热润肠为治法。以麻子仁丸为主加减,火麻仁、瓜蒌仁、决明子清火润肠,制大黄清热通腑,生地、麦冬、丹皮、白芍、当归、熟地、石斛养阴清热,黄芩、白蒺藜平肝清热治头痛,全方以大堆滋润之品滋养阴液,以达清热润燥之效,少佐清热之品。

案二 朱某某,男,5岁。2019年2月21日初诊:便秘,数日一行,燥屎质硬,时大便带血,口疮易作,口臭,脾气急躁,舌红苔黄,脉滑数。

证属脾胃实热,治以清热泻火、润肠通便。

拟方如下:

制大黄^(后入)5 g	炒枳实5 g	川朴4 g	生地黄5 g	川连2 g
连翘6 g	火麻仁8 g	丹皮炭4 g		

7剂,水煎服,每日1剂。

按:便秘实者有实热、气滞、寒凝,虚者有气血阴阳虚之别,便秘日久可致肛裂、痔疮。儿童、青壮年多为脾胃实热等实证,年老体弱、产后多虚性便秘,或为阴虚便秘或为血虚便秘等,气虚便秘当补气润肠,血虚便秘治以养血润燥,气机郁滞者则行气导滞,脾胃实热者清热泻火、润肠通便,阴寒积滞者温里散寒、通便止痛。该患儿脾胃实热,热灼肠道津液而燥屎内结,脾胃实热循经上灼而有口疮、口臭。治以清热泻火,辅以润肠通便,小儿脏气清灵,用药药味不可过于繁杂。一味制大黄,清热泻火解毒、凉血解毒,且可泻下攻积,一药二用,为君;"创家圣药"连翘清热解毒,且可散郁热,黄连泻火解毒,对于胃火上攻牙痛、口疮等每多用之效验;生地、丹皮清热凉血,养阴生津,丹皮炒炭又可清热凉血止血;火麻仁润肠通便,枳实、厚朴行气通腑,通畅腑气利于排便。全方寥寥数味药物,却可共奏清热泻火、养阴润肠、行气通腑之效。

（二）阴虚秘

案 方某某,女,60岁。2019年7月29日初诊:便秘,大便燥结,口鼻干燥,腹胀,舌红苔薄少津,脉细数。

证属阴虚便秘,治以养阴润肠通便。

拟方如下：

| 制大黄^(后入)10 g | 生地 12 g | 麦冬 15 g | 玄参 15 g | 女贞子 15 g |

制大黄^(后入)10 g　　生地 12 g　　麦冬 15 g　　玄参 15 g　　女贞子 15 g
火麻仁 20 g　　　知母 9 g　　当归 12 g　　炒白芍 12 g　　瓜蒌仁 12 g
石斛 12 g

7 剂，水煎服，每日 1 剂。

按：老年便秘多与津伤有关，该患者便结同时伴有口鼻干燥、苔薄少等阴伤之症，乃阴虚便秘。增液承气汤为本证型常用主方，当归养血润燥滑肠，火麻仁、瓜蒌仁润肠通便，女贞子、石斛、白芍、知母滋阴清热。

（三）气秘

案　赵某某，女，53 岁。2018 年 7 月 13 日初诊：大便不畅一周。大便不畅，便解费力，量少，次数多，腹胀，纳不馨，口淡无味，胸闷，心下悸，舌淡红苔白，脉弦细。

证属气机郁滞，治以宣肺行气通腑。

拟方如下：

苦杏仁 9 g　　　炒苏子 9 g　　制大黄^(后入)6 g　厚朴 10 g　　白蔻仁^(后入)5 g
5 剂，水煎服，每日 1 剂。

2018 年 7 月 18 日二诊：药后大便通畅，心下悸较前缓解，纳食欠佳，治守上方，加炒麦芽 9 g 以行气消食，健脾开胃。

按：大肠传导之功有赖于肺气的肃降作用，肺气宣降失常，影响大肠传导，大肠传导无力，大便不畅，反过来又会影响肺气的肃降功能，互为因果，相互影响。故治疗应以宣肺通腑为法，以苦杏仁、苏子宣肺，大黄、厚朴通腑。白蔻仁《玉楸药解》言其"清降肺胃，最驱膈上郁浊"，《本草求真》言其"然此另有一种清爽妙气，上入肺经气分，而为肺家散气要药，其辛温香窜，流行三焦，温暖脾胃"，可肺胃并调，又可芳香化湿，一药三用。

（四）气虚秘

案　王某某，女，68 岁。2020 年 7 月 25 日初诊：便秘，大便难解，便解乏力，时有肛门坠胀感，舌淡红苔薄白，脉细弱。

证属气虚秘，治以益气通便。

拟方如下：

炒枳实 10 g　　川朴 9 g　　　制大黄^(后入)10 g　决明子 10 g　大腹皮 10 g
茯苓 10 g　　　生白术 10 g　　炒黄芩 9 g　　瓜蒌仁 10 g　败酱草 18 g
5 剂，水煎服，每日 1 剂。

2020 年 7 月 29 日二诊：大便量少，治守上方，加生地 12 g、炒火麻仁 20 g，5 剂。

2020 年 8 月 3 日三诊：病史同前，治守上方，加蒲公英 20 g，5 剂。

2020 年 8 月 7 日四诊：药后大便情况有所改善，肛门坠胀感亦有缓解，舌淡红苔薄白，脉细弱。

炒枳实 10 g　　川朴 9 g　　　制大黄^(后入)10 g　决明子 10 g　大腹皮 10 g
茯苓 10 g　　　生白术 10 g　　炒黄芩 9 g　　瓜蒌仁 10 g　败酱草 18 g
生地 12 g　　　炒火麻仁 20 g　蒲公英 20 g

5 剂,水煎服,每日 1 剂。

2020 年 8 月 13 日五诊:症情好转,便解乏力,治守上方,加党参 8 g,5 剂。

2020 年 8 月 18 日六诊:便秘大减,治守上方,改党参 10 g,加炙黄芪 15 g、炒白芍 10 g,5 剂。

按:便秘临证分虚实两大类,实者多由胃肠积热,肠燥便秘,治宜泻热攻积,荡涤积滞,急下存阴。虚者多本虚标实或虚而夹实,没有纯虚者,多因年老体衰、病后、术后、产后,气血两亏,脾虚运化无权,肠道传送无力,气虚血亏津少,治宜滋阴养血、益气宣肺、润肠通便,"增水行舟""提壶揭盖"等。便秘之证,不可图一时之快,任意攻下。对老年人、久病体弱者,既不能猛攻,亦不能峻补。

该患者予以润肠行气通便之法,复诊三次,便秘情况有改善,但尚觉便解乏力,乃气虚,向下传导、推动糟粕之力不足,故以益气之党参、炙黄芪后症情大减。

七、便溏

便溏指大便次数增多,质不成形,溏薄,稀水状,或夹不消化食物、黏液、脓血等。《黄帝内经》称之为"泄",汉唐将之列于"下利"范围,唐宋以后统称为"泄泻",其病位在脾胃肠道,与其他脏腑亦关系密切。病因不离"湿",《素问·阴阳应象大论》中有云:"湿胜则濡泄"。各种原因导致脾胃运化失职,湿浊内生而发为便溏,故治疗以健脾化湿为总原则。临证首辨虚实,急泻与久泻,明确以补虚为主还是以驱邪为主,再辨虚为何虚,实为何实,用药清热不可过于苦寒,补虚不可峻补,不可纯用甘温。虚实相间则补虚泻实并重,寒热错杂则平调寒热,温清并行,久泻不可过分分利,以防泄泻更甚,急泻不可过早收敛,以防闭门留寇,同时用药不忘"腑气以通为畅"。

"湿"是本病之关键,主要责任脏腑为脾,脾失健运,水湿内生,脾为湿困,清阳不升,浊阴不降,清浊不分,并走于下而泄,故治以健脾,如党参、茯苓、白术之属;运脾,即燥湿之法,如苍术、藿香、佩兰、白豆蔻等。由脾虚致湿内生者健脾为主,湿邪困脾为主者运脾为主,二者常并用。脾气宜升,脾为湿困,清阳不升,振奋脾气,可少佐升阳之品,如升麻、葛根、柴胡等,以助气机宣畅。

(一)脾肾不足

案一　潘某,男,53 岁。2018 年 12 月 13 日初诊:便溏,大便不成形,进食油腻则加重,脘腹隐痛,乏力易疲劳,夜寐不佳,舌淡边齿痕苔薄,脉细弱。

证属脾肾不足,治以脾肾同调。

拟方如下:

炙黄芪 15 g	党参 10 g	茯苓 10 g	炒白术 10 g	茯神 10 g
炒薏苡仁米 30 g	木香 9 g	干姜 5 g	焦山楂 10 g	砂仁(后入) 5 g
补骨脂 9 g	肉豆蔻 6 g	制半夏 6 g	焦六曲 10 g	制香附 9 g

5 剂,水煎服,每日 1 剂。

2018 年 12 月 19 日二诊:症情好转,夜寐不实,治守上方,改肉豆蔻 9 g,加炒枣仁 10 g,5 剂。

2018年12月24日三诊:胃痛止,治守上方,去香附,改炙黄芪18g,5剂。

按:便溏首先责之于脾,脾失健运,清浊不分,大便溏泻,久病及肾,治疗当以脾肾同治。以党参、茯苓、白术、薏仁米、黄芪健脾,辅以补骨脂、肉豆蔻温肾阳,以干姜、焦山楂、砂仁、半夏、焦六曲温运中焦,香附最擅长行气止痛以疗胃脘隐痛,六腑以通为用,于众温补、收敛之中少佐行气通腑之品乃能顺应通降之性而不使气滞。

案二 曹某,男,32岁。2004年12月28日初诊:便溏,怕冷3年。便溏,腹痛隐隐,怕冷,舌淡红苔薄白,脉沉细。

证属脾肾阳虚,治以温补脾肾、涩肠止泻。

拟方如下:

干姜6g	炒白术9g	党参10g	茯苓9g	炙甘草4g
肉桂(后入)3g	木香9g	炒枳实9g	补骨脂9g	益智仁10g
肉豆蔻8g	煨诃子6g	山萸肉9g	陈皮9g	

10剂,水煎服,每日1剂。

2005年1月11日二诊:病史同前,治守上方,改炒白术10g、茯苓10g、炙甘草6g、补骨脂10g、肉豆蔻9g、煨诃子10g,去山萸肉,加五味子6g、吴茱萸2g、赤石脂10g,10剂。

按:脾虚日久,损及肾阳,终致脾肾阳虚之证。以四神丸温肾散寒,肉桂补火助阳,干姜温胃散寒,益智仁温脾暖肾,白术、党参、茯苓、炙甘草益气健脾,山萸肉酸、涩、微温,补益肝肾,共散脾肾之寒,温补脾肾之阳。久泻,佐以煨诃子、赤石脂收敛止泻,木香、枳实行气通腑,顺应腑气通降之特性。

案一与案二同为脾肾不足,然案二较案一虚寒之象更重,故用药更侧重于温补脾肾,助阳散寒。

(二)脾胃虚弱

案 吾某某,女,40岁。2018年12月19日初诊:便溏,大便溏稀,日数行,时夹黏液,舌淡边有齿痕苔薄,脉细。

证属脾胃虚弱,治以健脾益气、化湿止泻。

拟方如下:

党参10g	茯苓10g	炒白术10g	苍术9g	炒薏苡仁米30g
焦山楂10g	木香9g	炒枳实10g	肉豆蔻6g	白头翁9g
藿香9g	焦六曲10g	干姜4g		

7剂,水煎服,每日1剂。

2018年12月26日二诊:症情好转,治守上方,去藿香,7剂。

按:综观其症状与舌脉,该患者便溏属脾虚之便溏,脾胃虚弱,运化能力低下,清浊不分,故溏泄,脾不运化,无以化生会出现乏力肢软,舌淡、舌边有齿痕。故治疗以健脾益气为主,予以四君子之属,另配伍藿香、苍术、薏仁米燥湿之品,肉豆蔻、焦山楂温中涩肠止泻。干姜温散,利于祛中焦之寒,散水饮,考虑大便时有黏液,可知累及肠道,少佐白头翁,予以木香、枳实以保持腑气通畅,顺应胃之通降特性。

（三）湿热蕴结

案一 凌某某，女，55 岁。2019 年 1 月 5 日初诊：便溏十余日，肠鸣，大便溏，肛门灼热感，舌红苔薄黄腻，脉滑数，肠镜示溃疡性结肠炎。

证属肠道湿热，治以清热利湿。

拟方如下：

炒黄芩 10 g　木香 9 g　炒枳实 10 g　生白术 10 g　薏仁米 30 g
茯苓 10 g　白头翁 9 g　败酱草 30 g　马齿苋 18 g　焦山楂 10 g
大腹皮 10 g　干姜 2 g

5 剂，水煎服，每日 1 剂。

按：该病病位在肠，与脾胃关系密切，日久伤及肝、肾，乃本虚标实之证。本虚以脾胃虚弱为主，标实以湿热蕴结、瘀血阻滞、痰湿停滞等为表象，初起多为湿热型，若失治误治则易发展为寒热错杂型，素有脾胃虚弱者感受寒湿则多为虚寒型，久病迁延不愈，正虚邪恋，病及肾。该患者便溏，日行十余次，肠鸣，肛门灼热，乃湿热蕴结肠道，但湿热之邪尚未败血腐肉，故未见脓血，治疗以清肠道湿热为法。以白术、薏仁米、茯苓健脾利湿，黄芩、白头翁、败酱草、马齿苋清热解毒，山楂炒焦酸味减弱，微涩，苦味增强，可消食止泻，大腹皮、木香、枳实行气通腑，诸多苦寒之中少量干姜，去性存用，反佐。

案二 吴某某，女，56 岁。2019 年 1 月 8 日初诊：溃疡性结肠炎，腹胀痛，腹泻，大便黏滞，夹黏液、血丝，肛门坠胀，舌红苔薄，脉滑数。

证属脾虚湿热，治以清热利湿、健脾止泻。

拟方如下：

炒黄芩 10 g　白头翁 10 g　秦皮 10 g　茯苓 10 g　生白术 10 g
薏仁米 30 g　炒枳实 10 g　木香 9 g　大腹皮 10 g　制大黄(后入) 4 g
地榆炭 15 g　败酱草 20 g　焦山楂 10 g　干姜 2 g　马齿苋 18 g

5 剂，水煎服，每日 1 剂。

2019 年 1 月 12 日二诊：症情好转，腹泻次数减少，黏液、血丝减少，腹胀，大便形散，治守上方，5 剂。

2019 年 1 月 18 日三诊：症情好转，治守上方，加党参 10 g、肉豆蔻 5 g，改制大黄(后入) 3 g，5 剂。

2019 年 1 月 22 日四诊：大便已成形，舌红苔薄脉滑数。

炒黄芩 10 g　白头翁 10 g　秦皮 10 g　茯苓 10 g　生白术 10 g
薏仁米 30 g　炒枳实 10 g　木香 9 g　大腹皮 10 g　制大黄(后入) 3 g
地榆炭 15 g　败酱草 20 g　焦山楂 10 g　干姜 2 g　马齿苋 18 g
党参 10 g　肉豆蔻 5 g

5 剂，水煎服，每日 1 剂。

2019 年 1 月 28 日五诊：血丝减少，治守上方，去地榆炭，5 剂。

2019 年 2 月 1 日六诊：大便形细，治守上方，去肉豆蔻，加苍术 9 g，5 剂。

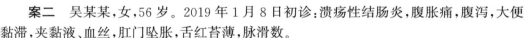

按:溃疡性结肠炎属中医"痢疾"范畴,有湿热痢、寒湿痢、阴虚痢、虚寒痢、休息痢、疫毒痢之分。该患者属湿热痢,对于痢疾不能见泻止泻,当通因通用,待脓血便减少或消失时方可以健脾养胃、涩肠固本之法进行后续巩固治疗。

案三 冯某,女,37岁。2019年3月19日初诊:溃疡性直肠炎,大便夹黏液,带血,不畅,左下腹痛时作,舌红苔黄,脉滑数。

证属肠道湿热,治以清热利湿止痢。

拟方如下:

炒黄芩9g	败酱草20g	白头翁9g	炒枳实10g	木香9g
茯苓10g	生白术10g	薏仁米30g	地榆炭15g	党参6g
制大黄(后入)4g	槐花炭15g			

5剂,水煎服,每日1剂。

2019年3月25日二诊:症情大减,治守上方,去槐花炭,加马齿苋18g,5剂。

2019年4月1日三诊:药后大便渐正常,治守上方,改党参9g,7剂。

2019年4月8日四诊:症渐安,治守上方,去党参,加苍术6g,7剂。

2019年4月16日五诊:大便调,黏液止,时腹痛,治守上方,加焦山楂10g,改制大黄(后入)3g,7剂。

按:湿热痢,湿热内蕴,脾失健运,肠道传导失司,治以清热燥湿止痢。大黄荡热去滞,黄芩清热燥湿解毒止痢,白头翁、败酱草、马齿苋清热解毒,木香、枳实行气通腑,苍白术、茯苓、薏仁米、党参运脾燥湿。痔疮下血,以地榆炭、槐花炭凉血止血。

案四 舒某某,女,46岁。2019年5月31日初诊:溃疡性结肠炎,大便夹黏液,腹胀不舒,得嗳气、矢气方舒,舌红苔薄腻,脉滑数。

证属肠道湿热,治以清热燥湿止痢。

拟方如下:

川连4g	炒黄芩9g	茯苓10g	银花12g	制大黄(后入)5g
炒枳实10g	生白术10g	薏仁米30g	白头翁9g	木香9g
败酱草20g	苍术9g	马齿苋15g	大腹皮10g	

5剂,水煎服,每日1剂。

2019年6月5日二诊:口腔上颚灼痛,余症好转,治守上方,去苍术,加生石膏(先煎)25g,防风3g,改银花15g,5剂。

按:湿热痢以燥湿清热止痢为主,常用方药:白头翁汤、芍药汤、香连丸、葛根芩连汤。

(四)湿阻中焦

案 胡某,女,35岁。2019年2月23日初诊:便溏不畅,日行2～3次,肛门胀,舌淡红苔薄白,脉濡细。

证属脾虚湿困,治以健脾利湿。

拟方如下:

党参 10 g	茯苓 10 g	炒白术 9 g	炒薏苡仁米 30 g	木香 9 g
炒枳实 10 g	焦山楂 10 g	败酱草 15 g	川连 3 g	白头翁 9 g
干姜 2 g	苍术 9 g	大腹皮 10 g	肉豆蔻 6 g	

7 剂,水煎服,每日 1 剂。

按:泄泻乃脾胃运化功能失职、湿邪内盛所致,病位在肠,病变脏腑在脾胃,病理因素主要是湿,对于泄泻辨证首辨虚实,再辨寒热,常见证型有寒湿困脾,以藿香正气散为主方;肠道湿热,以葛根芩连汤为主方;食滞胃肠,以保和丸为主方;肝气郁滞,以痛泻要方为主方;脾气亏虚,以参苓白术散为主方;肾阳亏虚,以四神丸为主方。该患者脾气亏虚,以参苓白术散为主方加减化裁,参、术、苓健脾利湿,佐以木香、枳实、大腹皮行气通腑,保证腑气通畅,另予以川连、白头翁、败酱草可入大肠经,直达病所,肉豆蔻涩肠止泻,焦山楂酸收,可消食健胃止泻,少量干姜温通。

（五）肝气乘脾

案一　吴某,女,43 岁。2020 年 5 月 27 日初诊:泄泻,水样便,腹痛即泻,嗳气,恶心,胃脘胀,舌淡苔白,脉弦。

证属脾虚肝旺,治以补脾泻肝、缓痛止泻。

拟方如下:

炒白芍 12 g	炒白术 9 g	茯苓 10 g	防风 3 g	炒枳实 10 g
木香 9 g	炒薏苡仁米 30 g	焦山楂 10 g	败酱草 15 g	党参 10 g
制半夏 6 g	苍术 9 g	肉豆蔻 9 g	补骨脂 6 g	干姜 3 g
陈皮 9 g	砂仁(后入) 5 g			

5 剂,水煎服,每日 1 剂。

2020 年 6 月 1 日二诊:腹胀,大便日一行,尚不成形,治守上方,去白芍、防风,加吴茱萸 2 g,改法半夏 9 g、补骨脂 9 g,5 剂。

2020 年 6 月 5 日三诊:寐不佳,治守上方,去茯苓,加茯神 10 g,5 剂。

2020 年 6 月 9 日四诊:大便已成形,多食则腹胀,作泻,治守上方,去吴茱萸,改苍术 6 g,5 剂。

按:肝气不畅,横逆犯脾,脾虚失运,治以补脾土,泻肝木,调气机,佐以散寒,温脾肾,清湿热。

案二　蒋某某,女,38 岁。2020 年 5 月 22 日初诊:腹泻,腹痛作泻,泻后痛缓,大便黏滞夹冻状物,舌红苔腻脉弦滑。

证属肝气乘脾,治以疏肝健脾、清热利湿。

拟方如下:

苍术 10 g	炒白术 10 g	茯苓 10 g	薏仁米 30 g	炒黄芩 10 g
白头翁 9 g	败酱草 20 g	马齿苋 18 g	炒枳实 10 g	木香 9 g
大腹皮 10 g	炒白芍 10 g	干姜 2 g	防风 3 g	焦山楂 10 g
制大黄(后入) 3 g				

5剂,水煎服,每日1剂。

2020年5月28日二诊:症缓,大便日二行,痛缓,面部、肢体酸胀,走窜,治守上方,去大黄,加党参8g,5剂。

2020年6月3日三诊:大便已成形,无黏液,日一行,尿急,咽干,多梦,治守上方,去干姜、白头翁、茯苓,加车前子(包煎)12g、茯神10g,5剂。

2020年6月9日四诊:尿急,咽干,喉中有痰,大便夹黏液,舌红苔腻脉弦滑。

苍术10g	炒白术10g	薏仁米30g	炒黄芩10g	车前子(包煎)12g
败酱草20g	马齿苋18g	炒枳实10g	木香9g	茯神10g
大腹皮10g	焦山楂10g	党参8g	制大黄(后入)3g	白头翁9g

5剂,水煎服,每日1剂。

2020年6月15日五诊:咽痛,治守上方,去党参,加薄荷(后入)5g、白芷9、银花12g,7剂。

2020年6月23日六诊:外邪已去,治守上方,去薄荷、白芷,加防风3g、党参9g、炒白芍10g,7剂。

2020年6月30日七诊:小便调,治守上方,去车前子,改制大黄(后入)4g,7剂。

2020年7月6日八诊:大便质黏,夹黏液,日一行,咽不痛,治守上方,改制大黄(后入)3g,去银花,7剂。

按:肝旺横逆犯脾土,脾虚失运,湿热内蕴肠道故而痛泻,大便夹黏液。治以疏肝健脾、清热利湿止痢。

案三 张某某,女,61岁。2004年3月20日初诊:便溏,腹胀,攻撑气窜,身软,嗳气,舌淡红苔薄白,脉弦细。

证属脾虚肝旺,治以调和肝脾、理肠导滞。

拟方如下:

法半夏6g	青陈皮(各)6g	制香附9g	炒枳实9g	川朴8g
木香6g	炒白芍12g	延胡索9g	炒白术8g	大腹皮10g
川连4g	藿佩(各)6g	旋覆花(包煎)9g	生甘草4g	焦山楂10g

4剂,水煎服,每日1剂。

2004年3月24日二诊:药后症情好转,治守上方进出,改炒白芍10g、延胡索10g、炒白术9g、川连3g、焦山楂12g,去大腹皮、旋覆花,加苏叶梗(各)9g、太子参10g、茯苓10g,4剂。

2004年4月3日三诊:痛泻止,腹胀,五更泻,便溏,腰酸,舌红苔薄黄,脉细,证属脾肾阳虚,治以温肾健脾导滞为法。

补骨脂8g	炒白术9g	益智仁9g	法半夏6g	陈皮10g
炒枳实9g	川朴10g	木香9g	肉豆蔻6g	茯苓10g
生甘草4g	川连3g	大腹皮10g	太子参10g	干姜3g
肉桂(后入)1.5g				

4剂,水煎服,每日1剂。

按:初诊为痛泻要方证,治以泻肝补脾、理肠导滞为法。前后就诊两次,共进中药8剂后过旺之肝木得疏,痛泻止,而脾虚及肾,呈现出脾肾阳虚之证,治以温肾健脾导滞为法。

案四 王某,女,32岁。2001年6月16日初诊:腹泻2日,腹泻,腹痛,3次/日,便尚成形,腹痛即欲如厕,寐不佳,舌红苔薄白,脉弦细。

证属肝脾不调,治以调和肝脾。

拟方如下:

陈皮9g	炒枳实9g	炒白芍10g	太子参9g	炒白术9g
木香9g	防风4g	大腹皮10g	茯苓神(各)10g	绿梅花9g
干姜3g	生甘草4g	夜交藤30g	焦山楂10g	

4剂,水煎服,每日1剂。

2001年6月19日二诊:腹泻好转,便尚成形,夜寐好转,身软,头昏,舌红苔薄白根部稍腻,脉弦细,仍以调和肝脾为法,治守上方,改太子参10g、防风5g、夜交藤20g,去大腹皮、生甘草,加炙甘草4g,苍术6g,炒薏苡仁米30g,天麻5g,5剂。

按:治以疏肝行气、理脾运中。

(六)寒热错杂

案 张某某,女,50岁。2007年5月11日初诊:便溏不爽,肛门坠胀,灼热感,腹胀,攻撑气窜,受寒,饮食不当即腹泻,口苦干,不甚喜饮,舌红苔白腻,脉弦细。

证属寒热错杂,治以寒温通治,理肠导滞。

拟方如下:

干姜4g	法半夏6g	青陈皮(各)6g	炒枳实10g	川朴10g
木香9g	大腹皮10g	肉豆蔻6g	苍白术(各)9g	茯苓10g
川连4g	马齿苋15g	制大黄(后入)3g	吴茱萸2g	炒银花15g
炒白芍12g				

4剂,水煎服,每日1剂。

2007年5月15日二诊:药后腹胀好转,大便已成形,仍口苦黏腻,胸痞闷,嘈杂,身软疲乏,舌红苔白腻脉弦细,治守上方。去干姜、大腹皮、炒白芍,改法半夏9g、川连5g、制大黄(后入)4g、吴茱萸1g、炒银花12g,加旋覆花(包煎)10g、瓦楞子(先煎)20g、藿佩(各)6g、焦山楂12g,5剂。

2007年5月19日三诊:湿热渐退,治守上方加减进出,5剂。

法半夏9g	茯苓10g	苍白术(各)9g	炒薏苡仁米30g	藿佩(各)9g
陈皮9g	炒枳实10g	川朴9g	木香9g	川连4g
肉豆蔻5g	党参9g	制大黄(后入)4g	大腹皮10g	炒银花15g
吴茱萸1g	白头翁6g			

2007年5月25日四诊:脘腹胀痞,肠鸣,便溏不爽,身软,舌淡红边有齿痕苔薄白脉

弦细,治以健脾运中,化湿理肠为法,5剂。

| 干姜3g | 法半夏9g | 茯苓10g | 苍白术^(各)10g | 炒薏苡仁米30g |

干姜3g　　法半夏9g　　茯苓10g　　苍白术^(各)10g　　炒薏苡仁米30g

制香附12g　　党参9g　　炒枳实10g　　川朴10g　　木香9g

大腹皮10g　　马齿苋18g　　炒银花15g　　肉豆蔻6g　　砂仁^(后入)4g

制大黄^(后入)5g

2007年5月30日五诊:便溏,日行2次,身软疲乏,舌红苔薄脉细,治守上方,改干姜4g、法半夏6g、苍术6g、制香附10g、党参10g、炒枳实9g、川朴9g、马齿苋15g,去炒薏苡仁米、大腹皮、炒银花,加吴茱萸2g,益智仁6g,5剂。

按:患者脾胃有寒,肠道蕴结湿热,治以温中散寒行气通腑,清热利湿理肠导滞。二诊时脾胃寒证大减,湿象重,予以原方基础上调整用药,加大化湿运中之力,三诊后湿热减退,湿象较重,以化湿运脾为主。

八、黑便

黑便,属中医"便血(远血)"范畴,常见于上消化道出血、消化性溃疡等病。各种原因导致热伤胃络、胃络瘀阻、脾虚不摄等,络伤血溢,溢出之血随胃气下降入肠道,随便而出发为黑便。常见原因有外感热、燥等阳邪,或寒邪郁而化热,热伤营血,邪热迫血妄行;饮食不节,过食辛辣煎炸等物使热蕴胃肠,灼伤血络;情志不畅,肝郁化火,肝火犯胃,损伤胃络;脾胃虚弱,统摄无权,血不循经等,离经之血随胃气下降入肠,随粪便排出而见黑便。正如《景岳全书·血证》中云"血动之由,唯火唯气"。临证治疗首辨虚实、缓急,遵循"急则治其标",以清气、降火、止血为基本法则,如出现气随血脱之象,当速以益气固脱之法,待病情稳定后,遵循"缓则治其本",辨证论治,在辨证基础上,适当运用止血、化瘀、宁血和络、补虚等药,以达标本兼顾之效。

案 叶某某,男,38岁。2000年3月13日初诊:黑便10天。曾于外院住院拟诊为"上消化道出血,消化性溃疡"。刻诊:黑便,胃脘胀痞,嗳气,口苦腻,纳呆,面色萎白,舌红苔黄腻,脉弦细滑数。

证属湿热中阻、胃络损伤,治以清热化湿、和中宁络。

拟方如下:

川连5g　　炒黄芩10g　　法半夏9g　　藿佩^(各)9g　　银花18g

茯苓10g　　炒枳实9g　　川朴6g　　大腹皮10g　　陈皮9g

鸡内金10g　　白及15g　　地榆炭15g　　生甘草4g　　当归6g

太子参12g　　绿梅花9g

3剂,水煎服,每日1剂。

2000年3月17日二诊:药后症情好转,黑便止,治守上方进出,改川连6g、藿香6g、白及12g,去佩兰、地榆炭、大腹皮、当归、太子参,加生地榆10g、浙贝4g,3剂。

2000年3月21日三诊:黑便已止,纳食渐旺,胃脘已舒,唯夜寐不宁,舌红苔根部稍腻,脉弦细,治以清热化湿运中为法。

川连6g　　法半夏10g　　陈皮9g　　茯苓神^(各)10g　　炒枳实9g

炒黄芩9g	淡竹茹9g	藿香6g	炒薏苡仁米30g	蒲公英15g
白花蛇舌草18g	绿梅花9g	炙远志10g	夜交藤30g	生甘草4g
柏子仁12g				

4剂,水煎服,每日1剂。

2000年3月25日四诊:湿热中阻,胃脘嘈杂,反酸,舌红苔黄腻,脉弦细,继以清热化湿为法,治守上方,去茯神、淡竹茹、炙远志、夜交藤、柏子仁,改炒黄芩10g、藿香9g、蒲公英18g、白花蛇舌草20g,加佩兰9g、川朴6g、炙鸡内金10g、苍术6g,4剂。

2000年4月5日五诊:胃脘嘈杂,食后脘腹胀痞,舌红苔薄黄,脉弦细,治以清热和中为法。

法半夏6g	茯苓10g	炒枳实9g	川连6g	蒲公英18g
瓦楞子(先)20g	陈皮9g	大腹皮10g	绿梅花9g	鸡内金10g
炒薏苡仁米18g	生甘草4g	炙远志10g		

4剂,水煎服,每日1剂。

2000年4月12日六诊:胃脘胀痞,嘈杂,空腹及食后尤甚,舌红苔黄腻,脉弦细,继以清热化湿和中,治守上方,改炒枳实10g、川连5g、蒲公英15g、绿梅花10g,加炒黄芩9g、藿香6g、淡竹茹9g,去炒薏苡仁米、炙远志,5剂。

按:《景岳全书·血证》中曰:"血本阴精,不宜动也,动则为病,盖动者多由于火,火盛则迫血妄行"。湿热蕴阻中焦脾胃,损伤脾胃,血不循经,随便排出而见大便色黑。湿热蕴结,影响脾胃运化而见胃脘胀痞,嗳气,纳呆,口苦腻,苔黄腻乃湿热之征,治以清热化湿、和中宁络为法。患者面色萎白等提示已出现因出血而致气血不足之象,故在治标同时少佐一二益气养血之品,如太子参、当归,以顾标。二诊血即止,黑便除,即去收敛止血之品,以"澄源"为主,以清热化湿运中为法,中焦蕴阻之湿热去,则脾胃功能方能恢复,出血之源方除。

九、胰腺炎

急性胰腺炎属中医"腹痛""脾瘅"范畴,病位在肝、胆、脾、胃,多由饮食不节,嗜食肥甘厚味,损伤脾胃,化湿生热;情志不畅,肝气郁结,肝郁化火,横逆犯胃,脾胃升降失常;感受外邪,入里阻滞中焦气机,胰腑功能失调以及胆管蛔虫窜入,肝胆气结等,以上诸多因素导致湿热内蕴、肝郁气滞、腑气升降失常。该病病情急,传变快,治疗应首辨虚实、病程分期,早期以气滞为主,中期湿热瘀结,晚期瘀热、痰热内陷,正虚邪实,虚实夹杂,一般以湿热为多见,治疗以清里行气、攻下通滞为大原则。

案一 程某某,男,46岁。2018年12月15日初诊:腹胀,外院行腹部CT示胰腺稍大饱满,舌红苔薄略黄腻,脉弦滑数。

证属肝胆湿热,治以清肝利胆、行气通腑。

拟方如下:

柴胡6g	炒黄芩10g	茯苓10g	郁金10g	炒枳实10g
木香9g	金钱草18g	蒲公英18g	制半夏6g	制大黄(后入)5g

炒麦芽 12 g　　　鸡内金 10 g

5 剂,水煎服,每日 1 剂。

2018 年 12 月 31 日二诊:药证相适,治守上方,改制半夏 9 g、炒黄芩 6 g,加延胡索 10 g、炒白芍 10 g、青皮 9 g,5 剂。

2019 年 1 月 5 日三诊:胸背胀不适,治守上方,去麦芽,加薤白 9 g,5 剂。

2019 年 1 月 10 日四诊:症情好转,腹胀大减,舌红苔薄黄腻,脉弦。

柴胡 6 g	炒黄芩 6 g	茯苓 10 g	郁金 10 g	炒枳实 10 g
木香 9 g	金钱草 18 g	蒲公英 18 g	制半夏 9 g	制大黄^(后入)5 g
薤白 9 g	鸡内金 10 g	延胡索 10 g	炒白芍 10 g	青皮 9 g

5 剂,水煎服,每日 1 剂。

2019 年 1 月 15 日五诊:腹胀渐消,治守上方,5 剂。

2019 年 1 月 19 日六诊:腹胀已止,治守上方,去薤白,5 剂。

按:急性胰腺炎属中医“腹痛”范畴,与肝胆脾胃肠关系密切,临床治疗多以此入手。常见证型有肝郁气滞化火、肝胆湿热、痰热留滞,其中以肝胆湿热最为多见,治以清利肝胆、行气通腑为法。

案二　张某某,男,82 岁。2018 年 9 月 12 日初诊:半月前因“腹痛”就诊于某医院,确诊为“急性重症胰腺炎”“急性胆囊炎”,入院治疗好转后出院。刻诊:口苦,腹痛不显,舌红苔黄腻,脉弦滑数。

证属肝胆湿热,治以清热祛湿、疏肝利胆、行气通腑。

拟方如下:

藿佩^(各)9 g	制半夏 9 g	柴胡 9 g	炒枳实 10 g	炒黄芩 10 g
川朴 9 g	生白术 10 g	制大黄^(后入)5 g	蒲公英 18 g	金钱草 15 g
郁金 10 g	茯苓 10 g	木香 9 g	焦六曲 10 g	

5 剂,水煎服,每日 1 剂。

2018 年 9 月 17 日二诊:症情好转,治守上方,改金钱草 18 g,5 剂。

2018 年 9 月 21 日三诊:脘腹隐痛,治守上方,改柴胡 6 g,去藿香,加制香附 10 g、干姜 3 g,5 剂。

2018 芽 9 月 26 日四诊:脘腹痛止,舌红苔薄黄腻,脉弦滑数。

佩兰 9 g	制半夏 9 g	柴胡 6 g	炒枳实 10 g	炒黄芩 10 g
川朴 9 g	生白术 10 g	制大黄^(后入)5 g	蒲公英 18 g	金钱草 18 g
郁金 10 g	茯苓 10 g	木香 9 g	焦六曲 10 g	制香附 10 g
干姜 2 g				

5 剂,水煎服,每日 1 剂。

依此法此方加减化裁,前后就诊二十七次,诸症安。

2019 年 7 月 31 日二十八诊:近日腹胀痛,查淀粉酶 1 691 U/L,血常规 wbc 8.9×10⁹/L、N% 80.7%,舌红苔黄腻,脉弦滑,继守原法。

藿香9g	制半夏9g	柴胡6g	炒枳实10g	炒黄芩12g
川朴9g	生白术10g	制大黄^(后入)9g	蒲公英30g	金钱草18g
郁金10g	茯苓10g	木香9g	焦六曲10g	制香附10g
干姜2g				

5剂,水煎服,每日1剂。

2019年8月2日二十九诊:药后腹痛好转,治守上方,加丹皮10g,4剂。

2019年8月6日三十诊:症情好转,治守上方,去藿香、丹皮,加焦六曲10g、鸡内金10g,4剂。

2019年8月9日三十一诊:复查血淀粉酶108U/L,腹痛瘥,治守上方,加藿香9g,4剂。

2019年8月14日三十二诊:诸症平,舌红苔薄黄腻,脉弦滑,治守原方。

藿香9g	制半夏9g	柴胡6g	炒枳实10g	炒黄芩12g
川朴9g	生白术10g	制大黄^(后入)9g	蒲公英30g	金钱草18g
郁金10g	茯苓10g	木香9g	焦六曲10g	制香附10g
干姜2g	焦六曲10g	鸡内金10g		

5剂,水煎服,每日1剂。

2019年8月16日三十三诊:昨胃脘痛复作,治守上方,去藿香,4剂。

2019年8月22日三十四诊:胃痛大减,治守上方,去焦六曲,4剂。

按:湿热蕴阻,中焦腑气不通,发为腹痛,湿热结聚邪实,危重时可致血行不畅,甚则气血逆乱,发生闭脱等证,病情危急重。该患者初次就诊时已于外院住院治疗好转出院,腹痛不显,但湿热证仍未除,口苦苔黄腻,脉弦滑数,治以清热祛湿、疏利肝胆、行气通腑。前后就诊二十七次,诸症平而未再就诊,3月余后病复发,血淀粉酶高达1691U/L,患者未再住院行西医治疗,而是直接前来就诊,要求以中医药治疗。继续予以清热祛湿、疏肝利胆、行气通腑之法治疗。二诊痛即大减,四诊复查血淀粉酶已降至108U/L,腹痛止,继续守原法加减治疗,五诊症平。若就诊及时,辨证准确,对于危急重症,中医亦可效如桴鼓。

医论撮要：

肝为刚脏,"将军之官",主谋略;胆主决断。肝胆五行属木,常见证候有肝气郁结、肝郁化火、肝阳上亢、肝血不足、瘀血阻络、胆腑郁热、胆腑气滞等,肝胆关系密切,可相互影响,临证可见肝胆湿热、肝胆气滞等,肝胆病证以实证居多。肝胆与脾胃肾关系密切,肝木主疏泄,可调畅气机,调节脾升胃降。肝木生于肾水,长于脾土,临证常见肝脾不调、肝胃不和、胆胃郁热、肝肾阴虚。肝胆疾病总病机主要为肝失疏泄、胆失通降,肝病多实,多气滞、多郁热、多瘀血,治疗着重驱邪,疏肝理气、清肝泻火、活血化瘀等。用药注意疏肝理气不可过于辛燥,以防伤肝阴,清肝降火不可过于苦寒,以防伤脾胃,活血化瘀时注重行气药物的使用,气行则瘀易散。胆病多气滞、多胆郁、多结石,胆为六腑之一,胆气以通降为顺,治宜理气利胆,且多合治肝之法。

医案选粹：

一、肝炎、黄疸

肝炎,中医归属"胁痛""黄疸"等范畴,多因感受湿热疫毒之邪,机体禀赋薄弱、正气不足,内外两方面影响致病。急性肝炎多以实证为主,感受湿热疫毒之邪,蕴阻中焦肝胆脾胃,肝失疏泄,胆汁外溢,发为黄疸,肝气不畅而见胁痛,肝郁气滞,影响脾运会出现腹胀、纳呆等。慢性肝炎病机较前者更为复杂,湿性重浊,湿热胶结,病情缠绵难愈,日久耗伤正气,导致各脏腑功能失调,转为慢性疾病。湿热疫毒,重浊黏滞,缠绵难愈,湿伤气,热伤血,湿热交结,脉络必瘀,湿热入血,一须凉血,二须活血,才能清血中之热毒,化血中之瘀滞,使毒无以附,瘀无以藏,故清热利湿、活血凉血是治疗慢性肝炎的关键。

案一 刘某某,男,42岁。2018年5月29日初诊:丙肝,口苦,纳食一般,夜寐安,二便调,外院查丙型肝炎病毒(HCVRNA)6.37×10^9 IU/ML、AST85 U/L、ALT85 U/L,舌红苔薄黄,脉弦。

证属湿热中阻,治以清热利湿、凉血活血。

拟方如下:

柴胡 9 g	炒黄芩 10 g	焦山栀 6 g	茵陈 25 g	垂盆草 20 g
虎杖 15 g	板蓝根 20 g	连翘 12 g	丹皮 10 g	茯苓 10 g
泽泻 10 g	佩兰 9 g	炒麦芽 10 g	六月雪 10 g	

7 剂,水煎服,每日 1 剂。

2018 年 6 月 5 日二诊:药证相适,治守上方,加生白术 10 g,改茯苓 18 g,7 剂。

2018 年 6 月 26 日三诊:因不方便来医院就诊,而于二诊后自行于药店原方抓药 14 剂,今日复查 ALT142.7 U/L、AST94 U/L,治守上方,改焦山栀 9 g,7 剂。

2018 年 7 月 5 日四诊:口苦,余无不适,舌红苔薄脉弦。

柴胡 9 g	炒黄芩 10 g	焦山栀 9 g	茵陈 25 g	垂盆草 20 g
虎杖 15 g	板蓝根 20 g	连翘 12 g	丹皮 10 g	茯苓 18 g
泽泻 10 g	佩兰 9 g	炒麦芽 10 g	六月雪 10 g	生白术 10 g
土茯苓 12 g				

7 剂,水煎服,每日 1 剂。

2018 年 7 月 13 日四诊:上方去麦芽,加丹参 12 g,7 剂。

2018 年 7 月 30 日五诊:复查 ALT103 U/L、AST76 U/L,治守上方,改茵陈 30 g, 7 剂。

2018 年 8 月 6 日六诊:上方加白茅根 18 g,7 剂。

2018 年 8 月 16 日七诊:口苦,纳食一般,时有腹胀,大便尚调,舌红苔薄脉弦。

柴胡 9 g	炒黄芩 10 g	焦山栀 9 g	茵陈 30 g	垂盆草 20 g
虎杖 15 g	板蓝根 20 g	连翘 12 g	丹皮 10 g	茯苓 18 g
泽泻 10 g	佩兰 9 g	丹参 12 g	六月雪 10 g	土茯苓 12 g
白茅根 18 g				

7 剂,水煎服,每日 1 剂。

前后就诊二十八次,复查 ALT97.2 U/L、AST72 U/L,原方继续巩固,7 剂。

按:慢性肝炎常见于乙型和丙型肝炎,病程超过 6 个月。对于各型肝炎,以清热利湿、凉血活血为法,湿热疫毒之邪重浊黏滞,缠绵难愈,湿伤气、热伤血,湿热交结,脉络必瘀,湿热入血,须凉血活血,才能清血中之热毒,化血中之瘀滞,使毒无以附,瘀无以藏。慢性肝炎,病程缠绵,临证治疗在精准辨证基础上当守法守方,坚持调治方能见效,不可见症反复即否定怀疑,改投他法。

案二　李某某,男,41 岁。2003 年 6 月 13 日初诊:乙肝,右胁胀痞,身软疲乏,腰膝酸软,纳食尚可,形瘦,夜寐不宁,舌红苔薄黄根部稍腻,脉弦数,外院查肝功能:ALT 256 U/L,小三阳。

证属湿热中阻、肝郁脾虚,治以疏肝健脾,清热利湿。

拟方如下:

| 柴胡 8 g | 炒黄芩 9 g | 茵陈 20 g | 垂盆草 25 g | 虎杖 15 g |
| 猪茯苓 (各) 10 g | 炒白术 6 g | 炒枳实 9 g | 生甘草 4 g | 绿梅花 10 g |

| 太子参9g | 佩兰9g | 法半夏6g | 丹皮参^(各)9g | 土茯苓15g |

炒二芽^(各)10g　板蓝根18g

5剂,水煎服,每日1剂。

2003年6月18日二诊:脘腹痞闷,时有恶心,身软疲乏,纳食不馨,舌红苔薄黄,脉弦细,治以疏肝健脾,清热利湿为法,治守上方,改柴胡9g、炒黄芩8g,加郁金9g、白花蛇舌草20g,去太子参、板蓝根,7剂。

2003年6月27日三诊:治守上方,改炒黄芩9g、茵陈25g、垂盆草20g、佩兰6g、土茯苓12g,去郁金,加太子参6g、桑寄生10g,7剂。

2003年7月5日四诊:右胁时隐痛胀痞,纳食渐馨,舌红苔薄黄,脉细,治以疏肝健脾,清热利湿为法。

柴胡9g	炒黄芩9g	法半夏6g	猪茯苓^(各)10g	炒白术6g
太子参9g	炒枳实9g	郁金9g	茵陈25g	垂盆草25g
虎杖15g	丹皮参^(各)10g	白花蛇舌草20g	佩兰6g	土茯苓15g
生甘草4g	炒二芽^(各)10g	板蓝根20g		

7剂,水煎服,每日1剂。

2003年7月11日五诊:症情平稳,治守上方,去猪苓、生甘草,改太子参10g、白花蛇舌草30g、佩兰8g,7剂。

2003年7月19日六诊:纳食尚可,心悸,身软疲乏,舌红苔薄黄,脉细,治以疏肝健脾,清热利湿,稍佐宁心之品。

柴胡9g	炒黄芩10g	茵陈20g	垂盆草25g	虎杖15g
土茯苓15g	丹皮参^(各)9g	法半夏6g	茯苓神^(各)10g	炒白术9g
太子参12g	板蓝根20g	炒二芽^(后入)10g	炒枣仁12g	佩兰8g
郁金9g	生甘草4g			

7剂,水煎服,每日1剂。

2003年7月26日七诊:症情平稳,治守上方,改丹皮参^(各)10g、炒白术6g、太子参10g、生甘草5g,去茯苓,加白花蛇舌草18g,7剂。

2003年8月8日八诊:症情尚稳定,治守上方,改炒黄芩9g、垂盆草20g、虎杖18g、佩兰9g、生甘草4g,去茯神、佩兰、炒枣仁、白花蛇舌草,7剂。

2003年8月25日九诊:治守上方,改太子参12g、佩兰6g、炒白术9g,加猪茯苓12g,7剂。

2003年9月4日十诊:症情渐平,唯咽痛痒,舌红苔薄黄,脉浮弦细,治以疏肝健脾,清热利湿为法。

柴胡9g	炒黄芩9g	茵陈25g	垂盆草20g	虎杖15g
土茯苓15g	佩兰9g	法半夏6g	蒲公英18g	板蓝根20g
太子参12g	猪茯苓^(各)10g	炒白术9g	生甘草4g	炒二芽^(各)10g
郁金9g	丹皮参^(各)10g			

7剂,水煎服,每日1剂。

2003年9月20日十一诊:症平,治守上方,改茵陈20 g、佩兰6 g、板蓝根30 g、郁金8 g,去蒲公英,加白花蛇舌草25 g,7剂。

2003年9月30日十二诊:夜寐不宁,余症悉平,舌红苔薄黄,脉弦细,治以疏肝健脾,清热利湿。

柴胡9 g	炒黄芩9 g	茵陈20 g	垂盆草20 g	虎杖15 g
土茯苓15 g	法半夏6 g	太子参12 g	板蓝根30 g	猪苓^(各)12 g
丹皮参^(各)10 g	白花蛇舌草20 g	郁金9 g	生甘草4 g	炒枣仁12 g
炒二芽^(各)10 g				

7剂,水煎服,每日1剂。

2003年10月22日十三诊:近日复查肝功能已正常,夜寐不宁,舌红苔薄,脉细,治以疏肝健脾,清热利湿为法,治守上方,改柴胡6 g、炒黄芩10 g、虎杖18 g,加桑寄生12 g、蚕沙^(包煎)10 g,去垂盆草,7剂。

2003年10月31日十四诊:近日胃脘胀痞,恶心,余症悉平,舌红苔薄黄,脉弦细,治以清热利湿,益气和中为法。

柴胡6 g	炒黄芩9 g	茵陈20 g	垂盆草15 g	虎杖15 g
板蓝根30 g	白花蛇舌草20 g	法半夏6 g	炒枳实9 g	茯苓10 g
佩兰8 g	太子参12 g	丹皮参^(各)10 g	桑寄生15 g	生甘草4 g
炒二芽^(各)10 g	炒枣仁12 g 7剂			

2003年11月13日十五诊:治守上方,改柴胡9 g、垂盆草18 g、丹皮参^(各)15 g,加郁金6 g,去佩兰,7剂。

2003年12月3日十六诊:劳累后身软疲乏,舌红苔薄黄,脉细,治以清热利湿,益气和中。

柴胡9 g	炒黄芩9 g	茵陈20 g	垂盆草20 g	虎杖18 g
板蓝根30 g	法半夏6 g	炒枳实9 g	茯苓10 g	太子参14 g
桑寄生15 g	丹皮参^(各)10 g	炒枣仁15 g	生甘草8 g	炒麦芽10 g

7剂,水煎服,每日1剂。

2003年12月20日十七诊:药后症情好转,治守上方,加猪苓10 g、生黄芪10 g,去太子参,7剂。

2003年12月30日十八诊:治守上方,加佩兰6 g,7剂。

按:该患者乃湿热阻滞中焦肝胆,肝失疏泄,横逆犯脾,形成肝郁脾虚之证,而见身软乏力,形瘦,右胁胀痞,舌苔黄腻,脉弦数,乃湿热之征,治以疏肝健脾,清热利湿,驱邪与扶正并进。五诊后诸症渐平,十三诊复查肝功能已正常。肝功能异常可由急慢性肝炎、胆结石、肝硬化等引起,临证当辨证论治,适当加用活血化瘀之品,促进肝细胞再生。

案三 王某某,男,37岁。2008年8月18日初诊:乙肝,黄疸,尿黄,纳食正常,舌红苔黄脉弦数,查总胆红素133.1 $\mu mol/L$、直接胆红素76.4 $\mu mol/L$、间接胆红素56.7 $\mu mol/L$、谷丙转氨酶21.0 U/L、总蛋白83.4 g/L、乙肝表面抗原阳性、AFP201.50 ng/ml。B超示肝脏大小、形体正常,表面平滑,实质回声光点增粗,未见占位性病变,脾肿大,胆囊炎。

证属湿热中阻,治以清热利湿退黄。

拟方如下:

柴胡9g	炒黄芩10g	焦山栀6g	金钱草25g	茵陈30g
垂盆草20g	虎杖18g	丹皮参⁽各⁾10g	白茅根30g	茯苓10g
泽泻10g	土茯苓15g	半边莲18g	炒二芽⁽各⁾10g	

10剂,水煎服,每日1剂。

2008年8月28日二诊:药证相适,治守上方,加六月雪10g,10剂。

2008年9月8日三诊:黄疸渐退,复查AFP102.40ng/ml、总胆红素65.8μmol/L、直接胆红素37.3μmol/L、间接胆红素28.5μmol/L、谷丙转氨酶15.0U/L、谷草转氨酶47.0U/L、谷氨酰转肽酶94.0U/L、碱性磷酸酶158.0U/L、总蛋白78.0g/L,治守上方,加炒枳壳9g,10剂。

2008年9月18日四诊:湿热内蕴黄疸,舌红苔黄,脉弦细,治以清热利湿为法。

柴胡9g	炒黄芩10g	焦山栀6g	金钱草25g	茵陈30g
垂盆草20g	虎杖15g	丹皮参⁽各⁾10g	白茅根30g	茯苓10g
泽泻12g	半边莲18g	六月雪10g	炒二芽⁽各⁾10g	炒枳壳9g 10剂

2008年9月29日五诊:症情好转,复查AFP47.37ng/ml、总胆红素48.6μmol/L、直接胆红素22.3μmol/L、间接胆红素26.3μmol/L、谷丙转氨酶27.0U/L、谷草转氨酶59.0U/L、谷氨酰转肽酶83.0U/L、碱性磷酸酶139.0U/L、总蛋白75.1g/L,治守上方,改焦山栀8g、金钱草20g、茯苓15g、泽泻10g,去炒枳壳,加生甘草4g,太子参10g,10剂。

2008年10月10日六诊:症情尚平,治守上方,去太子参,10剂。

2008年10月20日七诊:复查AFP 21.18ng/ml、总胆红素37.0μmol/L、直接胆红素13.2μmol/L、间接胆红素23.8μmol/L、谷丙转氨酶21.0U/L、总蛋白74.1g/L、总胆汁酸27.6μmol/L,治以清热利湿。

柴胡4g	炒黄芩10g	茵陈25g	金钱草18g	垂盆草18g
虎杖15g	丹皮9g	白茅根30g	六月雪10g	茯苓10g
焦山栀6g	泽泻12g	半边莲18g	土茯苓12g	

2008年10月31日八诊:胃脘隐痛痞闷,余症尚安,治守上方,去焦山栀,加制半夏5g、炒枳壳9g,10剂。

2008年11月11日九诊:复查AFP16.19ng/ml、总胆红素18.6μmol/L、直接胆红素7.8μmol/L、间接胆红素10.8μmol/L、谷丙转氨酶19.0U/L、总蛋白77.8g/L,治以清热利湿,治守上方,改土茯苓15g,加焦山栀6g,去枳壳、制半夏,10剂。

2008年11月22日十诊:症情尚安,治守上方,10剂。

2008年12月3日十一诊:治守上方,加白花蛇舌草18g,改柴胡6g,10剂。

按:茵陈、栀子、大黄、黄芩、六月雪、垂盆草清热利胆,板蓝根、虎杖、土茯苓、白花蛇舌草、半边莲清热解毒,丹皮、丹参、白茅根清热凉血活血,柴胡疏肝、引经,茯苓、炒枳壳、炒二芽、太子参益气健脾、行气运中,茯苓、泽泻利水渗湿。

案四　吴某某,男,63 岁。2018 年 12 月 3 日初诊:黄疸,溲黄,右胁隐隐不适,腰酸膝软,夜尿频,口干,舌红苔薄少津,脉细数无力。

证属肾虚湿热,治以滋阴补肾、清热利湿。

拟方如下:

苍术 6 g	炒黄柏 10 g	虎杖 15 g	金钱草 15 g	金樱子 9 g
绵萆薢 10 g	女贞子 12 g	淮山药 12 g	山萸肉 10 g	熟地 10 g
土茯苓 12 g	威灵仙 15 g	茵陈 20 g	郁金 10 g	芡实 10 g
茯苓 10 g				

5 剂,水煎服,每日 1 剂。

按:阴虚与湿热并存时,当注意清热利湿不伤阴,补肾养阴不滋腻。

二、胁痛

胁痛指一侧或两侧胁肋部疼痛,胁肋部乃少阳肝胆经循行所过之处,胁痛之病因不外虚实两端——"不通则痛""不荣则痛"。主要有情志不畅,肝气郁滞,气机郁滞则痛;跌扑损伤,瘀血停滞该处而痛;饮食不节,内生湿热,郁于肝胆,肝胆失于疏泄而痛;久病、年老,精血亏虚,肝阴不足,肝失所养,筋脉拘急而痛。总病机为肝络失和,病初在气,肝气郁滞,气机不畅,久病,气滞而血行不畅导致血瘀,气郁日久又可化热,火热伤阴,肝阴耗损,筋脉失养而发展为虚证。

案一　项某某,男,47 岁。2019 年 11 月 14 日初诊:两胁胀痛,走窜不定,时轻时重,咽异物感,咽干痛,情绪不佳,郁郁不欢,舌红苔薄,脉弦滑。

证属肝气郁结,治以疏肝理气化痰。

拟方如下:

柴胡 5 g	炒白芍 12 g	炒枳壳 9 g	法半夏 6 g	甘草 4 g
僵蚕 9 g	桔梗 9 g	金钱草 18 g	金银花 15 g	酒黄芩 9 g
木蝴蝶 9 g	生地 12 g	郁金 9 g	制厚朴 6 g	

4 剂,水煎服,每日 1 剂。

2019 年 11 月 19 日二诊:药后症情有缓解,治守上方,去僵蚕,加麦冬 12 g,4 剂。

2019 年 12 月 25 日三诊:近日因情绪不佳而出现头涨痛,右胁隐痛,咽干不适,舌红苔薄,脉弦数,治以平肝敛阳、化痰利咽为法。

白蒺藜 9 g	柴胡 4 g	炒枳壳 9 g	钩藤 12 g	瓜蒌皮 10 g
合欢皮 10 g	桔梗 9 g	金银花 12 g	酒黄芩 9 g	青皮 9 g
生白芍 10 g	生地 12 g	生龙骨^(先煎) 30 g	郁金 9 g	

5 剂,水煎服,每日 1 剂。

按:情志抑郁不乐,肝气郁结,气机不畅,络脉失和而见两胁胀痛,气滞痰阻于咽喉而见咽异物感,治以疏肝理气化痰为法,二诊症即缓。一月后因情绪不佳,本就郁结之肝气,逆而上亢,侵犯清窍而见头涨痛,故治疗在疏肝基础上加以平肝、养阴,收敛上亢之肝阳。

案二 项某某,男,51岁。2019年6月6日初诊:两胁胀痛,口苦口黏,纳食无味,腹胀,大便不爽,溲黄,舌红苔黄腻,脉弦滑数。

证属肝经湿热,治以疏肝清热、利湿运中。

拟方如下:

白豆蔻^(后入)6g	柴胡5g	炒稻芽10g	炒六神曲10g	炒枳实10g
滑石^(包煎)12g	黄连5g	佩兰9g	青皮9g	制半夏9g
制厚朴9g	茯苓10g	藿香9g		

7剂,水煎服,每日1剂。

2019年7月1日二诊:药后症缓,治守上方,去柴胡、佩兰,加薏仁米30g,7剂。

2019年7月6日三诊:诸症消,治守上方,去滑石,7剂。

按:湿热蕴结,肝胆失疏,络脉失和而胁痛,口苦口黏,腹胀,大便不爽,溲黄,苔黄腻,脉弦滑数,乃湿热之证。以柴胡、青皮、黄连疏肝清热,白豆蔻、藿香、佩兰芳香化湿,化湿清热利湿,炒稻芽、焦六曲、制半夏、茯苓健运中焦,以助湿化,炒枳实、厚朴行气通腑。

案三 汪某某,男,55岁。2019年7月19日初诊:摔倒后左胁疼痛,痛处固定不移,刺痛,夜间痛甚,舌红苔薄,脉细涩。

证属气滞血瘀,治以活血化瘀、行气通络止痛。

拟方如下:

柴胡5g	赤芍12g	川芎9g	当归10g	瓜蒌皮10g
红花6g	没药10g	三七粉^(冲)5g	丝瓜络10g	桃仁9g
延胡索10g	郁金9g	制乳香10g	制香附10g	

5剂,水煎服,每日1剂。

2019年7月24日二诊:药后痛缓,效不更方,前方继服,5剂。

按:跌扑损伤,气滞血瘀,络脉不通发为胁痛,刺痛、夜间痛甚为瘀血致痛之特点,治以行气活血化瘀通络止痛,瘀血散,络脉通则痛止。

案四 杨某某,男,58岁。2018年3月20日初诊:右胁连及胃脘隐痛,大便不畅,量少,质稀,舌淡红苔薄,脉弦细。

证属肝郁脾虚,治以疏肝健脾、行气通络。

拟方如下:

柴胡5g	炒白芍10g	炒白术9g	炒麦芽10g	炒枳实10g
川芎9g	当归9g	党参6g	焦山楂10g	青皮9g
丝瓜络10g	延胡索10g	郁金9g	茯苓10g	

5剂,水煎服,每日1剂。

按:肝气不舒,影响中焦脾升胃降功能,食物运化传导失司,故治疗既要疏肝通络,又要复中焦脾胃之气,柴胡、炒麦芽疏肝气;丝瓜络入肝经,可疏肝活血通络;延胡索入肝经,活血行气止痛;青皮疏肝破气;当归、白芍养血柔肝;川芎血中气药,可活血行气;郁金行气化瘀;党参、茯苓、炒白术、炒麦芽、焦山楂、炒枳实健运中焦,诸药共奏疏肝理气、活血通络、健运中焦之功。

三、臌胀

臌胀,指腹部胀大如鼓之症,最早在《黄帝内经》中即有记载,由各种原因导致肝、脾、肾功能失调,气血水瘀积腹内而成,病情复杂,常虚实夹杂。一般初起多实证,治以行气、利水、化积消瘀等攻法,需因人而异,忌攻伐太过,以免伤正,且要兼顾脏腑之虚;后期多虚,治以温补脾肾或滋养肝肾等补法,但忌过于温燥或滋腻,且应兼顾气、水、瘀之标实,多用先攻后补、先补后攻或攻补兼施之法。

案一　舒某某,女,62 岁。2018 年 10 月 31 日初诊:臌胀,腹大如釜,口干,肠风下血,夜不寐,关节痛,便溏,舌红苔剥脱,脉细数。

证属气阴不足,治以养阴清热、软坚健脾。

拟方如下:

太子参 15 g	麦冬 15 g	焦山楂 10 g	茵陈 20 g	半边莲 15 g
女贞子 12 g	虎杖 15 g	茯苓 18 g	生白术 10 g	钩藤 12 g
生白芍 12 g	木瓜 12 g	秦艽 10 g	地榆炭 18 g	侧柏炭 30 g
炒黄芩 8 g	大腹皮 10 g	泽泻 12 g	炙鳖甲 (先煎) 10 g	生牡蛎 (先煎) 30 g

7 剂,水煎服,每日 1 剂。

按:臌胀之证多属本虚标实,标实为主者,根据气血水的偏盛采用行气活血利水之法,同时配以疏肝健脾;本虚为主者,根据阴阳偏重,分别采取温补脾肾或滋养肝肾为法,同时配合行气利水活血。该患者以气阴不足为主,治以养阴清热、软坚健脾为法,以太子参、麦冬、女贞子、白芍养阴,茵陈、虎杖、钩藤、黄芩清热,焦山楂、茯苓、白术健脾,半边莲、大腹皮、泽泻利水,对于有形瘀积,非软坚散结之品无以散,故每多辅以炙鳖甲、生牡蛎软坚散结,对于兼症亦顾及,以木瓜、秦艽治关节痛,地榆炭、侧柏炭疗肠风下血。

案二　吕某某,女,64 岁。2019 年 8 月 20 日初诊:肝硬化,口苦,小腹胀,大便二日一行,色黑,嗳气,舌红苔薄黄腻,脉濡细。胃镜示慢性萎缩性胃炎,食管胃底静脉曲张。肠镜示直肠炎。

证属湿热内蕴,治以清热利湿。

拟方如下:

茵陈 18 g	虎杖 15 g	半边莲 15 g	茯苓 15 g	生白术 10 g
大腹皮 10 g	炒枳实 10 g	制大黄 (后入) 5 g	炒黄芩 9 g	柴胡 4 g
败酱草 18 g	木香 9 g	泽泻 12 g		

7 剂,水煎服,每日 1 剂。

按:肝硬化的发生多与湿热有关,湿热疫毒之邪,久郁于肝,湿热影响气机升降,导致血行不畅,瘀积于肝,脏腑功能失调而成"肝积"。肝硬化早期,治以清利郁积之湿热为主,辅以疏肝、行气、通腑,气机条畅利于湿热消散。

案三 吴某某,男,49 岁。2020 年 3 月 18 日初诊:肝硬化失代偿,臌胀,左胁胀,隐隐不适,便溏时作,寐易醒,舌暗红苔黄,腻脉滑。

证属湿热瘀结,治以清热利湿、活血消积。

拟方如下:

青皮 9 g	炒枳实 10 g	茯神 10 g	生白术 10 g	泽泻 12 g
佩兰 9 g	茵陈 18 g	半边莲 15 g	炙鳖甲(先煎)10 g	丹皮 10 g
丹参 15 g	炒麦芽 12 g	薏仁米 30 g	炒黄芩 8 g	

5 剂,水煎服,每日 1 剂。

按:湿热蕴结,影响气机,血行不畅,瘀积于肝,病程缠绵,瘀久,血行不畅,水聚于腹发为臌胀、腹水。肝硬化代偿期属中医"!瘕积聚",失代偿期属"臌胀"。病位在肝,与肝、脾、肾三脏有关,多由长期情志抑郁,肝气不舒,肝失疏泄及脾失健运而致痰湿水泛,日久肾脏不足,病机多为气滞血瘀痰凝。

四、胆石症

案 郑某某,男,43 岁。2018 年 8 月 20 日初诊:右胁胀痛 1 月余,右胁胀痛时作,发则疼痛难忍,舌红苔薄腻,脉弦。

证属湿热蕴结,治以疏肝清热、利胆排石。

拟方如下:

柴胡 6 g	炒黄芩 9 g	金钱草 30 g	海金沙(包煎)20 g	鸡内金 15 g
制半夏 9 g	薏仁米 30 g	木香 9 g	夏枯草 12 g	芒硝(冲服)9 g
茯苓 10 g	炒白术 9 g	白芷 6 g	炒枳实 9 g	制大黄(后入)6 g

5 剂,水煎服,每日 1 剂。

2018 年 9 月 1 日,9 月 7 日,9 月 15 日,9 月 21 日效不更方,每日 1 剂。

2018 年 10 月 11 日六诊:口干,舌红苔薄少津,脉弦细,治守上方,加麦冬 12 g,5 剂。

按:胆石症或由外邪或因七情内伤、恣食而致肝胆郁结,中焦湿热,肝失疏泄,日久胆气郁结而成石,治以疏肝清热,利胆排石为法。以柴胡、黄芩、薏仁米、夏枯草清肝经湿热;金钱草、海金沙、鸡内金、芒硝利胆排石;制半夏、茯苓健脾化痰;木香、大黄、枳实行气通腑,以促胆石排出;白芷性温,一则于诸苦寒药中起反佐作用,二则取其辛散温通之力,利于有形实邪消散。每于胆石症、乳痈等湿热蕴结所致有形实邪病证中少佐白芷之类,取其温通辛散之力,每获良效。

五、脂肪肝

脂肪肝根据临床症状表现不同,可属中医"胁痛""肝积""臌胀""积聚"等范畴,主要病机为肝郁气滞或湿热内蕴,病理状态为"聚湿成痰、痰瘀互结",与高脂血症大致相似。

　　案　张某某,女,42岁。2019年11月27日初诊:体检查B超示脂肪肝,查谷丙转氨酶121.5 U/L,谷草转氨酶74 U/L,谷氨酰转肽酶72 U/L,空腹血糖6.22 mmol/L。精神尚可,无明显不适,舌红苔薄黄腻,脉弦滑。

　　证属湿热内蕴,治以疏肝清热、化浊消瘀。

　　拟方如下:

柴胡9 g	炒黄芩10 g	茵陈30 g	垂盆草20 g	虎杖15 g
六月雪10 g	茯苓10 g	泽泻10 g	丹皮10 g	白茅根20 g
炒麦芽10 g	土茯苓12 g			

　　5剂,水煎服,每日1剂。

　　2019年12月2日二诊:治守上方,加荷叶12 g,5剂。

　　2019年12月9日三诊:治守上方,加佩兰10 g,5剂。

　　2019年12月16日四诊:治守上方,5剂。

　　按:脂肪肝属"积聚""痞证"范畴,外因多为进食膏粱厚味,生湿酿痰,内因则由肝失疏泄,脾失健运,肾失气化,水湿不能化为精微,聚而为湿为痰,瘀阻肝络,多属郁、痰、湿、瘀、虚实夹杂为病,湿热久稽,日久炼液成痰,痰浊内生,阻络,血行不畅,以致血瘀,痰瘀互为因果,相互转化,治痰勿忘化瘀。肝为刚脏,喜柔,宜疏,柔肝疏肝并用,湿热日久易伤阴,阴虚内热,养阴勿伤阴,解热毒、湿毒不可过于辛燥、苦寒。

　　附:高脂血症治疗心得

　　高脂血症是一种常见病、多发病,随着人们日常饮食结构的变化及人口老龄化,发病率呈上升趋势,是心脑血管疾病的首要危险因素。中医无高脂血症病名,但和本病相关的"脂膏""痰浊",历代医家早有论述。清代名医张志聪于《黄帝内经·素问》集注中提出:"中焦之气,蒸津液化其精微……溢于外则皮肉膏肥,余于内则膏肓丰满。"中医认为正常的脂膏源于脾胃水谷,随血运行,营养五脏六腑、四肢百骸。若禀赋不足、饮食不节、脾胃受损、情志内伤、肝胆失利、年老体弱、肾虚不足等原因而致摄食过多或转输、利用、排泄异常,使血中脂膏堆积过多,浊化而成痰浊,浸淫脉道,气血运行障碍而为瘀证。故脏腑虚损,功能失调,导致痰浊瘀内蕴为本病病理特点。

　　自拟调脂中药方治疗本病。基本方:生白术10 g、茯苓15 g、泽泻15 g、茵陈15 g、生山楂20 g、瓜蒌10 g、法半夏10 g、丹参15 g、郁金10 g、荷叶10 g。肝阳上亢者加决明子10 g、钩藤10 g;兼年老体衰、阴津亏损者加制首乌10 g、黄精10 g;伴气虚者每加党参10 g、黄芪15 g;兼湿热内蕴者加炒黄芩10 g、苍术10 g。每日1剂,水煎分2次服用。方中茯苓、白术健脾化湿,湿去则痰浊净,以绝生痰之源;瓜蒌上通胸膈之痞塞,下泻肠胃之积滞;半夏治脾湿不化,聚而生痰,二药温凉相济,能消祛痰浊;泽泻淡渗利湿,化浊降脂;荷叶芳香辟秽,升发清阳,醒脾化湿降脂;生山楂消食化脂磨积;茵陈清热利湿,利胆降脂;丹参、郁金行气活血,疏利肝胆,有助于脂质的代谢。诸药合用可以达到调节脂质代谢,荡涤痰瘀、湿浊的功效。

医论撮要：

心为君主之官,心主血脉、主神志,故心系疾病主要有心脏本身疾病,如心悸、胸痹胸痛等,以及神志方面疾病,如不寐、情志异常等。

在心血管疾病临证诊疗中,在辨证基础上配加祛风辛散之品,如桂枝、升麻、防风等,取其升阳、胜湿、散火之意,常获桴鼓之效。

在治疗心系疾病中,重视"心主神志"之功能,以辨证论治为基础,配以养心安神定志之品,如酸枣仁、茯神、龙骨、牡蛎、龟板、麦冬、远志、茯苓、黄连、竹茹等。

医案选粹：

一、不寐

不寐之因有虚有实,虚者常为心血不足、心神失养以及心胆气虚;实者多为火热,邪热扰心神,有肝郁化火、痰火扰神、阴虚火旺,临证当明辨虚实及脏腑,在辨证基础上佐以安神之品,如镇惊安神、清热安神、养血安神等。

(一)阴虚火旺

案 汪某某,女,53岁。2018年10月15日初诊:不寐数年。数年前因情绪不佳,烦躁后失眠至今,服西药安眠药维持睡眠,烘热、口干、脾气急躁、头目胀痛、胸闷喜叹,舌红苔黄少津,脉弦细数。

证属阴虚火旺,治以养阴清热、宁心安神。

拟方如下:

生珍珠母(先煎)30g	生龙骨(先煎)30g	柴胡4g	郁金9g	合欢皮10g
生地12g	麦冬15g	女贞子15g	炒白芍10g	焦山栀10g
知母10g	当归10g	硃茯神10g	柏子仁15g	夜交藤30g
炒黄柏10g	旱莲草15g	绿梅花6g		

5剂,水煎服,每日1剂。

按:患者正处于围绝经期,肝肾不足为本,又因情志不畅、肝郁化火而致不寐。烘热口干乃肝肾不足,阴阳失调,虚不敛阳,虚阳浮越,脾气急、头目涨乃肝火旺、肝阳上亢,胸闷喜叹乃肝郁不畅,故以养阴疏肝、解郁清热、宁心安神为法。以柴胡、郁金、合欢皮、绿梅花疏肝解郁,焦山栀、知柏清热,生地、麦冬、女贞子、炒白芍、旱莲草养肝肾之阴,茯神、柏子仁、夜交藤、当归养心安神助眠,龙骨、珍珠母重镇安神。

（二）肝经郁热

案一　吴某某,男,48 岁。2018 年 12 月 24 日初诊:不寐,入睡困难,思虑多,压力大,易醒,醒后难复入睡,白天觉乏力易疲劳,头晕沉,喉中痰阻感,舌红苔黄厚,脉弦数。

证属肝郁化火,治以疏肝解郁、清热化痰、宁心安神。

拟方如下:

生珍珠母(先煎)30 g	柴胡 4 g	郁金 10 g	合欢皮 10 g	茯神 10 g
法半夏 9 g	焦山栀 5 g	炒枳壳 9 g	旋覆花(包煎)9 g	生白术 10 g
当归 9 g	炒白芍 10 g	川芎 6 g	柏枣仁(各)15 g	夜交藤 30 g
桔梗 6 g	石菖蒲 9 g			

5 剂,水煎服,每日 1 剂。

按:该患者平时思虑甚多,压力大,肝气郁结,气郁痰阻,故出现睡眠问题及梅核气症状。其自认为乏力疲劳乃虚象,故常进食参、芪及枸杞等滋补之品,殊不知,首要任务应疏肝气,化痰结。故以柴胡疏肝,川芎行气,当归、白芍养肝,焦山栀清肝,珍珠母、茯神、柏枣仁、夜交藤安神,郁金、合欢皮解郁,菖蒲、枳壳、法半夏、旋覆花、白术化痰降气,桔梗一则化痰,二则载药上行。

案二　董某某,男,48 岁。2019 年 6 月 28 日初诊:夜不寐,盗汗,口干苦,舌红苔黄腻,脉滑数。

证属肝郁痰火,治以解郁清热、化痰宁心。

拟方如下:

生珍珠母(先煎)30 g	生龙骨(先煎)30 g	柴胡 4 g	焦山栀 10 g	知母 9 g
当归 10 g	苍术 6 g	柏枣仁(各)12 g	生地 12 g	麦冬 12 g
硃茯神 10 g	石菖蒲 10 g	夜交藤 30 g	浮小麦 30 g	糯稻根 30 g
郁金 9 g	合欢皮 10 g			

5 剂,水煎服,每日 1 剂。

2019 年 7 月 3 日二诊:易紧张,余症好转,盗汗止,治守上方,去麦冬、糯稻根,改知母 6 g,加生白术 10 g,5 剂。

2019 年 7 月 8 日三诊:诸症大减,舌苔白厚,治守上方,改苍术 9 g,5 剂。

2020 年 3 月 7 日初诊:去年 7 月 8 日复诊后诸症基本消除,故未再复诊,近日夜不寐,烦躁复作,舌红苔黄,脉细数。继以解郁清热、化痰宁心为法。

生珍珠母(先煎)30 g	生龙骨(先煎)30 g	柴胡 4 g	焦山栀 10 g	知母 6 g
当归 10 g	柏枣仁(各)15 g	生地 12 g	炒白芍 10 g	麦冬 12 g
硃茯神 10 g	石菖蒲 10 g	夜交藤 30 g	郁金 9 g	合欢皮 10 g
生白术 10 g				

5剂,水煎服,每日1剂。

2020年3月13日二诊:药后烦躁缓解,睡眠改善,盗汗口干,治守上方,加知母9g、浮小麦30g,7剂。

2020年3月20日三诊:盗汗大减,治守上方,加川芎6g,7剂。

按:肝气郁结,痰火扰心神而见不寐,治以解郁清热、化痰宁心为法。三诊后诸症大减,渐安,唯舌苔白厚,予加苍术燥湿化痰,症安,同年未再复诊,次年3月因睡眠不佳复来求诊,证型与之前相仿,予前方加减出入调之,三诊后症渐安。

案三 程某某,女,52岁。2019年1月15日初诊:夜不寐,入睡困难,甚则彻夜难眠,胸闷喜叹,情绪不佳,头涨,口干,舌红苔薄,脉弦数。

证属肝郁化火,治以疏肝泻火、镇心安神。

拟方如下:

生珍珠母(先煎)30g	生龙骨(先煎)30g	柴胡5g	焦山栀8g	生地12g
当归9g	炒白芍12g	川芎6g	磁茯神10g	夜交藤30g
麦冬12g	合欢皮10g	郁金9g	柏枣仁(各)15g	绿梅花9g
白蒺藜9g

7剂,水煎服,每日1剂。

按:阳入于阴方能入睡,不寐多由情志所伤、饮食不节、劳逸失调、久病体虚等引起脏腑功能紊乱,气血失和,阴阳失调,阳不入阴而发病。病有虚实,治疗以补虚泻实,调整脏腑阴阳为总则。临证中实者多为情志不畅—肝气郁结—郁而化火—火邪扰心—心神不安,喜笑无度—心神激动—神魂不安,暴受惊恐—心虚胆怯—神魂不安,五志过极—心火内炽—扰动心神,饮食不节—食滞生痰热—痰热上扰,劳倦太过—伤脾,过逸—脾虚,思虑过度—伤心脾。病后体虚,久病血虚,年迈,血少,心失所养。临证发现不寐患者中实证以肝气郁结、肝郁化火而致者为多,虚者以心血不足、心脾两虚为多见。该患者平素情志不畅,肝气郁结,近来因事愈加不顺心,肝郁化火,火邪扰心而失眠,肝火上攻而头涨痛,治疗以疏肝泻火、镇心安神为法。

(三)心脾两虚

案 桑某某,男,30岁。2019年1月15日初诊:夜寐不佳,早醒,凌晨3点左右即醒,醒后难复入睡,乏力神疲健忘,舌淡红苔薄,脉细。

证属心脾两虚,治以补益心脾、养血安神。

拟方如下:

生龙骨(先煎)30g	当归10g	炒白芍12g	川芎6g	生地12g
磁茯神10g	柏枣仁(各)15g	夜交藤30g	合欢皮10g	党参10g
炙黄芪12g	知母6g	桔梗4g

5剂,水煎服,每日1剂。

按:该患者主诉及四诊所得乏力、神疲、早醒等皆为心脾两虚,心血不足,脾气虚弱,心失所养,脾失健运,气血生化乏源之表现,治疗以补益心脾、养血安神为法。少量桔梗载药上行。

（四）肝郁脾虚

案 陈某某，男，47岁。2019年5月13日初诊：不寐，乏力易疲劳，压力大，易便溏，胸闷，舌红苔薄，脉弦细。

证属肝郁脾虚，治以疏肝解郁、健脾养心。

拟方如下：

生珍珠母^{（先煎）}30g 柴胡5g 郁金9g 合欢皮10g 当归10g
柏子仁12g 炒枣仁15g 硃茯神10g 炒白术9g 焦山楂10g
炒白芍12g 川芎6g 焦山栀6g 白蒺藜9g

7剂，水煎服，每日1剂。

按：压力大，情绪不佳，肝气郁结，肝木横逆犯脾土，影响脾之运化，脾失健运而乏力易疲劳，便溏，脾虚运化乏源，心神失养而夜寐不佳，治以疏肝解郁、健脾养心为法。

（五）心肾不交

案 方某某，女，47岁。2019年3月22日初诊：夜不寐，入睡困难，情绪不宁，月经先期，淋漓不净，腰酸，刻值经期，尚未净，舌红苔薄黄，脉细弦。

证属心肾不交，治以滋阴降火、宁心安神、调经固冲。

拟方如下：

生珍珠母^{（先煎）}30g 生龙骨^{（先煎）}30g 柴胡4g 当归10g 炒白芍12g
生地12g 熟地10g 合欢皮10g 炒枣仁15g 柏子仁12g
夜交藤30g 知母9g 山萸肉10g 女贞子15g 续断10g
茜草炭10g 侧柏炭30g 陈棕炭18g 炒黄柏6g

7剂，水煎服，每日1剂。

2019年3月29日二诊：月经今天干净，治守上方，去柴胡、陈棕炭、茜草炭，改炒黄柏9g、侧柏炭15g，加旱莲草15g，7剂。

按：肾虚于下，肾水不能上敛心阳，心肝火旺于上，热扰心神，故不寐、情绪不宁，阴虚火旺，血热妄行而致月经先期，淋漓不净，肾虚腰酸，治以滋阴降火、宁心安神、调经固冲为法。

二、心悸

心悸指心中悸动不安甚则不能自已的病症。心主神志，由于气血阴阳虚衰，心神失养或邪气阻滞，心神被扰而发病。《黄帝内经·素问》中即有关于宗气泄导致心悸及心脉痹阻不通的描述，乃因虚致悸、因实致悸之理论基础、源头。心悸的治疗亦首辨虚实，虚者补之，或补气或温阳或养血或滋阴，配以养心安神之品；实者泻之，或散寒或清热或化痰饮或消瘀，配以重镇安神之品。另外，善用祛风辛散之风药，如桂枝、防风等，此类药辛、散、走窜，可升阳，胜湿，开郁，发散，活血，疏通经络，鼓舞正气，还可发挥引经报使作用，引药入心经，助他药增效。

(一)气阴亏虚

案一 陈某,女,29岁。2018年12月24日初诊:心悸时作,盗汗,手足凉怕冷,月经量少,舌红苔薄,脉细。EKG示大致正常心电图。

证属气阴亏虚,治以益气养阴、养心安神。

拟方如下:

生黄芪18g	党参10g	茯神10g	生地12g	麦冬12g
当归9g	知母6g	炙甘草5g	桂枝3g	炒枣仁12g
五味子8g	生龙骨(先煎)30g	女贞子12g	浮小麦30g	

5剂,水煎服,每日1剂。

按:《伤寒论》中曰:"火逆下之,因烧针烦躁者,桂枝甘草龙骨牡蛎汤主之",原文中桂枝甘草龙骨牡蛎汤原是治太阳病误以灸治伤津扰神。桂枝、炙甘草辛甘发散,可发散经中火邪,且龙骨之阴须借桂、甘之清阳,飞引入经,收敛浮越之火,知母可滋阴清热,生地、麦冬、五味子、女贞子可滋阴,黄芪、党参以益气,大堆益气养阴敛汗之品佐以温阳之品,一则温通心脉,二则可使全方不至于过于滋腻壅滞。

案二 郑某某,女,52岁。2019年1月19日初诊:心悸心慌、乏力,劳则加重,口干,灼热感,舌红苔薄脉细。EKG示大致正常心电图。

证属气阴不足,治以益气养阴、养心安神。

拟方如下:

生龙骨(先煎)30g	炙黄芪15g	党参10g	麦冬12g	五味子9g
茯神10g	炙甘草5g	桔梗3g	丹参15g	炒枣仁15g
柏子仁12g	知母6g	桂枝2g		

5剂,水煎服,每日1剂。

按:张仲景之炙甘草汤乃治疗心悸之经典名方,亦是现代医家常用之化裁方,可益气养阴、养心安神。炙黄芪、党参、炙甘草益气补心脾,麦冬、五味子、知母甘润滋阴,桂枝通阳复脉,另配养心安神之茯神、柏枣仁,丹参活血,桔梗上浮载药上行,龙骨重镇安神。

(二)阴虚火旺

案 凌某某,女,73岁。2018年11月9日初诊:心悸,颧红,烘热汗出,口干,身软乏力,舌红苔光,脉细数。

证属阴虚火旺,治以滋阴降火、潜阳安神。

拟方如下:

煅龙骨(先煎)30g	生黄芪30g	太子参12g	生地12g	麦冬15g
天冬12g	知母6g	五味子6g	柏枣仁(各)12g	茯神10g
浮小麦30g	糯稻根30g	焦山楂10g		

5剂,水煎服,每日1剂。

2018年11月14日二诊:药证相适,治守上方,改生黄芪18g、五味子9g、知母9g,加炙甘草4g、桂枝1g,5剂。

2018 年 11 月 19 日三诊:症情好转,治守上方,去糯稻根,5 剂。

2018 年 11 月 24 日四诊:心悸大减,烘热汗出大减,觉乏力,舌红苔光,脉细数。

煅龙骨(先煎)30 g	生黄芪 18 g	丹参 12 g	生地 12 g	麦冬 15 g
天冬 12 g	知母 9 g	五味子 9 g	柏枣仁(各)12 g	茯神 10 g
浮小麦 30 g	糯稻根 30 g	焦山楂 10 g	炙甘草 4 g	桂枝 1 g
生晒参(另煎)6 g				

5 剂,水煎服,每日 1 剂。

2018 年 11 月 29 日五诊:治守上方,改知母 6 g、炙甘草 6 g、糯稻根 20 g,5 剂。

2018 年 12 月 4 日六诊:烘热汗出,治守上方,改知母 9 g,去生晒参、丹参,加太子参 12 g、煅牡蛎(先煎)30 g、女贞子 15 g,5 剂。

2018 年 12 月 8 日七诊:治守上方,改五味子 6 g,5 剂。

2018 年 12 月 14 日八诊:诸症均有改善,舌苔渐生。

煅龙骨(先煎)30 g	煅牡蛎(先煎)30 g	女贞子 15 g	生黄芪 15 g	太子参 15 g
生地 12 g	麦冬 15 g	天冬 12 g	知母 9 g	五味子 6 g
柏枣仁(各)12 g	茯神 10 g	浮小麦 30 g	焦山楂 10 g	炙甘草 6 g
桂枝 1 g				

5 剂,水煎服,每日 1 剂。

2018 年 12 月 19 日九诊:药证相适,治守上方,加怀牛膝 10 g,5 剂。

2018 年 12 月 24 日十诊:症情好转,治守上方,加玄参 12 g,5 剂。

2018 年 12 月 28 日十一诊:心悸,烘热汗出,口干颧红较前好转,舌苔渐复。

煅龙骨(先煎)30 g	煅牡蛎(先煎)30 g	女贞子 15 g	生黄芪 15 g	太子参 15 g
生地 12 g	麦冬 15 g	天冬 12 g	知母 9 g	五味子 6 g
柏枣仁(各)12 g	茯神 10 g	浮小麦 30 g	焦山楂 10 g	炙甘草 4 g
桂枝 1 g	怀牛膝 10 g	玄参 12 g		

5 剂,水煎服,每日 1 剂。

2019 年 1 月 2 日十二诊:症情好转,治守上方,改玄参 15 g,5 剂。

2019 年 1 月 7 日十三诊:症情渐安,舌苔渐复,治守上方,改生黄芪 10 g,5 剂。

按:心悸或因于外感或因于内伤,所致不外虚实二端,虚者乃气血阴阳亏虚,心失所养而心悸,实者乃痰饮瘀血等有形实邪阻滞心脉不畅而心悸。该患者乃阴虚火旺,肾水亏虚,水不济火,心火相对偏亢而心神不宁。阴虚火旺,虚火内蒸而烘热汗出,阴液亏虚不能上润而口干,舌红苔光脉细数乃阴虚之象,身软乏力系阴虚久则累及气虚,治疗以滋阴益气养血安神为法,以天王补心丹为主加减化裁。该例辨证不难,治法、用方明确,效不更方,当守方,前后近 2 月舌苔渐复,气阴渐充,诸症渐安。

(三)心阳不振

案一 朱某某,男,64 岁。2019 年 3 月 25 日初诊:心慌,入睡困难,胸闷背胀,乏力,舌红苔薄,脉细。

证属心气不足,治以益气温阳养心。

拟方如下：

生龙骨^(先煎)30 g   党参 10 g   炙黄芪 18 g   五味子 9 g   茯神 10 g

炙甘草 6 g   麦冬 12 g   郁金 9 g   合欢皮 10 g   薤白 6 g

桂枝 2 g   瓜蒌皮 12 g   炒枣仁 12 g

5 剂,水煎服,每日 1 剂。

按:久病体弱,心气不足,心神失养则心慌,入睡困难,胸中宗气不足,运转无力而胸闷,背胀。

案二 王某某,女,60 岁。2019 年 8 月 24 日初诊:冠心病,心悸,胸闷,怕冷,乏力,腰膝酸软,舌淡红苔薄白,脉沉。

证属心阳不振,治以温补心阳。

拟方如下:

制附子^(先煎)5 g   桂枝 9 g   炙黄芪 18 g   党参 10 g   炙甘草 5 g

茯神 10 g   五味子 6 g   麦冬 12 g   薤白 9 g   丹参 15 g

巴戟天 10 g   炒枣仁 12 g

5 剂,水煎服,每日 1 剂。

2019 年 8 月 29 日二诊:药后症情好转,心悸胸闷已消,盗汗时作,治守上方,去巴戟,加煅龙骨^(先煎)30 g、浮小麦 30 g,改炙甘草 6 g、五味子 9 g,5 剂。

2019 年 9 月 3 日三诊:治守上方,去麦冬,5 剂。

2019 年 9 月 8 日四诊:心悸、胸闷大减,后背发热,舌淡红苔薄白,脉沉细。

制附子^(先煎)5 g   桂枝 9 g   炙黄芪 18 g   党参 10 g   炙甘草 6 g

茯神 10 g   五味子 9 g   麦冬 12 g   薤白 9 g   丹参 15 g

煅龙骨^(先煎)30 g   浮小麦 30 g   炒枣仁 12 g

5 剂,水煎服,每日 1 剂。

2019 年 9 月 13 日五诊:症情好转,治守上方,加陈皮 6 g,5 剂。

2019 年 9 月 18 日六诊:治守上方,改制附子^(先煎)6 g,加郁金 10 g,5 剂。

2019 年 9 月 23 日七诊:汗出后症状反复,治守上方,改炙黄芪 20 g,5 剂。

2020 年 2 月 25 日初诊:冠心病,近日症状反复,心悸,自汗,口干,怕冷,舌红苔薄,脉细数,治以益气养阴宁心。

煅龙骨^(先煎)30 g   生黄芪 18 g   太子参 12 g   五味子 9 g   炙甘草 5 g

茯神 10 g   浮小麦 30 g   麦冬 12 g   炒枣仁 12 g   桂枝 3 g

6 剂,水煎服,每日 1 剂。

2020 年 3 月 2 日二诊:心悸好转,夜寐汗出,口中甜,舌红苔剥脱,脉细数,治守上方,去桂枝,改太子参 15 g、麦冬 15 g,加知母 9 g、女贞子 15 g、糯稻根 30 g、生地 12 g、煅牡蛎^(先煎)30 g,5 剂。

2020 年 3 月 6 日三诊:症情好转,治守上方,加旱莲草 15 g,5 剂。

按:阳虚寒盛,寒凝心脉,心脉痹阻而发心悸,治以温阳散寒、益气养心。制附子,辛、甘、大热,归心、肾、脾经,可补火助阳,回阳救逆,以其为君,散心之寒邪,配以桂枝、薤白通阳,炙甘草、炙黄芪、党参益气,共奏散寒益气通阳之效。寒凝血瘀,辅以丹参、郁金等活血化瘀,五味子、麦冬养阴,合党参共奏益气养阴之效,以防辛温发散太过伤阴。前后复诊数次,诸症大减后当年未再复诊,次年2月心悸复作而来求诊,经四诊辨证,与前一年证型不同,属气阴亏虚,治以益气养阴、宁心安神为法。

案三 钱某某,女,78岁。2012年10月18日初诊:心悸、胸闷2天,患者前一晚觉心悸、胸闷,恶心,头昏痛,舌红苔薄,脉数弦细,查心电图示心房扑动(2:1下传),ST异常,心率148次/分。

证属心气不足,治以补益心气、温通心阳。

拟方如下:

生龙牡(各,先)20g　党参9g　　炙黄芪12g　茯苓神(各)10g　桂枝3g
炙甘草4g　　柏枣仁(各)15g　五味子9g　当归10g　　炒白芍10g
丹参12g　　炒二芽(各)10g

4剂,水煎服,每日1剂。

2012年10月22日二诊:药后心悸已宁,心率73次/分,治守上方,去炒白芍,加炒黄芩9g、姜半夏5g、炒枳壳9g,4剂。

按:心主阳气,心脏赖阳气维持其生理功能,鼓动血液运行,以资助脾胃的运化及肾脏的温煦。本案由心气不足,不能鼓动血脉正常运行,心失所养,加之心阳不足,气化不利,水液停于心下而致心悸胸闷,故治疗以补益心气、温通心阳为法,药证相合,故获佳效。

(四)心虚胆怯

案 王某,女,21岁。2019年12月17日初诊:心悸,胆怯,易紧张,乏力,夜寐多梦,舌红苔薄,脉细弦。

证属心虚胆怯,治以镇惊定志、养心安神。

拟方如下:

生龙骨(先煎)30g　　生珍珠母(先煎)30g　柴胡4g　　郁金9g　　合欢皮10g
生地12g　　当归10g　　川芎6g　　炒白芍10g　绿梅花6g
党参10g　　硃茯神10g　　柏枣仁(各)12g　石菖蒲9g　炙远志10g
焦山栀6g

5剂,水煎服,每日1剂。

2019年12月23日二诊:心悸,烦躁,腹胀,症稍有改善,治守上方,加五味子6g、琥珀末(冲服)3g,5剂。

2019年12月27日三诊:心悸、胆怯、烦躁等有所缓解,大便干结,舌红苔薄黄,脉细弦数。

生龙骨(先煎)30g　　生珍珠母(先煎)30g　柴胡4g　　郁金9g　　合欢皮10g
生地12g　　当归10g　　川芎6g　　炒白芍10g　绿梅花6g

| 党参10g | 硃茯神10g | 柏枣仁^(各)12g | 石菖蒲9g | 炙远志10g |
| 焦山栀6g | 五味子6g | 琥珀末^(冲服)3g | 胆南星9g | 制大黄^(后入)9g |

5剂,水煎服,每日1剂。

2020年1月2日四诊:心悸,健忘,头涨痛,治守上方,加炙甘草5g,改五味子9g,5剂。

2020年1月7日五诊:治守上方,去炙甘草,改党参6g、绿梅花9g,6剂。

2020年1月13日六诊:睡眠改善,时有心悸,治守上方,去党参,改绿梅花6g,加淡竹茹9g,5剂。

按:心气不足,心神浮越,故心悸,寐而多梦,胆气虚怯而见胆怯易紧张,情志内伤,气血亏损,心胆俱虚,更易惊悸,治以镇惊定志,养心安神。

(五)心脾两虚

案 叶某某,男,52岁。2020年2月4日初诊:心悸,乏力,胸闷气短,夜寐泛清水,舌淡红苔薄白,脉细。

证属心脾两虚,治以益气宁心和中。

拟方如下:

| 炙黄芪20g | 党参10g | 茯神10g | 炙甘草5g | 制半夏6g |
| 五味子8g | 陈皮9g | 桂枝3g | 炒枳壳6g | 炒枣仁12g |

5剂,水煎服,每日1剂。

2020年2月7日二诊:心慌,乏力,盗汗,治守上方,去枳壳,加炒谷芽10g、炒白术9g、浮小麦30g,5剂。

按:思虑过度,耗伤心血,脾虚生化乏源,心失所养,心神不宁而见心悸,心气不足,胸中宗气运转不利而胸闷气短,脾虚运化乏力,水湿易停而见口中涎多,便溏等,治以益气养心和中为法。

三、胸痹心痛

《灵枢·五邪》中曰:"邪在心,则病心痛",主要病机为心脉痹阻。该病老年患者居多,年老,脏腑功能下降,血行不畅,易形成气滞、痰浊、血瘀,痹阻心脉发为心痛。多虚实夹杂,虚者多为心阳虚、心气虚、气阴两虚,实者有郁热、寒凝、痰浊、血瘀。治疗则辨证分治,补虚泻实,灵活运用通阳宣痹之法。

(一)心胸热结

案 章某,男,57岁。2001年9月13日初诊:心前区灼痛3月余。3个月前患者突发心前区灼痛,在外院拟"冠心病"住院治疗,给予"鲁南欣康(单硝酸异山梨酯)""消心痛(硝酸异山梨酯)"等中西药物治疗,症状未缓解,遂前来求诊。刻下:心前区灼痛,每因情绪不佳而诱发或加重,胸闷气粗,烦躁易怒,面红,痰稠,夜寐不宁,口干欲饮,便结溲赤,舌尖红赤苔黄燥,脉滑数。心电图检查示ST段下移,T波倒置。

证属心胸热结,治以清散郁火、散结活血。

拟方如下:

焦山栀 10 g	黄连 9 g	淡竹叶 10 g	生大黄 (后入) 9 g	炒枳实 10 g
法半夏 6 g	丹参 18 g	瓜蒌皮 12 g	郁金 10 g	羌活 5 g
升麻 3 g	防风 5 g			

5 剂,水煎服,每日 1 剂。

2001 年 9 月 19 日二诊:药后心前区灼痛明显减轻,夜已能寐,大便亦通,上方去大黄,加生地 12 g,5 剂。

后以上方加减调治 20 余剂,心前区灼痛未再发作,其他诸症亦消失,复查心电图示正常心电图。

按:患者系心胸郁热炽盛,热与血结而成瘀;热灼津液而为痰,闭阻心脉而发心痛。正如清代陈士铎《辨证录·心痛门》中云:"夫其心痛原有二证,一寒邪犯心,一火邪犯心也"。遵"火郁发之"之意,用羌活、升麻、防风升散郁火;焦山栀、黄连、淡竹叶、大黄清热泻火,通热结,二者一泻一散,升降相通,以清散郁热;半夏、瓜蒌、枳实辛开散结,消痰宽胸;郁金、丹参活血通络。

(二)气阴不足

案　马某某,男,78 岁。2020 年 5 月 4 日初诊:冠心病支架植入术后,心前区隐痛,胸闷背胀,气短,口干,胃脘嘈杂,手麻,舌红苔薄少津,脉细。

证属气阴不足,治以益气养阴、活血通络。

拟方如下:

制半夏 9 g	炒枳实 10 g	瓜蒌皮 12 g	薤白 9 g	丹参 15 g
茯苓 10 g	桂枝 3 g	瓦楞子 (先煎) 20 g	郁金 9 g	太子参 12 g
川芎 9 g	赤芍 12 g	生龙骨 (先煎) 30 g	五灵脂 9 g	

5 剂,水煎服,每日 1 剂。

2020 年 5 月 8 日二诊:症情好转,治守上方,加威灵仙 12 g、豨莶草 12 g,5 剂。

2020 年 5 月 13 日三诊:胸痛背胀缓,治守上方,加地龙 10 g,5 剂。

2020 年 5 月 20 日四诊:胸前闷痛缓解,近日盗汗,右上肢麻,舌红苔薄,脉细。

制半夏 9 g	炒枳实 10 g	瓜蒌皮 12 g	丹参 15 g	五味子 6 g
茯苓 10 g	桂枝 2 g	瓦楞子 (先煎) 20 g	郁金 9 g	太子参 12 g
赤芍 12 g	威灵仙 12 g	煅龙骨 (先煎) 30 g	浮小麦 30 g	生地 12 g
知母 9 g	生黄芪 15 g			

5 剂,水煎服,每日 1 剂。

按:冠心病属中医"胸痹心痛"范畴,常见寒凝、郁热、痰浊、瘀血、心气不足,临床常虚实夹杂,中老年肺腑功能渐衰,脾肾损伤或七情内伤致气滞血瘀,痰浊内生致脉络不通,不通则痛,以脏器亏虚(心气虚为主)为本,心气虚致心阳不足,阳气亏损,鼓动无力,气血痹阻,心失所养而见心前区隐痛。该患者气阴不足,气虚鼓动无力,气血不畅,痹阻心脉而见心痛,阴虚濡润不足而见舌苔少津,口干,胃脘嘈杂,盗汗。治以太子参、黄芪、五味子、生地、知母益气养阴,桂枝、薤白、瓜蒌皮、枳实、半夏辛开温阳化痰宽胸,赤芍、五灵脂、郁金、丹参活血化瘀通心脉,瓦楞子抑酸,浮小麦、煅龙骨止汗,威灵仙、地龙、豨莶草通络疗兼症。

四、眩晕

眩晕一病,多本虚标实,虚者为气血亏虚、阴精不足,实者有痰浊蒙窍、火热上炎、瘀血阻窍。《黄帝内经》中云:"诸风掉眩,皆属于肝",眩晕与肝关系密切,"无风不作眩",常于辨证论治基础上佐以平肝熄风之品,如天麻、钩藤等。

(一)气血不足

案 罗某某,女,49 岁。2018 年 10 月 11 日初诊:头晕沉,乏力易疲劳,心悸时作,颈项胀痛,夜寐不安,多梦,舌淡红苔薄白,脉细弱。

证属气血不足,治以补益气血。

拟方如下:

太子参 12 g	陈皮 9 g	茯神 10 g	天麻 10 g	生白芍 12 g
怀牛膝 10 g	生龙骨(先煎) 30 g	白蒺藜 9 g	生地 10 g	炙黄芪 15 g
当归 10 g	川芎 9 g	葛根 12 g	羌活 4 g	炒谷芽 10 g
炒枣仁 12 g				

5 剂,水煎服,每日 1 剂。

按:患者头晕、乏力、心悸、寐不安均为气血不足,清窍以及心神不得濡养所致,故治以补益气血为主,用药以太子参、茯神、生白芍、生地、炙黄芪、当归为主,天麻、怀牛膝、生龙骨、白蒺藜平肝潜阳,陈皮、谷芽畅运中焦,健运气血生化之源,川芎、葛根、羌活祛风通络祛湿以缓解颈项胀痛,枣仁安神。治疗该病应抓住病因病机,专攻主要矛盾,同时不忘兼顾其他病症而获全效。

(二)肾精不足

案 叶某某,女,55 岁。2019 年 4 月 16 日初诊:头晕、口苦、目涨,腰酸,咳则小便自遗,舌红有裂纹苔薄,脉细。

证属肾精不足,治以补肾填精益髓。

拟方如下:

生龙牡(各、先) 30 g	生地 12 g	炒白芍 12 g	女贞子 15 g	枸杞子 15 g
山萸肉 10 g	山药 12 g	麦冬 12 g	金樱子 9 g	炒黄柏 9 g
钩藤 12 g	天麻 9 g	夏枯草 12 g	怀牛膝 9 g	

5 剂,水煎服,每日 1 剂。

2019 年 4 月 22 日二诊:症情好转,治守上方,改麦冬 15 g,加玄参 15 g、知母 10 g、炙黄芪 15 g,去牛膝,5 剂。

按:头晕佐以腰酸,咳则小便自遗,且患者年逾五旬,肝肾渐亏,故属肾精不足之眩晕,肾主藏精,精生髓,脑为髓海,肾精不足,髓海空虚,发为头晕。治以补肾填精益髓为法,阴精不足,虚阳易亢,佐以清热之品。

(三)阴虚阳亢

案一 邱某某,女,54 岁。2019 年 1 月 2 日初诊:头晕,步履欠稳,烘热,夜寐不佳,入睡困难,舌暗红苔薄,脉弦细。

证属阴虚阳亢,治以滋阴潜阳、镇肝熄风。

拟方如下:

生龙牡^(各,先)30 g	钩藤 12 g	天麻 10 g	夏枯草 12 g	生地 12 g
生白芍 12 g	磁茯神 10 g	知柏^(各)10 g	麦冬 12 g	女贞子 15 g
柏子仁 12 g	白蒺藜 9 g	川牛膝 10 g		

5 剂,水煎服,每日 1 剂。

2019 年 1 月 4 日二诊:伴心悸,治守上方,加五味子 6 g、炒枣仁 12 g,5 剂。

2019 年 1 月 12 日三诊:诸症好转,治守上方,改麦冬 15 g,5 剂。

按:眩晕证型常见有气血亏虚、风(虚风、实风)、火(肝火上炎)、瘀阻脑络、痰浊上蒙。经临床观察,本地患者肝阳上亢、阴虚于下者占大半,究其原因,与地理环境、居民体质有关,阴虚者较多,阴虚不敛阳,易致阳亢于上而发眩晕。治以滋养肝肾、平肝潜阳为法。

案二 江某某,男,53 岁。2020 年 4 月 2 日初诊:头晕 1 年余,1 年前牙痛后出现头目眩晕,发则恶心欲呕,持续约 1 小时缓解,耳鸣耳闭,舌红苔黄,脉弦细数。

证属肾虚肝旺,治以滋肾平肝。

拟方如下:

煅磁石^(先煎)30 g	生龙牡^(各,先)30 g	钩藤 12 g	天麻 10 g	泽泻 12 g
夏枯草 15 g	僵蚕 9 g	生地 12 g	生白芍 12 g	炒枳壳 9 g
炒黄芩 10 g	怀牛膝 15 g	女贞子 15 g	白蒺藜 9 g	苍耳子 5 g
石菖蒲 9 g	丹参 15 g	焦六曲 10 g		

7 剂,水煎服,每日 1 剂。

按:肾阴亏于下,肝阳亢于上,实火虚火夹杂,上犯清窍而见头晕目眩,闭阻耳窍,而见耳鸣耳闭,发则恶心欲呕提示痰浊内阻,治以滋肾平肝为法。煅磁石、生龙牡、钩藤、天麻、白蒺藜平肝潜阳,夏枯草、炒黄芩、僵蚕清热,怀牛膝补肝肾、强筋骨、引火下行,生地、生白芍、女贞子滋肾,苍耳子、石菖蒲、泽泻化痰开窍,焦六曲、炒枳壳运中,丹参活血通窍。

案三 项某某,女,29 岁。2019 年 4 月 22 日初诊:头晕,夜寐多梦,脾气急躁,乏力易疲劳,二便尚调,月经量少,舌红苔薄脉,弦细数。

证属血虚肝旺,治以益气养血、柔肝熄风。

拟方如下:

生龙骨^(先煎)30 g	钩藤 12 g	白蒺藜 9 g	当归 10 g	生地 12 g
炒白芍 12 g	川芎 6 g	茯神 10 g	炒枣仁 15 g	柏子仁 12 g
党参 10 g	焦山栀 6 g	合欢皮 10 g		

5 剂,水煎服,每日 1 剂。

按:血虚生风,虚风上扰清窍,发为头晕,心神失养而寐不宁,多梦,血虚失养而易疲劳,肝体失养,失于条达而脾气急躁。治以益气养血,柔肝熄风为法,以当归饮子为主方加减化裁。

(四)肝火上炎

案 盛某某,女,34岁。2019年1月2日初诊:头晕胀,恶心欲呕,视物模糊,两胁胀痛,思虑多,情绪不佳,乳房胀痛,腰酸,月经量少,舌暗苔黄白,脉弦数。

证属肝火上炎,治以清肝潜阳。

拟方如下:

代赭石(先煎)20g	生龙牡(各、先)30g	钩藤12g	天麻10g	青皮9g
制半夏9g	炒枳壳9g	茯苓10g	炒黄芩10g	白蒺藜9g
生地12g	生白芍12g	怀牛膝10g	夏枯草15g	炒麦芽10g

7剂,水煎服,每日1剂。

按:该患者素爱思虑,因体检发现胆红素略高,遂以为肝功能不正常,上网查询得知肝功能不好之人会恶心呕吐、两胁胀痛,遂出现恶心欲呕,两胁胀痛,情绪不佳,经辨证肝气不畅,郁久化火,肝火上炎。治疗以清肝潜阳为法,予代赭石、龙牡、钩藤、天麻平肝潜阳;白蒺藜入肝经,最擅止肝经头痛;半夏、黄芩、枳壳、茯苓畅中焦,止呕吐;麦芽既可疏肝又可健脾消食,白芍养肝阴;夏枯草清热;青皮行肝气;生地养阴清热;牛膝引火下行。全方有疏有清,有滋有运,共奏平肝潜阳、疏肝清热之功。

(五)肝风痰浊

案一 吴某某,男,42岁。2019年4月18日初诊:梅尼埃病,阵发性眩晕,甚则伴恶心呕吐,听力下降,舌红苔白,脉弦滑。

证属肝风痰浊,治以熄风化痰。

拟方如下:

代赭石(先煎)30g	生龙牡(各、先)30g	钩藤12g	天麻10g	夏枯草15g
生地12g	生白芍12g	怀牛膝10g	泽泻15g	赤茯苓12g
僵蚕9g	炒黄芩9g	制半夏6g	炒枳壳9g	

5剂,水煎服,每日1剂。

2019年4月29日二诊:药证相适,恶心呕吐减轻,治守上方,去半夏、枳壳、赤茯苓,加白蒺藜9g、女贞子12g,5剂。

2019年5月6日三诊:头晕减轻,治守上方,去代赭石、黄芩,加煅磁石(先煎)30g、茯苓10g、山萸肉10g,5剂。

2019年5月14日四诊:头晕缓解,时有恶心,舌红苔白脉弦滑。

生龙牡(各、先)30g	煅磁石(先煎)30g	钩藤12g	天麻10g	夏枯草15g
生地12g	生白芍12g	怀牛膝10g	泽泻15g	茯苓10g
僵蚕9g	炒黄芩9g	白蒺藜9g	女贞子12g	炒黄芩6g

5剂,水煎服,每日1剂。

2019年5月21日五诊:大便日二行,不成形,治守上方,去女贞子,加生白术10g、焦山楂 10 g,5 剂。

2019 年 5 月 24 日六诊:大便已成形,治守上方,去白术,加山萸肉 10 g,5 剂。

2019 年 5 月 31 日七诊:腰酸,治守上方,加桑寄生 15 g,5 剂。

2019 年 6 月 6 日八诊:头晕、恶心、腰酸等均有缓解,舌红苔白,脉弦滑。

生龙牡^(各,先)30 g	煅磁石^(先煎)30 g	钩藤 12 g	天麻 10 g	夏枯草 15 g
生地 12 g	生白芍 12 g	怀牛膝 10 g	泽泻 15 g	焦山楂 10 g
僵蚕 9 g	炒黄芩 9 g	白蒺藜 9 g	枸杞子 12 g	炒黄芩 6 g

5 剂,水煎服,每日 1 剂。

2019 年 6 月 11 日九诊:时有恶心,治守上方,去磁石、焦山楂,加代赭石^(先煎)30 g、制半夏 9 g、陈皮 9 g,5 剂。

2019 年 6 月 18 日十诊:治守上方,去枸杞子,改炒黄芩 6 g,加茯苓 12 g、党参 10 g,5 剂。

2019 年 6 月 22 日十一诊:头晕、恶心时作,舌红苔白,脉弦滑。

生龙牡^(各,先)30 g	煅磁石^(先煎)30 g	代赭石^(先煎)30 g	钩藤 12 g	天麻 10 g
生地 12 g	生白芍 12 g	怀牛膝 10 g	泽泻 15 g	夏枯草 15 g
僵蚕 9 g	白蒺藜 9 g	枸杞子 12 g	焦山楂 10 g	山萸肉 9 g
炒枳壳 6 g	炒黄芩 6 g	制半夏 9 g	茯苓 12 g	党参 10 g

5 剂,水煎服,每日 1 剂。

2019 年 6 月 28 日十二诊:症情好转,治守上方,去党参,加枸杞子 15 g,5 剂。

2019 年 7 月 3 日十三诊:治守上方,改制半夏 6 g,5 剂。

2019 年 7 月 8 日十四诊:诸症安,头晕止,耳鸣,舌红苔白,脉弦滑。

生龙牡^(各,先)30 g	煅磁石^(先煎)30 g	代赭石^(先煎)30 g	钩藤 12 g	天麻 10 g
生地 12 g	生白芍 12 g	怀牛膝 10 g	泽泻 15 g	僵蚕 9 g
白蒺藜 9 g	枸杞子 12 g	焦山楂 10 g	五味子 8 g	丹参 15 g
山萸肉 9 g	炒枳壳 6 g	炒黄芩 6 g	制半夏 6 g	茯苓 12 g
枸杞子 15 g				

5 剂,水煎服,每日 1 剂。

按:"诸风掉眩皆属于肝",即使责任主脏不在肝,亦与肝有关,眩晕可由风、痰、湿、虚引起,无风不作眩、无痰不作眩、无虚不作眩。痰阻中焦、清阳不升致头晕头重,浊阻不降致恶心欲呕,治以熄风化痰浊为法,以半夏白术天麻汤为主方。

案二 洪某某,女,56 岁。2019 年 6 月 4 日初诊:头晕、恶心欲呕、嗳气、步履欠稳、头涨、舌红边有齿痕苔白,脉滑。

证属肝风痰浊,治以平肝熄风、和中化痰。

拟方如下:

| 生龙牡^(各,先)30 g | 钩藤 12 g | 天麻 10 g | 夏枯草 15 g | 白蒺藜 9 g |
| 生地 12 g | 生白芍 12 g | 制半夏 6 g | 泽泻 12 g | 炒枳壳 9 g |

怀牛膝 10 g   炒黄芩 6 g   茯神 10 g

5 剂,水煎服,每日 1 剂。

按:脾失健运,聚湿成痰,痰浊中阻,清阳不升,浊阴不降而头昏涨,步履欠稳,痰浊中阻,气机不利,则恶心欲呕、嗳气,舌边有齿痕苔白脉滑为痰湿之象,治以平肝熄风、和中化痰为法。

五、癫狂郁

心主神志,肝主疏泄,可调畅情志。情志异常之疾与心、肝关系密切,多因于痰、火、瘀、郁,临床治疗多从痰、火、瘀、气论治。癫狂为临床常见情志异常疾病。癫病以精神抑郁,表情淡漠,语无伦次,静而多喜为特点;狂病以精神亢奋,狂躁不安,动而多怒为特点。二者表现侧重有所不同,但临床不能截然分开,因可相互转化,故常并称为癫狂。该病初起多气郁、痰火、血瘀,久则心脾亏虚,临证依据辨证而施治,并伍以益智、开窍、醒脑、镇心安神之品。郁病是临床常见、发病率逐年上升的情志异常疾病,气机郁滞是其基本病机,治疗以疏肝理气、调畅气机为基本原则,临证根据情况配以清热、活血、化痰、消食等法。用药谨遵叶天士之"不重在攻补,而在乎用苦泄而不损胃,用辛理气而不破气,用滑润濡燥而不滋腻气机,用宜通而不揠苗助长",注意疏肝理气而不过于疏散耗气,养阴清热而不过于滋腻碍胃。

(一)癫狂

案一 曹某某,男,21 岁。2006 年 1 月 23 日初诊:情绪郁闷,烦躁,头昏涨痛,夜寐不宁,口干欲饮,舌红苔薄黄,脉弦细滑略数。

证属肝郁痰火扰心,治以解郁清热、涤痰宁心。

拟方如下:

生珍珠母(先煎)30 g 生龙牡(各,先)30 g 钩藤 12 g   柴胡 3 g   淡竹茹 9 g
川连 5 g   麦冬 15 g   胆南星 9 g   炒枳实 9 g   茯苓 10 g
郁金 9 g   炒白芍 12 g   生地 12 g   生甘草 4 g   炒枣仁 15 g
夏枯草 15 g   天麻 6 g   丹参 12 g

5 剂,水煎服,每日 1 剂。

2006 年 1 月 28 日二诊:药后症情好转,治守上方,改麦冬 12 g,加天冬 12 g、"茯神 10 g、炙远志 10 g,去茯苓、天麻,8 剂。

2006 年 2 月 5 日三诊:经治好转,治守解郁宁心,清热化痰之法。

生珍珠母(先煎)30 g 柴胡 5 g   法半夏 9 g   郁金 9 g   陈皮 9 g
炒枳实 9 g   胆南星 9 g   钩藤 12 g   茯苓神(各)10 g 川连 5 g
淡竹茹 9 g   石菖蒲 9 g   炙远志 10 g 炒白芍 12 g   麦冬 12 g
生甘草 4 g   夏枯草 12 g

7 剂,水煎服,每日 1 剂。

2006 年 2 月 13 日四诊:药后症情大减,治守上方,去茯苓神,加"茯神 10 g、合欢皮 10 g,5 剂。

2006年2月18日五诊:症情渐愈,治守上方,改夏枯草15g,5剂。

2006年2月23日六诊:治守解郁宁心,清热化痰,治守上方,改法半夏6g、钩藤10g、川连4g、夏枯草12g,去麦冬,5剂。

2006年2月28日七诊:症情悉平,治守上方,去法半夏,5剂。

按:气郁痰结,郁而化火,痰火扰神发为诸症,治以解郁清热,涤痰宁心。火热易伤阴,少佐养阴清热之品,一防火热伤阴,二则养肝阴以敛肝阳,但要注意养阴不滋腻,以免生湿聚痰,阻碍气机。石菖蒲与炙远志二药同入心经,前者偏于辛散、化痰湿,后者偏于苦降上逆之痰滞,二药常配伍合用,使气顺而壅自开,痰浊消散,清窍可复清明。

案二　张某某,男,31岁。2019年2月13日初诊:不寐,靠"艾司唑仑"维持睡眠,压力大,焦虑多疑,烦躁,坐立不安,口苦,夜间烘热汗出,二便不畅,神态恍惚,不能胜任工作,已辞职,舌尖红苔薄,脉滑数。目前口服抗焦虑、抗精神分裂西药。

证属肝郁化火,治以疏肝解郁、清热宁心。

拟方如下:

生珍珠母(先煎)30g	柴胡4g	郁金9g	焦山栀10g	硃茯神10g
生地12g	麦冬15g	知母10g	炒白芍12g	柏枣仁(各)15g
百合12g	夜交藤30g	石菖蒲6g	淡竹茹9g	白蒺藜9g

5剂,水煎服,每日1剂。

2019年2月19日二诊:大便次数多,治守上方,改知母6g,加焦山楂10g、合欢皮10g,5剂。

2019年2月26日三诊:情绪不佳,头涨大减,治守上方,去百合、白蒺藜,加川芎6g,20剂。

2019年3月21日四诊:睡眠改善,西药量渐减,准备外出工作,情绪时有低落,大便日二行,治守上方,加生白术8g,去川芎,7剂。

按:焦虑、抑郁、精神分裂等精神方面疾病多与素体气血亏虚,情志内伤,肝失调达,气机不调,升降失司,脾失健运,生化不足,渐至气血亏虚,心神失主,痰瘀内阻,胆虚决断失职,气郁化火,火热扰神,心神不宁有关。现代人工作、生活压力普遍较大,肝气喜条达恶抑郁,长期过高压力易致肝气郁结不畅,故此类疾患发病率大幅上升。该患者工作压力大,肝气郁滞,郁久化热,热扰心神而烦躁不寐,焦虑多疑,热伤阴则烘热汗出,治疗以疏肝解郁、清热宁心安神为法。

(二)郁病

案　程某某,女,64岁。2019年6月8日初诊:情绪低落,做事无兴趣,有自杀倾向,夜不寐,入睡困难,思虑多,时有幻觉,舌红苔薄,脉弦。

证属肝气郁结,治以疏肝解郁安神。

拟方如下:

生珍珠母(先煎)30g	生龙骨(先煎)30g	柴胡5g	郁金9g	硃茯神10g
焦山栀9g	知母9g	生地12g	夜交藤30g	百合12g

柏枣仁^(各)15 g　　当归 10 g　　麦冬 12 g　　炒白芍 12 g　　浮小麦 30 g

石菖蒲 9 g

5 剂,水煎服,每日 1 剂。

2019 年 6 月 14 日二诊:药证相适,近日咳嗽,治守上方,加苦杏仁 9 g,5 剂。

2019 年 6 月 17 日三诊:症情好转,治守上方,改石菖蒲 6 g,5 剂。

2019 年 6 月 22 日四诊:尚咳,痰白,舌红苔薄脉弦。

生珍珠母^(先煎)30 g　生龙骨^(先煎)30 g　柴胡 5 g　　郁金 9 g　　　砾茯神 10 g

焦山栀 9 g　　　知母 9 g　　　生地 12 g　　夜交藤 30 g　百合 12 g

柏枣仁^(各)15 g　　当归 10 g　　麦冬 12 g　　炒白芍 12 g　浮小麦 30 g

石菖蒲 9 g　　　苦杏仁 9 g　　桔梗 6 g

5 剂,水煎服,每日 1 剂。

2019 年 6 月 27 日五诊:便溏,治守上方,改知母 6 g、柏子仁 12 g,去百合,加焦山楂 10 g、炒白术 6 g,5 剂。

2019 年 7 月 2 日六诊:咳好转,治守上方,去麦冬、知母,改炒白术 9 g,5 剂。

2019 年 7 月 8 日七诊:精神好转,咳亦止,治守上方,去苦杏仁、桔梗,加川芎 6 g,5 剂。

　　按:肝气郁结,疏泄失职,情志抑郁,闷闷不乐,心神失养而不寐,治以疏肝解郁、养心安神为法,石菖蒲豁痰、开窍,珍珠母、生龙骨镇惊安神。《临证指南医案·郁》中指出"不重在攻补,而在乎用苦泄而不损胃,用辛理气而不破气,用滑润濡燥而不滋腻气机,用宜通而不揠苗助长",临证用药谨遵其旨,用药注意疏肝理气而不过于疏散,以免耗气,养阴清热而不过于滋腻。

医论撮要：

肾之生理特性主要体现在肾为阴中之阴（秉性属阴之阴藏），多气少血之经（以精为体，以阳为用），水火之枢（肾为水火之藏，阴阳开合之枢），主水，藏精，喜润而恶燥烈之品。其生理功能可以概括为先天之本，封藏之本，主藏精，主生长发育、生殖，肾主纳气，肾主水。故素有"五脏之病皆有虚实，独肾只虚不实"之说，肾多虚证，无表证与实证，临证肾系疾病以虚证居多，有肾阴虚、肾阳虚、肾气不足、肾精亏虚、肾阴阳不足等。

肾阴肾阳为一身阴阳之根本，故肾之阴阳影响着全身五脏之阴阳，他脏病变发展到后期亦会影响到肾之阴阳。阴阳互根互用，又可相互转化，故临证可见肾阴、肾阳某一方面偏颇，又可见阴阳两虚。治疗以"培其不足，不可伐其有余"为总原则，亦遵守张景岳"善补阳者，必于阴中求阳，则阳得阴助而生化无穷；善补阴者，必于阳中求阴，则阴得阳升而泉源不竭"之旨，用药不是单纯补阴或单纯补阳，常补阴同时少佐补阳，补肾阳时多于补阴同时予以温补肾阳。左归丸与右归丸加减化裁为临床常用方。常用治法有滋补法、温补法、阴阳并补法、固涩法、强腰壮肾法。

临证用药，滋阴者常用甘润之品，不过于滋腻，另酌量配伍行气运中之品，如砂仁、茯苓、枳壳等，以防滋腻不运而生湿。对肾阴虚而相火动者，予滋阴清热同时酌加引火归元之品，如肉桂；补阳者常用甘温益气之品，不过用温燥，并配伍滋肾阴之品，以防化火伤阴；对于久病肾虚不固而盗汗、泄泻、遗精、遗尿等，在辨证补肾基础上常佐以收敛固涩之品，以标本兼顾。

医案选粹：

一、男子不育

男子不育的常见原因有性功能障碍、精液异常、生殖器器质性疾病三类。性功能障碍主要有阳痿、早泄、遗精、不射精。阳痿多由先天禀赋不足或后天过度亏耗,损伤肾气所致。早泄多由肾气不足,封藏失职或肾阴不足,阴虚火旺,虚火扰动精室而致。遗精与早泄病因多有相似,为肾气不固、相火炽盛或心肾不交所致。不射精多为命门火衰。精液异常,临床通过精液常规检查,主要有无精子、精子稀少、死精或畸形精子过多、精液量少、精液不液化。无精子多因睾丸不能产生精子或输精管阻塞致精子无法排出;精子稀少多因肾中真阴不足,精气清冷;精液不液化多属肾阴虚火旺,热灼精液,精液黏稠而不易液化。另外,情志不畅,压力过大,过于紧张等情志因素亦是引起不育的原因之一。肝主疏泄,调畅情志,情志不畅,气机失调,疏泄不当;肾主藏精,主生殖,肾气不足,阴精不化而精亏血少;脾主运化,脾虚失运,精微不足;故治疗多从肝脾肾入手。

(一)精子不液化、活力低

精液异常是男子不育常见原因之一。治疗多从肝、脾、肾入手,治疗以温肾助阳、滋肾益肾为基本原则,用药不宜过于偏执,常用"阳中求阴""阴中求阳"之法,同时辅以疏肝解郁、补益心脾、清热除湿、活血化瘀等法。

案一 汪某,男,29岁。2019年1月8日初诊:备孕,精子不液化,活力低。外院查精液常规:精液不液化,PR21.77%、NP21.77%、活率43.55%。刻诊:夜寐手足心热,性生活尚可,腰不酸,易疲劳,舌红苔薄,脉细尺脉弱。

证属肾精不足,治以补肾益精。

拟方如下:

生地12g	熟地10g	山萸肉10g	丹皮10g	枸杞子15g
女贞子15g	菟丝子15g	巴戟天10g	五味子9g	炒黄柏6g
炙黄芪18g	潼蒺藜10g	砂仁(后入)4g		

5剂,水煎服,每日1剂。

按:精液不液化多由肾阴不足,阴虚火旺,热灼精液,精液黏稠而致,精子活力低多见于肾阳亏虚、肾精不足及湿热内蕴。该患者肾阴精不足,且偏于肾阴虚,虚火灼精,而致精液黏稠不易化,手足心热乃阴虚火旺之象,精气不足,故而精子活力不足,治疗以补肾益精为法,以五子衍宗丸合六味地黄丸化裁而成,以填精益髓,扶阳助阴,阴阳相济。菟丝子益阴扶阳,温而不燥,补而不滞,与枸杞子相伍,共奏补肾益精之效,生地、丹皮、黄柏泻肾之虚火,炙黄芪益气,鼓动肾精生化,五味子、潼蒺藜、山萸肉补肾固精,熟地、女贞子滋阴补肾、填精益髓,巴戟天补肾助阳,砂仁温中行气助运,全方有滋阴、有清热、有温补、有收敛、有行散、补而不滞、温而不燥,共奏补肾益精之效。

案二 冯某某,男,31岁。2019年3月1日初诊:早泄,同房时间短,腰膝酸软,乏力,舌淡苔薄,脉细尺脉弱。2019年1月30日查精液常规:活率25%、PR5%、NP20%。

证属肾气不足,治以益肾固精。

拟方如下:

熟地10g	山萸肉10g	山药12g	枸杞子15g	制附子(先煎)5g
炙黄芪20g	鹿角霜(先煎)15g	菟丝子12g	巴戟天9g	茯苓10g

补骨脂 9 g　　　　　仙灵脾 10 g

5 剂,水煎服,每日 1 剂。

2019 年 3 月 18 日二诊:3 月 1 日复查精液常规:活率 30.69％、PR15.87％、NP 14.82％,治守上方,加党参 10 g,肉桂（后入）3 g,改炙黄芪 30 g,7 剂。

按:早泄多由肾气不足,封藏失职或肾阴不足,阴虚火旺,虚火扰动精室而致。肾气虚弱,封藏失职故而早泄,肾气不足,命门火弱,故而性欲差,腰膝酸软,尺脉弱等为肾气不足之象。治以益肾固精为法,以金匮肾气丸为主方加减化裁,少量肉桂、制附子微微生火,以生肾气,用量不大,且佐于熟地、山萸肉、山药、枸杞子、茯苓等滋肾之品中,可免致虚火妄生,共奏阴中养阳,阳中益阴,阴阳互助,生化无穷,肾气得复。

案三　侯某某,男,37 岁。2019 年 4 月 13 日初诊:夫妻正常生活 2 年余未避孕而配偶未受孕,平素乏力易疲劳,性生活尚可,舌淡红苔薄,脉沉细。查精液常规:精子总数 215,活率 6.67％、PR0、畸形率 46.67％。

证属肾气不足,治以益肾固精。

拟方如下:

炙黄芪 30 g	熟地 10 g	山萸肉 10 g	山药 15 g	枸杞子 15 g
茯苓 10 g	菟丝子 12 g	巴戟 10 g	生地 12 g	鹿角霜（先煎）15 g
仙灵脾 10 g	补骨脂 10 g	当归 10 g	制附子（先煎）5 g	

5 剂,水煎服,每日 1 剂。

2019 年 4 月 24 日二诊:治守上方,5 剂。

2019 年 4 月 29 日三诊:治守上方,加党参 10 g,5 剂。

2019 年 5 月 8 日四诊:口干,余症有改善,舌红苔薄,脉细沉。

炙黄芪 30 g	熟地 10 g	山萸肉 10 g	山药 15 g	枸杞子 15 g
党参 10 g	菟丝子 12 g	巴戟 10 g	生地 12 g	鹿角霜（先煎）15 g
仙灵脾 10 g	补骨脂 10 g	当归 10 g	制附子（先煎）5 g	女贞子 12 g

5 剂,水煎服,每日 1 剂。

2019 年 5 月 18 日五诊:复查精液常规:活率 34.62％、PR17.48％,较前明显好转,治守上方,加生白术 10 g、茯苓 10 g,去女贞子,7 剂。

2019 年 5 月 27 日六诊:症情尚可,治守上方,改生地 10 g,7 剂。

按:脾胃为后天之本,运化水谷精微,先天之肾需要后天源源不断地充养方能保持充盛,故每于补肾同时,佐以健脾益气之品,如炙黄芪、党参等。

二、遗精

劳心太过,心阴耗伤,阴虚阳亢,心火渐盛,肾水日亏,心肾失交,虚火扰动精室;房劳过度,肾精亏损,偏于肾阴虚者,虚火扰动精室,偏于肾阳虚者,肾气不固,精关失固而精液自出;饮食不节,内生湿热、痰火等亦可扰动精室。以上各种原因,影响肾之封藏,可致遗精发生。治疗应首辨虚实,虚则补,根据阴阳偏颇而分滋补肾阴与温补肾阳之不同;实则泻,清热泻火、化湿热、化痰火等。随证佐以收敛固肾涩精之品。

案 盛某某,男,64岁。2019年3月14日初诊:遗精、滑精,一周2～3次,舌红苔薄,尺脉弱。

证属肾虚精关不固,治以滋肾固精。

拟方如下:

生地12 g	熟地10 g	山萸肉10 g	山药15 g	枸杞子15 g
女贞子15 g	金樱子10 g	覆盆子10 g	莲须10 g	炒黄柏9 g
芡实10 g	煅龙骨^(先煎)30 g			

7剂,水煎服,每日1剂。

2019年3月21日二诊:治守上方,加丹皮9 g,7剂。

按:遗精,肾失封藏,精关不固,病变脏腑涉及肾、肝、心、脾,临证要分清虚实,实者以清泄为主,虚者以补涩为主,虚实夹杂者则应二者兼顾,具体治法有滋阴降火、益气升提、补脾化湿、清热利湿等。该患者年事已高,肾精亏虚,封藏失职,精关不固,阴虚火旺,虚火扰动精室,精液自遗,治以滋肾清热固涩为要,以金锁固精丸合知柏地黄丸加减化裁,滋肾清热配以收敛固涩,有补、有清、有收涩。

三、阳痿早泄

阳痿之疾与心肝肾关系较密切,由于虚损、惊恐、湿热等原因导致宗筋失养而弛纵,阴茎痿弱不起,举而不坚,坚而不久。临证以命门火衰最为多见。治以温补之法,但命门火已衰,阳气既虚,阴亦多损,且肾喜润恶燥,故用药忌燥热,宜用温润、血肉有情之品。

(一)阳痿

案一 程某,男,24岁。2019年1月7日初诊:性生活不满意,阳举不坚,持续时间短,性欲差,晨勃消失,手心汗多,舌淡红苔薄,脉沉细。

证属脾肾不足,治以温补脾肾、固肾涩精。

拟方如下:

生黄芪30 g	仙灵脾10 g	熟地10 g	山萸肉10 g	菟丝子12 g
山药15 g	茯苓10 g	党参10 g	巴戟天10 g	补骨脂10 g
韭菜籽10 g	金樱子10 g	柴胡4 g	郁金9 g	

5剂,水煎服,每日1剂。

按:阳痿早泄与肾、肝、心关系密切,肾主藏精,肝主疏泄,心主神志,心神安宁则藏泄有度。该患者阳痿早泄、性欲差、晨勃消失乃肾气不足之表现,手心汗多又提示脾虚,治疗以温补脾肾、固肾涩精为法,以熟地、山萸肉、山药"三补"补肾肝脾之阴,以菟丝子、仙灵脾、巴戟天、补骨脂、韭菜籽温补肾之阳,以金樱子固肾涩精,以生黄芪、党参、茯苓健脾益气。加之该患者因患此疾病,压力大,故少佐疏肝之品,如柴胡、郁金。

案二 程某某,男,32岁。2019年1月19日初诊:阳举不坚,腰背胀,食后胃脘胀,便溏,口苦,舌淡红苔薄,脉沉细。

证属脾肾阳虚,治以温肾助阳、暖脾运中。

拟方如下:

熟地 10 g	山萸肉 10 g	山药 12 g	补骨脂 10 g	茯苓 10 g
炒白术 9 g	菟丝子 12 g	巴戟天 10 g	党参 10 g	焦山楂 10 g
苍术 8 g	川连 3 g	杜仲 10 g	肉豆蔻 6 g	砂仁(后入) 5 g
川朴 6 g				

5 剂,水煎服,每日 1 剂。

2019 年 1 月 24 日二诊:治守上方,改肉豆蔻 9 g,加炒薏苡仁米 30 g,5 剂。

2019 年 1 月 29 日三诊:症情好转,治守上方,去砂仁,加鹿角霜(先煎) 12 g、益智仁 9 g,5 剂。

2019 年 2 月 2 日四诊:食后胃脘胀满不适,舌淡红苔薄白,脉沉细。

熟地 10 g	山萸肉 10 g	山药 12 g	补骨脂 10 g	茯苓 10 g
炒白术 9 g	菟丝子 12 g	巴戟 10 g	党参 10 g	焦山楂 10 g
苍术 8 g	川连 3 g	杜仲 10 g	肉豆蔻 9 g	炒薏苡仁米 30 g
鹿角霜(先煎) 12 g	益智仁 9 g	木香 6 g		

7 剂,水煎服,每日 1 剂。

2019 年 2 月 13 日五诊:治守上方,改川连 2 g,5 剂。

2019 年 2 月 23 日六诊:阳举不坚,性欲不显,治守上方,去川连、苍术,加仙灵脾 10 g、韭菜籽 10 g,5 剂。

2019 年 3 月 1 日七诊:诸症改善,治守上方,改鹿角霜(先煎) 15 g,5 剂。

按:阳举不坚伴便溏、胃胀辨证为脾肾阳虚,临证脾阳、肾阳常相互影响,脾肾亏虚并见,温运脾阳以促肾阳,温补肾阳以利脾阳健运,补肾阳当阴中求阳,不可一味补阳。

（二）早泄

案　吴某某,男,23 岁。2019 年 8 月 1 日初诊:早泄 3 年余,同房时间短,1 分钟左右,精神尚可,腰酸不甚,有手淫史,舌红苔薄,脉细尺脉弱。

证属阴虚火旺,治以养阴清热、固肾涩精。

拟方如下:

生地 12 g	熟地 10 g	山萸肉 10 g	女贞子 15 g	炒黄柏 9 g
煅龙骨(先煎) 30 g	丹皮 10 g	知母 6 g	茯苓 10 g	泽泻 12 g
金樱子 10 g	莲须 10 g	潼蒺藜 10 g		

5 剂,水煎服,每日 1 剂。

按:年逾 20,自述其自有正常夫妻生活起即出现早泄症状,早年有手淫史,乃肾阴不足,阴虚火旺,虚火扰动精室,肾封藏失职所致,治以养阴清热,佐以收敛固涩。

四、睾丸炎

案　冯某某,男,64 岁。2019 年 12 月 10 日初诊:左附睾炎,左睾丸胀痛 20 余日,西医对症治疗后效果不明显,仍肿胀疼痛,口干,舌红苔黄,脉数。

证属湿热下注,治以清热利湿,疏肝散结。

拟方如下:

柴胡 9 g	青皮 9 g	乌药 9 g	炒黄柏 10 g	焦山栀 9 g
生地 12 g	生白芍 12 g	茯苓 15 g	泽泻 12 g	车前子(包煎) 12 g
蒲公英 20 g	败酱草 30 g	丹皮 9 g	连翘 15 g	皂角刺 9 g

7 剂,水煎服,每日 1 剂。

按:肝经绕阴器,前阴之疾多与肝有关,肝经湿热下注,前阴肿胀疼痛,治以疏肝散结,清热利湿为法。

五、癃闭

癃闭之名首见于《黄帝内经》,"膀胱不利为癃,不约为遗溺",详于病因病理,略于治法方药。汉代为避讳(汉殇帝姓刘名隆),凡遇癃均改为淋,故在《伤寒杂病论》《金匮要略》中无癃闭,只有淋病和小便不利。张仲景对小便不利的辨治补了《黄帝内经》之不足:气化不行——五苓散,水热互结——猪苓汤,瘀血夹热——蒲灰散或滑石白鱼散,脾肾两虚夹湿——茯苓戎盐汤。明代始将淋、癃分开辨证论治。清代日臻完备,李用粹的《证治汇补·癃闭》中曰:"六腑以通为用,以通为补",以通利为基本原则。实证宜清湿热,散瘀结,利气机而通水道,虚证宜补脾肾,助气化,通补结合,以使气化得行,小便自通。

临证于辨证论治基础上强调"六腑以通为用",注重行气通腑药物的应用,气行则湿热、瘀滞易散,小便易通,再适当配伍通利下焦之引经药,如冬葵子、留行子,前者偏于气分,后者偏于血分,二者配合,引药达尿道,对于前列腺增生、前列腺肥大等病,常配伍化痰浊、消瘀血、软坚散结之品。本病病位在膀胱,与肺、肝、脾关系亦密切,故临证除治肾与膀胱外,亦不忘从肺、肝、脾入手,在辨证基础上佐以清肺利水道、疏肝调气机、健脾升清降浊等法。

案一 方某某,男,57 岁。2020 年 5 月 8 日初诊:癃闭,点滴而出,溲浑浊,小腹胀,舌暗红苔白,脉滑。

证属湿热瘀阻,治以清热化湿、活血通淋。

拟方如下:

炒黄柏 10 g	川牛膝 10 g	车前子(包煎) 12 g	萹蓄 12 g	茯苓 12 g
泽泻 12 g	佩兰 9 g	炒枳实 12 g	留行子 10 g	皂角刺 9 g
丹参 15 g	败酱草 20 g	滑石(包煎) 12 g	生地 12 g	丹皮 10 g

5 剂,水煎服,每日 1 剂。

2020 年 5 月 13 日二诊:夜间口干,治守上方,加苍术 9 g,菟丝子 10 g,5 剂。

2020 年 5 月 18 日三诊:治守上方,5 剂。

2020 年 5 月 23 日四诊:治守上方,5 剂。

2020 年 5 月 27 日五诊:小便情况有所改善,口苦,舌暗红苔薄黄腻,脉滑。

炒黄柏 10 g	川牛膝 10 g	车前子(包煎) 12 g	萹蓄 12 g	茯苓 12 g
泽泻 12 g	佩兰 9 g	炒枳实 12 g	留行子 10 g	皂角刺 9 g

| 丹参 15 g | 败酱草 20 g | 滑石^(包煎)12 g | 生地 12 g | 丹皮 10 g |
| 苍术 9 g | 菟丝子 10 g | 蒲公英 20 g | 半枝莲 18 g | |

5 剂,水煎服,每日 1 剂。

2020 年 6 月 2 日六诊:溲渐畅,仍浑浊,口苦,纳无味,舌红苔黄腻,脉滑,治守上方,去丹皮,加制半夏 6 g、焦六曲 10 g,5 剂。

2020 年 6 月 8 日七诊:尿痛,少腹痛,舌红苔黄腻,脉濡,治守上方,去生地,加藿佩^(各)9 g,5 剂。

2020 年 6 月 12 日八诊:治守上方,去半夏,加焦山栀 9 g,5 剂。

2020 年 6 月 17 日九诊:溲畅,不痛,小腹不胀,溲尚浑浊,舌红苔薄黄腻,脉濡。

炒黄柏 10 g	川牛膝 10 g	车前子^(包煎)12 g	萹蓄 12 g	茯苓 12 g
泽泻 12 g	佩兰 9 g	留行子 10 g	皂角刺 9 g	焦山栀 6 g
丹参 15 g	败酱草 20 g	滑石^(包煎)12 g	藿佩^(各)9 g	山药 15 g
苍术 9 g	菟丝子 10 g	蒲公英 20 g	半枝莲 18 g	焦六曲 10 g

5 剂,水煎服,每日 1 剂。

2020 年 6 月 22 日十诊:腹不胀,溲尚浑浊,治守上方,去藿佩、菟丝子,加生地 12 g,5 剂。

2020 年 6 月 27 日十一诊:治守上方,去焦山栀,加菟丝子 12 g,5 剂。

2020 年 7 月 2 日十二诊:症情尚可,治守上方,加生白术 10 g,5 剂。

按:本例患者初起因疾病住院,予以导尿,拔出导尿管后出现小便难解、小腹胀等症,为湿热瘀阻膀胱所致。治以清热化湿、活血通淋为法,五诊后小便渐畅,效不更方,守原法而治,前后十余诊而症渐安。

案二　谢某某,男,72 岁。2020 年 3 月 26 日初诊:尿等待,少腹胀痛,舌暗红苔黄,脉细涩。

证属肾虚瘀阻,治以补肾散瘀通淋。

拟方如下:

熟地 10 g	山萸肉 10 g	山药 12 g	菟丝子 12 g	炒黄柏 9 g
车前子^(包煎)12 g	石韦 12 g	泽兰 10 g	茯苓 12 g	败酱草 30 g
蒲公英 20 g	留行子 10 g	皂角刺 10 g	乌药 9 g	

7 剂,水煎服,每日 1 剂。

按:年老体衰,肾气亏虚,湿热瘀阻,本虚标实,治以补肾化气,活血化瘀。

六、慢性肾炎、肾功能不全

慢性肾炎起病缓慢,病程长,虚证居多,或虚实夹杂,与肺脾肾关系密切,治以补虚为主,水肿较显者,乃脾肾阳虚,治以温补脾肾,通阳利水,偏于肝肾阴虚者,治以滋补肝肾为法。

肾功能不全为各种肾病发展到晚期阶段,多为本虚标实之证,虚者有阴阳虚之别,实者有湿浊、瘀血等,治疗以健脾补肾、通腑降浊、化湿利水、活血化瘀等为法。

（一）脾肾亏虚

案一 胡某某,女,47 岁。2019 年 1 月 10 日初诊:慢性肾炎,腰酸,乏力,易疲劳,时有下肢水肿,舌淡红苔薄白,脉细。查尿常规:蛋白(＋)。

证属脾肾亏虚,治以健脾益肾。

拟方如下:

生黄芪 30 g	党参 10 g	熟地 10 g	山萸肉 10 g	山药 15 g
茯苓 10 g	覆盆子 10 g	续断 10 g	玉米须 30 g	枸杞子 12 g
女贞子 15 g	旱莲草 15 g	石韦 12 g	益母草 10 g	白茅根 15 g

5 剂,水煎服,每日 1 剂。

2019 年 1 月 15 日二诊:药证相适,治守上方,去益母草,5 剂。

2019 年 1 月 19 日三诊:症情尚可,腰酸缓,水肿减轻,治守上方,5 剂。

按:慢性肾炎临床有不同表现,如水肿、虚劳、腰痛、头晕等,临床与肺肝脾肾关系密切,以正虚及虚实夹杂多见,虚者以脾肾亏虚为多,标实以湿热、瘀血多见。该患者疲劳乏力、腰酸、下肢肿乃脾肾亏虚,治以健脾益肾为法。黄芪、党参、茯苓、山药健脾,熟地、山萸肉、覆盆子、续断、枸杞子、女贞子、旱莲草补肾,玉米须、益母草、石韦、白茅根清热利尿。

案二 程某某,男,60 岁。2018 年 8 月 9 日初诊:肾病综合征、慢性肾小球肾炎,面色萎黄,精神一般,纳、眠可,二便尚调,舌淡红苔薄腻,脉细。24 小时尿蛋白定量 5.58 g/24 h。

证属脾肾亏虚,浊阻上逆,治以健脾益肾、化湿消肿。

拟方如下:

炙黄芪 30 g	党参 10 g	熟地 10 g	山药 15 g	山萸肉 10 g
覆盆子 10 g	茯苓 12 g	泽泻 12 g	生白术 10 g	玉米须 30 g
菟丝子 10 g	芡实 10 g	白茅根 20 g		

7 剂,水煎服,每日 1 剂。

2018 年 8 月 16 日二诊:病史同前,治守上方,去泽泻,加枸杞子 12 g,7 剂。

2018 年 8 月 23 日三诊:症情尚平,治守上方,加炙甘草 4 g,7 剂。

2018 年 9 月 8 日四诊:症情好转,精神可,小便频,舌淡红苔薄白脉细。

炙黄芪 30 g	党参 10 g	熟地 10 g	山药 15 g	山萸肉 10 g
覆盆子 10 g	茯苓 12 g	枸杞子 12 g	生白术 10 g	玉米须 30 g
菟丝子 10 g	芡实 10 g	白茅根 20 g	金樱子 9 g	莲须 10 g

7 剂,水煎服,每日 1 剂。

2018 年 9 月 28 日七诊:依上方原方继服 14 剂,复查 24 小时尿蛋白定量:1.925 g/24 h,治守上方,10 剂。

守法守方,前后复诊加减方药四十余次,连续复查三次 24 小时尿蛋白定量,均小于

1 g/24 h(0.123～0.405 g/24 h)。

按:肾病综合征根据主症不同,分属中医"水肿""血尿""腰痛""虚劳"等范畴,主要与肺脾肾关系密切,标在肺,制在脾,本在肾,实证以风水型、湿热型、瘀阻型为主,虚者以脾肾亏虚、肝肾阴虚为主。急性肾炎后尿蛋白多与湿热未清有关,在辨证基础上加土茯苓、仙鹤草、益母草、菝葜;慢性肾炎,蛋白损失过多,阴损及阳,不可单用温阳而不滋阴,宜温阳与渗利结合,如黄芪佐山药、薏仁米、菟丝子、杜仲、枸杞子、女贞子、赤小豆,尿赤加白茅根,寒甚加制附子。该患者脾肾气虚,水湿不运,湿浊内生,治以健脾益肾、化湿消肿为法,经前后 7 个月治疗,尿蛋白逐渐降低至平稳。土茯苓用于急慢性肾炎,有很好的退肿作用。现代研究证实,蝉衣有降尿蛋白的功效。

案三 方某某,男,81 岁。2019 年 1 月 21 日初诊:慢性肾衰、氮质血症、2 型糖尿病、高血压、冠心病支架术后、高尿酸血症。刻诊:双下肢水肿,神疲乏力,动则气短,舌淡红苔薄白水润,脉濡。尿常规:蛋白(＋＋),胱抑素 C2.55 mg/L、肌酐 154 μmol/L。

证属脾肾亏虚,治以健脾益肾、化湿消肿。

拟方如下:

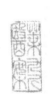

生黄芪30 g	熟地10 g	山萸肉10 g	山药15 g	茯苓15 g
生白术10 g	玉米须30 g	石韦12 g	泽泻12 g	覆盆子10 g
枸杞子15 g	党参10 g	土茯苓12 g	菟丝子12 g	车前子(包煎)12 g

5 剂,水煎服,每日 1 剂。

按:下肢水肿乃肾病蛋白尿,蛋白流失所致,结合四诊辨证为脾肾气虚,治疗以健脾益肾、化湿消肿为法。对于蛋白尿早期,一般以外感风邪为主,宜以祛外风为主,后期内风则宜息,常用蝉衣、僵蚕、地龙等。《衷中参西录》中记载,蝉衣"善利小便",现代研究证实蝉衣等有消蛋白尿之功。对于每因上感而反复引发之慢性肾炎者可辨证应用蒲公英、地丁、白花蛇舌草等清热解毒。治疗蛋白尿最常用固摄之法,如益气固摄、健脾固摄、补肾固摄,常用黄芪、党参、金樱子、芡实、龙牡等药。

案四 沈某某,女,85 岁。2019 年 1 月 30 日初诊:蛋白尿,双下肢水肿,步履欠稳,头晕,身软乏力,查尿常规:蛋白(＋＋),肾功能尚在正常范围,舌红苔薄,脉弦细。

证属脾肾亏虚、虚阳上亢,治以健脾益肾、滋阴潜阳。

拟方如下:

生龙牡(各,先)30 g	钩藤12 g	天麻10 g	夏枯草15 g	生地12 g
熟地10 g	山萸肉10 g	炒黄柏9 g	生白芍12 g	怀牛膝10 g
女贞子15 g	玉米须30 g	茯苓15 g	覆盆子10 g	泽泻10 g

7 剂,水煎服,每日 1 剂。

按:中医无蛋白尿之病名,对其认识多从精的生成及异常外泄角度,出现蛋白尿则为精微物质的漏泄,虚者脾肾亏虚是关键,实者多以湿热为主。该患者脾肾亏虚,清浊不分,浊精随小便而出,水湿内生而见水肿,虚阳上浮而发头晕,治以健脾益肾、滋阴潜阳。

（二）肾虚湿热

案一 王某某,女,65岁。2019年2月18日初诊:素有慢性肾炎、干燥综合征、雷诺氏综合征病史。刻诊:身软乏力,足软,手抖,腰酸,烘热,口眼干燥,夜寐不佳,舌红苔薄,脉细。查尿常规:蛋白(＋＋＋),尿微量蛋白19.3 mg/dL。

证属肾虚湿热,治以滋肾清热利湿。

拟方如下:

生黄芪18 g	太子参12 g	生地12 g	熟地10 g	山萸肉10 g
山药15 g	枸杞子15 g	麦冬12 g	茯苓10 g	女贞子15 g
知母9 g	莲须12 g	玉米须30 g	茵陈15 g	

5剂,水煎服,每日1剂。

2019年2月22日二诊:药证相适,头晕时作,治守上方,改知母6 g,加生龙骨^(先煎)30 g,5剂。

2019年2月27日三诊:腰酸,舌红苔黄厚脉细,复查尿常规:蛋白(一),治守上方,加泽泻12 g,苍术3 g,10剂。

按:对于蛋白尿的常用辨证治疗有三法:祛风、清利、固摄。祛风——早期外感风邪为主者宜祛风,可选用荆防败毒散等,疾病后期宜熄内风,如蝉衣、僵蚕、地龙等;清利——清热利湿,如三仁汤等,无明显湿热证者亦可选六月雪、半枝莲等以阻止湿热的产生,对于许多慢性肾炎,每因上感而反复发作,可清热解毒,如白花蛇舌草、蒲公英、玄参等;固摄——益气固摄、健脾固摄、补肾固摄,如生黄芪、党参、金樱子、芡实、龙牡、潼蒺藜。

案二 汪某某,男,91岁。2020年3月12日初诊:肾功能不全、冠心病。刻诊:面色萎黄,下肢水肿,大便隔日一行,皮肤瘙痒,舌红苔黄厚,脉滑。

证属肾虚湿热,治以健脾益肾、化湿清热。

拟方如下:

生黄芪30 g	熟地10 g	山萸肉10 g	山药15 g	茯苓25 g
苍术6 g	生白术10 g	泽泻12 g	车前子^(包煎)12 g	炒黄柏10 g
土茯苓15 g	制大黄^(后入)10 g	石韦12 g	萆薢10 g	枸杞子12 g
桑寄生12 g	玉米须30 g	芡实10 g		

7剂,水煎服,每日1剂。

2020年4月3日二诊:药证相适,治守上方,改苍术9 g,7剂。

2020年4月17日三诊:身痒,治守上方,加地肤子12 g,7剂。

2020年5月7日四诊:症情好转,治守上方,改地肤子15 g,7剂。

按:慢性肾衰竭属于"溺毒""关格""虚劳""水肿""癃闭"等范畴,多由气血亏虚、脾肾阳虚引起,表现为浊、湿、瘀,以脾肾阳虚为本,湿浊邪毒为标,治以补益脾肾、化瘀解毒为法。湿邪阻遏阳气,阻碍气机,郁久生热,湿热互裹,不易分解,治以祛湿清热。"治湿不利小便,非其治也",利小便乃传统治湿方法之一,另以小剂量风药治湿,取"风能胜湿"之义,另外风药还可疏解肺卫,透邪外出,透热转气,宣发肺气等,湿热从皮肤腠理而出。慢性肾功能不全病程较长,久病深入血分,日久化热,形成瘀热毒壅塞血络,以凉血化瘀与清热解毒联合使用。血分热浊郁久,由浊酿毒,毒无出路会致皮肤瘙痒,疮疡,恶心呕吐,水肿,便难,肌酐、尿素氮升高,治疗注重保持腑气通畅,利于浊毒外泄,常用决明子、生大黄等。湿热之邪,阻滞气机,水湿不运易生水肿,治疗以调气机为要,上宣肺气,中运脾胃,下淡渗利湿,气机畅则水湿化。该病本质为脾肾亏虚,重用黄芪,配伍平补肾气之品,杜仲、续断、菟丝子、桑寄生、枸杞子、补骨脂,治本。

七、淋证

淋证指小便频数、短涩、滴涩刺痛,欲出未尽,小腹拘急或痛引腰腹。主要有热淋、石淋、血淋、气淋、膏淋、劳淋等。病位在肾与膀胱,多因湿热蕴结膀胱,气化失司,水道不利所致,初期多实,久病转虚,或虚实夹杂,治疗以清热利湿、补虚为法。治淋之法,素有"忌补""忌汗"之说,然并不是绝对忌用补法与汗法,"忌补"指疾病初期以驱邪为要,对于疾病后期,出现脾肾亏虚时,当配以补益之品,以扶正祛邪;"忌汗"指出现发热恶寒时不能一见发热即予发汗解表,应明辨是表证发热还是湿热发热,若是淋病兼有外感,解表治标则可酌情应用,但须注意解表药物的选用,避免伤阴耗血。

（一）热淋

案　袁某某,女,81岁。2019年8月1日初诊:尿频,尿急,不喜饮,听力下降,查尿常规:白细胞(++)舌红有裂纹苔少,脉细数。

证属湿热蕴结,治以清热利湿通淋。

拟方如下:

炒黄柏9g	茯苓10g	泽泻12g	车前子^(包煎)12g	萹蓄12g
生地12g	败酱草30g	蒲公英30g	半枝莲18g	滑石^(包煎)12g
女贞子15g	太子参12g	丹皮10g	白茅根12g	麦冬12g

5剂,水煎服,每日1剂。

按:尿路感染属中医"热淋"范畴,临床多见尿频、尿急、尿灼热等症状,许多老年患者往往并无主观症状。该患者年逾八旬,尿频,须臾即欲解,听力下降乃肝肾不足,舌红有裂纹苔少乃阴虚之症,湿热蕴结膀胱为标,肝肾阴虚为本,治以清热利湿通淋为法,同时佐以养阴。

（二）石淋

案一　滕某某,男,44岁。2019年1月26日初诊:腰痛数月,尿解小腹疼痛,舌红苔薄,脉弦细。曾于外院查全腹部CT示:左侧输尿管膀胱入口处有小结石,右肾小结石,肝右叶近膈位结节状低密度灶,建议CT增强。予上腹部CT增强扫描。

2019年1月28日二诊:上腹部CT增强示:①肝ST段小血管瘤;②慢性胆囊炎;③左肾下段小结石或钙化小灶;④脾内钙化小灶;⑤左下腔静脉畸形。刻诊:腰痛,小腹胀,溲不畅,舌红苔薄,脉弦滑。

证属湿热蕴阻,治以清热利湿、通淋排石。

拟方如下：

金钱草 20 g	海金沙^(包煎)15 g	鸡内金 15 g	车前子^(包煎)12 g	萹蓄 15 g
石韦 15 g	茯苓 10 g	泽泻 10 g	怀牛膝 10 g	生地 12 g
滑石^(包煎)12 g	炒枳实 10 g			

5 剂,水煎服,每日 1 剂。

2019 年 2 月 1 日三诊:治守上方,改金钱草 25 g,10 剂。

2019 年 2 月 11 日四诊:腰已不痛,治守上方,加肉桂^(后入)2 g,5 剂。

2019 年 2 月 16 日五诊:药证相适,腰不痛,小腹胀时作,舌红苔薄,脉弦滑。

金钱草 25 g	海金沙^(包煎)15 g	鸡内金 15 g	车前子^(包煎)12 g	萹蓄 15 g
石韦 15 g	茯苓 10 g	泽泻 10 g	怀牛膝 10 g	生地 12 g
滑石^(包煎)12 g	乌药 9 g	肉桂^(后入)2 g		

5 剂,水煎服,每日 1 剂。

2019 年 2 月 21 日六诊:无明显不适,治守上方,去生地,加女贞子 15 g,5 剂。

2019 年 2 月 28 日七诊:复查 B 超示左肾内微小结石(3 mm×2 mm),右肾正常,脂肪肝,胆、胰、脾正常,治守上方,改金钱草 30 g,加炒枳实 9 g,18 剂。

2019 年 3 月 19 日八诊:症安,治守上方,去枳实,加留行子 10 g,5 剂。

按:肾结石属中医"石淋"范畴,多由湿热蕴结,煎熬尿液,杂质结为砂石而致,起病之初多为湿热实证,治以清利排石,后期淋久湿热伤正,由肾及脾,每致脾肾两虚,虚实夹杂,当标本兼治。"热在下焦,则尿血,亦令淋秘不通",可清热通淋排石、利尿通淋排石、活血化瘀排石、益气补肾排石。金钱草、海金沙、鸡内金消坚排石化结;石韦、滑石清热利湿排石;车前子利水通淋;牛膝引血下行,助结石下行;萹蓄、泽泻通利化石;茯苓利湿;枳实通降腑气。全方有清、有利、有散、有通下。

案二 姚某某,男,71 岁。2020 年 5 月 18 日初诊:膀胱结石、前列腺增生。刻诊:尿频急痛,舌暗苔黄,脉弦涩。B 超示膀胱结石。

证属湿热瘀阻,治以清利排石、化瘀散结。

拟方如下:

金钱草 25 g	炒黄柏 10 g	茯苓 12 g	泽泻 12 g	车前子^(包煎)12 g
萹蓄 12 g	生地 12 g	菟丝子 12 g	泽兰 9 g	皂角刺 9 g
滑石^(包煎)12 g	留行子 10 g	乌药 9 g	海金沙^(包煎)15 g	鸡内金 10 g
川牛膝 10 g	败酱草 20 g			

5 剂,水煎服,每日 1 剂。

2020 年 5 月 22 日二诊:症情好转,治守上方,5 剂。

2020 年 5 月 28 日三诊:小便畅,痛减,治守上方,加山药 12 g,5 剂。

2020 年 6 月 3 日四诊:症情好转,治守上方,去乌药,5 剂。

按:湿热内蕴,下注膀胱,煎熬尿液聚而成石,治以清热利湿、排石通淋为法。该患者年老脾肾亏虚,脏腑功能减弱,血行不畅而致前列腺呈瘀阻状态,治以活血化瘀、软坚散结。

八、乳糜尿

乳糜尿属中医"尿浊""膏淋"范畴,与脾肾关系最为密切,病因有虚实二端,虚者为脾虚气陷或肾气亏虚,实者以湿热内蕴为主,初起多实证,治以清热利湿为主,配以运脾畅中之法,病久脾肾亏虚,治以补益脾肾,配以行气利水之法,以达清湿热而不伤阴,补脾肾而不涩滞。

（一）肾虚湿热

案　胡某某,男,72 岁。2019 年 5 月 4 日初诊:乳糜尿,尿如米泔,灼热感,腰酸,舌红苔薄,脉细数。尿常规:蛋白(＋＋＋)、隐血(＋)。

证属肾虚湿热,治以滋肾固涩、清热利湿。

拟方如下:

熟地 10 g	生地 12 g	山萸肉 10 g	山药 15 g	枸杞子 15 g
五味子 9 g	炒黄柏 6 g	炙黄芪 18 g	覆盆子 10 g	芡实 10 g
玉米须 30 g	续断 10 g	萆薢 10 g	石菖蒲 9 g	车前子（包煎）12 g
煅龙骨（先煎）30 g	炙龟板（先煎）10 g			

5 剂,每日 1 剂,水煎服。

按:患者年逾七旬,肝肾阴虚,湿热下注,清浊不分发为本病。腰酸乃肾虚之象,尿道灼热疼痛为湿热之证,治疗当攻补兼施,标本兼顾。熟地、山萸肉、山药、枸杞子滋肾,黄柏、生地清热,玉米须利水湿,车前子清热利尿,石菖蒲、萆薢利湿去浊,煅龙骨、炙龟板、芡实、五味子、覆盆子益肾收敛固涩,炙黄芪益气升阳,合利湿去浊之品,以达升清降浊之效,续断补肾强腰疗腰酸。全方有滋补有清热,有利湿浊,有升清,有收敛,有固涩。

（二）脾肾亏虚

案　杨某某,女,51 岁。2019 年 6 月 26 日初诊:乳糜尿,初起小便色清,静置后由清转白,大便形散,偶觉腰酸,舌淡红苔略薄腻,脉细。

证属脾肾亏虚,治以健脾益肾、升清固涩。

拟方如下:

熟地 10 g	山萸肉 10 g	山药 15 g	炙黄芪 30 g	金樱子 10 g
益智仁 9 g	石韦 12 g	萆薢 10 g	车前子（包煎）12 g	茯苓 10 g
芡实 10 g	枸杞子 15 g	生白术 10 g		

7 剂,水煎服,每日 1 剂。

2019 年 7 月 5 日二诊:症情好转,治守上方,加炒黄柏 6 g,7 剂。

2019 年 7 月 8 日三诊:小便色转清,次数多,治守上方,去黄柏,7 剂。

按:脾虚气陷,谷气下流,肾气亏虚,肾关不固,固摄无权,清浊不分,膏走小便。治以补益脾肾、收敛固涩为法,并佐以行气利水,加黄芪 30 g,取其益气升清之效。

九、血尿

《素问》中云:"胞移热于膀胱,则癃,溺血。"尿血之证,多因热扰血分,损伤络脉所致,病位在肾与膀胱。临证需注意火有虚实之分,当明辨虚实,实火者以甘寒清热泻火,釜底抽薪,直折亢盛之火焰;虚火者以滋阴补肾降火,即"壮水之主,以制阳光"。对于久病而致阴阳气血俱虚、脾肾不足者,当于辨证论治基础上,辅以益气养血、健脾补肾,同时佐以收敛固涩之品,如龙骨、牡蛎等。临证灵活运用止血药,对于出血急、量多者,急则治标,根据情况予以凉血止血、收敛止血、活血止血等法。

案一 胡某某,女,56 岁。2020 年 2 月 20 日初诊:尿血,尿频急,尿痛,下腹胀,口干,头晕,腰酸,舌红质瘦苔黄,脉数,尿常规:隐血(+++)。

证属阴虚湿热,治以养阴清热、通淋宁络。

拟方如下:

生龙骨^(先煎)30 g	钩藤 12 g	炒黄柏 9 g	生地 12 g	女贞子 15 g
旱莲草 15 g	茯苓 10 g	败酱草 20 g	半枝莲 18 g	白茅根 30 g
车前子^(包煎)12 g	滑石^(包煎)12 g	小蓟 18 g	丹皮 9 g	焦山栀 6 g
石韦 12 g	白花蛇舌草 20 g	焦六曲 10 g		

5 剂,水煎服,每日 1 剂。

2020 年 2 月 24 日二诊:症情好转,尿血止,治守上方,去焦六曲,5 剂。

2020 年 3 月 2 日三诊:症情渐安,治守上方,5 剂。

按:《诸病源候论·淋病诸候》中曰:"血淋者,是热淋之甚者,则尿血,谓之血淋",病位主要在膀胱和肾,与肝脾有关,主要发病机制为湿热蕴结下焦,病久可由实转虚,故而虚实夹杂,久淋不愈,耗伤正气,或房事不节,皆可致脾肾两虚,肾阴不足,虚火灼络,血不循经,而见尿血。该患者尿频急痛、腹胀、舌苔黄脉数乃湿热之象,口干、头晕为虚阳上亢,治以养阴清热、通淋宁络为法。生地、丹皮、白茅根、石韦、小蓟滋阴利尿,凉血止血;车前子、滑石清热利尿通淋;黄柏、败酱草、半枝莲、白花蛇舌草、焦山栀清热解毒泻火;生龙骨、钩藤平虚浮之阳;焦六曲运中护胃。

案二 汪某某,男,53 岁。2019 年 10 月 18 日初诊:镜下血尿 10 月余,乏力易疲劳,小便无不适感,查尿常规示隐血(+),舌淡红苔薄白,脉细弱。

证属脾肾亏虚,治以滋肾清热、益气健脾。

拟方如下:

生地 12 g	熟地 10 g	山萸肉 10 g	炒黄柏 10 g	白茅根 30 g
女贞子 15 g	旱莲草 15 g	石韦 15 g	炙黄芪 18 g	玉米须 30 g
小蓟 12 g				

5 剂,水煎服,每日 1 剂。

2019 年 10 月 25 日二诊:脾气急躁,治守上方,改炒黄柏 6 g,加马鞭草 12 g,5 剂。

2019 年 10 月 31 日三诊:复查尿常规:隐血(++),治守上方,改炒黄柏 9 g、炙黄芪 15 g、小蓟 15 g,加侧柏炭 20 g,5 剂。

2019 年 11 月 1 日四诊:诸症好转,复查尿常规:隐血(+-),舌淡红苔薄白,脉细。

生地 12 g	熟地 10 g	山萸肉 10 g	炒黄柏 9 g	白茅根 30 g

女贞子 15 g	旱莲草 15 g	石韦 15 g	炙黄芪 15 g	玉米须 30 g
小蓟 15 g	马鞭草 12 g	侧柏炭 20 g	半枝莲 15 g	

5 剂,水煎服,每日 1 剂。

2019 年 11 月 12 日五诊:症情好转,治守上方,加车前子^(包煎)12 g,5 剂。

2019 年 11 月 18 日六诊:复查尿常规示隐血＋,治守上方,加知母 9 g,5 剂。

2019 年 11 月 25 日七诊:复查尿常规示隐血＋,治守上方,改炙黄芪 20 g,5 剂。

2019 年 12 月 2 日八诊:乏力易疲劳等症大减,舌淡红苔薄白,脉细,复查尿常规隐血(－),上方继服,巩固之。

生地 12 g	熟地 10 g	山萸肉 10 g	炒黄柏 9 g	白茅根 30 g
女贞子 15 g	旱莲草 15 g	石韦 15 g	炙黄芪 20 g	玉米须 30 g
小蓟 15 g	马鞭草 12 g	侧柏炭 20 g	半枝莲 15 g	车前子^(包煎)12 g
知母 9 g				

5 剂,水煎服,每日 1 剂。

按:该患者肾阴不足,阴虚火旺,灼伤血络而致小便出血,且病程较长,出现乏力易疲劳等脾肾不足之症,治以滋肾清热宁络为法,佐以益气摄血。病久虚实夹杂,治以标本兼顾,以熟地、山萸肉、女贞子、旱莲草滋肾,生地、白茅根、马鞭草、玉米须、石韦清热凉血,知母、黄柏、半枝莲清热泻火解毒,小蓟、侧柏炭凉血止血,炙黄芪益气摄血。全方脾肾双补,共奏滋肾清热凉血、益气升提之效。

医论撮要：

月经是肾气、天癸、冲任、气血作用于子宫，在其他脏腑共同作用下，子宫定期藏与泻的生理现象。《傅青主女科》中云："经水处诸肾"，肾精旺盛是月经产生与调节的主导，天癸是月经产生的动力。《血证论》中云："故行经也，必天癸之水至于胞中，而后冲任之血应之，亦至胞中，于是月事乃下。"冲任聚集脏腑之气血，血海满盈，下达子宫，子宫藏泻有期则月经依时而下。

临证治疗各型月经病，以调经治本为原则，多从肝脾肾入手，注重分期用药，针对月经周期和生理特性不同而用药侧重有所不同。月经期，肝气疏泄，推陈出新，予以活血调经为主；经后期，子宫藏而不泻，以肾气封藏为主，蓄养精血，治疗以滋肾养血为主；经间期，阴精充沛，重阴必阳，阴精化生阳气，治疗以补肾药中予以活血之品；经前期阳气充养达最盛，阴精与阳气充盛，子宫在阳气鼓动下，泻而不藏，经血得下，治疗以补肾益气，以促肾气旺盛。

医案选粹：

一、月经病

（一）崩漏

崩漏临床中以虚证居多，或虚实夹杂，实证少，热证多，寒证少，其中热证多为虚火内扰，临证治疗遵循"塞流""澄源""复旧"原则。

案一 汪某，女，31岁。2019年1月5日初诊：月经淋漓20余日方净，干净10余日后复至，前天开始阴道少量出血，色红，腰酸，便秘，平素带下量多，色白，舌红苔薄，脉细尺脉弱。

证属肾虚不固，治以滋肾调经。

拟方如下：

生地12g	熟地10g	山萸肉10g	女贞子15g	旱莲草15g
当归10g	炒白芍12g	续断10g	桑寄生15g	炒黄柏10g

炒黄芩 10 g　　　地骨皮 10 g　　　茜草炭 10 g　　　炙黄芪 20 g　　　桑螵蛸 9 g

益母草 12 g

6 剂,水煎服,每日 1 剂。

按:崩漏乃虚实夹杂之证,辨证当据出血量、色、质,参舌脉以辨虚实寒热,一般临床虚证多,实证少。虚者多为肾虚、脾虚,实者多为血瘀,青春期多肾虚或血热,育龄期多肝郁或血热,围绝经期多肝肾亏损或脾气虚弱。崩漏治疗"急治标、缓治本"。不同时期用药侧重不同,月经初期以滋肾益阴,促进月经正常排泄,后期侧重止血。该患者月经前天方至,此期治疗以滋肾通经、益气养血为主,不宜收敛。

案二　程某某,女,48 岁。2019 年 1 月 16 日初诊:月经淋漓十余日不净,色暗红,口干,目干涩,腰酸,舌红苔薄,脉细数。

证属阴虚火旺,治以养阴清热、凉血止血。

拟方如下:

生地 12 g　　　熟地 10 g　　　山萸肉 10 g　　　炒白芍 12 g　　　川芎 6 g

丹皮 10 g　　　炙黄芪 15 g　　　女贞子 15 g　　　旱莲草 15 g　　　炙龟板^(先煎)12 g

炒黄芩 10 g　　　炒黄柏 10 g　　　知母 10 g　　　续断 10 g　　　地榆炭 15 g

侧柏炭 30 g　　　陈棕炭 15 g　　　茜草炭 10 g　　　桑寄生 15 g　　　煅龙骨^(先煎)30 g

5 剂,水煎服,每日 1 剂。

2019 年 1 月 21 日二诊:月经净,腰不酸,治守上方,去地榆炭、侧柏炭、陈棕炭、茜草炭,加当归 9 g,5 剂。

按:该患者天癸将绝,肾虚日甚,综合舌脉乃肾阴虚,故于经血不止时滋肾阴、清虚热、止血并用,佐一味炙黄芪益气升提,增脾统血之力,利于血液循经不溢脉外,经血止后去大量炭类收敛止血剂,予当归养血。

(二)经期延长

该病于月经期的治疗重在止血,但不能一味用止血药,亦不能过早应用止血药,以免有留瘀之患,从脾、肾、肝入手,辨证分别予以清热、补气、化瘀、利湿等。

案　李某,女,17 岁。2019 年 8 月 17 日初诊:行经时间长,8 月 2 日至,尚未净,量不多,口干,情绪急躁,大便秘结,舌红苔薄,脉弦细数。

证属阴虚内热,治以养阴清热、固冲止血。

拟方如下:

生地 12 g　　　熟地 10 g　　　山萸肉 10 g　　　旱莲草 12 g　　　女贞子 12 g

当归 10 g　　　炒白芍 12 g　　　炙龟板^(先煎)10 g　炒黄芩 10 g　　　炒黄柏 10 g

知母 10 g　　　麦冬 12 g　　　续断 10 g　　　侧柏炭 30 g　　　茜草炭 10 g

陈棕炭 15 g　　　地榆炭 15 g　　　炙黄芪 15 g　　　煅龙骨^(先煎)15 g

5 剂,水煎服,每日 1 剂。

2019 年 8 月 22 日二诊:月经 8 月 20 日干净,治守上方,去侧柏炭、陈棕炭、茜草炭、地榆炭,加桑寄生 12 g,5 剂。

2019 年 8 月 28 日三诊：月经 8 月 26 日至，量少，色红，小腹隐痛，治守上方，加益母草 12 g，茜草炭 10 g，制香附 9 g，4 剂。

按：素体脾气急躁，肝火较旺，火热易伤阴，阴虚内热，热扰冲任，血海不宁，行经时间长，火热伤津，大肠失于濡润故而便秘，口干乃阴虚津亏之象，治以养阴清热、固冲止血为法。黄芩、黄柏清热泻火，熟地、山萸肉、旱莲草、女贞子、炒白芍、麦冬滋阴，生地、知母养阴清热，当归、白芍养血和营，炙黄芪益气升提统血，炙龟板、煅龙骨滋阴清热、收敛固涩，侧柏炭、茜草炭、陈棕炭、地榆炭收敛止血，续断补肝肾，《别录》中载其"主崩中漏血"。

（三）闭经

闭经之因不外虚实两端，虚者血海空虚，实者气滞血瘀痰阻，经水不通，治疗遵循"虚则补之，实则泻之"，不论虚实，以调冲任为主，补中有通，泻中兼养。

案一　谢某某，女，43 岁。2018 年 10 月 13 日初诊：月经 2 年未至，外院查抗缪勒氏管激素＜0.010，小腹不痛，胸前不胀，舌红苔薄，脉细弱。

证属肾气亏虚、冲任不足，治以补益肝肾、调理冲任。

拟方如下：

熟地 10 g	山萸肉 10 g	枸杞子 15 g	当归 10 g	炒白芍 12 g
川芎 9 g	丹皮 9 g	菟丝子 15 g	巴戟天 10 g	紫河车粉(冲服)3 g
制香附 10 g	益母草 18 g	炙黄芪 18 g	肉苁蓉 10 g	

7 剂，水煎服，每日 1 剂。

按：临床中闭经常见证型是肾气亏虚、气血不足，临证治疗女性月经病、带下病等尤其重视从肝、肾、冲任入手。该患者卵巢功能不足，辨证属肾气亏虚、冲任不足，治疗以补益肝肾、调冲任为法，药用熟地、山萸肉、枸杞子、当归、白芍、菟丝子、巴戟天、河车粉、炙黄芪、肉苁蓉补肝肾、益气血，以川芎、香附、益母草行气通经，全方有补有行，补而不滞，有温肾阳、补肾阴，有益气补血，有血肉有情之品。

案二　朱某某，女，39 岁。2019 年 4 月 17 日初诊：闭经，服减肥药物、节食减肥后出现闭经，月经半年余未至，形体丰腴，情志不畅，舌红苔根部黄厚，脉弦，查泌乳素 25.60 ng/ml。

证属肝郁肾虚，治以疏肝补肾、活血调经。

拟方如下：

柴胡 6 g	制香附 10 g	当归 10 g	炒白芍 12 g	川芎 9 g
熟地 10 g	川牛膝 10 g	益母草 18 g	桃仁 9 g	月季花 10 g
菟丝子 9 g	泽兰 10 g	山萸肉 9 g	茯苓 10 g	炒麦芽 30 g

5 剂，水煎服，每日 1 剂。

按：肝气郁结，疏泄失常，气结血滞，阻滞冲任，月经不能依时而下，冲任失调，气血逆乱，血不循常道而上入乳房，化为乳汁而外溢。治疗以疏肝补肾、活血调经为法。

（四）经间期出血

经间期出血之因有阴虚火旺、肝郁化火、湿热扰动、瘀血内阻、脾虚不摄等，以阴虚火旺为多见,其中肾阴虚为最主要原因,宜分期而治,经间期出血可在辨证施治基础上适当加固冲止血之品,以标本兼顾,平时以治本为要。

案　韩某,女,30岁。2019年7月16日初诊:经间期出血,月经周期尚准,量适中,时有小腹痛,口干,劳累后头痛,刻值排卵期,阴道少量出血,色红,舌红苔薄黄,脉细数。

证属阴虚火旺,治以滋阴清热、凉血止血。

拟方如下:

生地12g	熟地10g	山萸肉10g	女贞子15g	旱莲草15g
当归10g	炒白芍12g	续断10g	炒黄芩10g	炒黄柏9g
炙黄芪15g	侧柏炭20g	地榆炭15g	丹皮10g	

5剂,水煎服,每日1剂。

按:经间期即"氤氲期",此期乃冲任阴精充实,阴气渐长,由阴盛向阳盛转化的生理阶段。若肾阴不足,脾气虚弱,湿热扰动或瘀血阻道等,使阴阳转化不协调,遂发为本病。

（五）痛经

痛经的发生与冲任胞宫的藏泻有关,经前至经时胞宫由藏到泻,冲任气血变化急骤,致病邪气较易侵入而引发痛经,病在冲任、胞宫,又与肝脾肾关系密切。临床根据疼痛发生的时间、性质辨虚实寒热,依据痛经发生的时间、部位、性质、程度、经期、量、色、质、兼症、舌脉进行辨证分型。治疗以调理冲任气血为本,以行气、活血、散寒、清热、补虚、泻实之异论治,经期调血止痛为标,平时辨证求因治本,或调肝或益肾或扶脾,使之气血顺和,冲任流通,经血畅行无阻。

1.寒邪凝滞

案　钟某,女,26岁。2020年4月1日初诊:经行小腹痛,绞痛,痛甚,腰酸坠胀,须服止痛药,经前乳胀,末次月经3月14日,胃脘隐痛,舌淡红苔薄白,脉沉迟。

证属寒凝血瘀,治以温经散寒、活血止痛。

拟方如下:

当归9g	炒白芍12g	川芎9g	制香附10g	干姜6g
延胡索10g	乌药10g	吴茱萸3g	制半夏6g	木香9g
益母草15g	失笑散^(包煎)18g	仙灵脾10g	巴戟10g	炙黄芪18g

5剂,水煎服,每日1剂。

2020年4月7日二诊:月经将至,治守上方,加桃仁9g,5剂。

2020年4月14日三诊:月经4月8日至,未净,痛较前减轻,怕冷,胃脘痛,治守上方,去桃仁、失笑散、益母草、乌药、吴茱萸,加艾叶炭5g,改木香6g,5剂。

按:寒邪客于胞宫,气血失于温运,血行不畅,发为痛经,治以温经散寒、活血化瘀、行气止痛为法,以少腹逐瘀汤为主方加减化裁。痛经病证实证多,虚证少,夹虚者多,全实者少,在予温经散寒化瘀调经的同时予以归、芍、芪益气养血,兼顾标本虚实。

2.下焦虚寒

案一　张某某,女,20岁。2020年7月13日初诊:经行小腹痛,喜温按,坠胀感,胃脘坠痛,平卧缓解,乏力喜睡,头晕,汗多,舌淡红苔薄白,脉细,末次月经7月初,已净。

证属下焦虚寒,治以温经散寒、养血止痛。

拟方如下:

党参 10g	茯苓 10g	炒白术 9g	炙黄芪 18g	当归 10g
川芎 9g	制香附 10g	熟地 10g	乌药 9g	制半夏 9g
干姜 6g	失笑散(包煎)18g	仙灵脾 10g	木香 9g	砂仁(后入)5g
桂枝 9g	炒白芍 10g			

5剂,水煎服,每日1剂。

按:下焦冲任虚寒,血行不畅,瘀血阻滞,小腹疼痛,乏力喜睡,头晕汗多乃气虚之症,以温经汤为主方加减化裁。党参、黄芪、茯苓、白术健脾益气;当归、川芎养血调经;乌药、桂枝散寒止痛;仙灵脾温肾阳,助寒散;干姜、半夏、砂仁、木香温中散寒助运,且可助乌药、桂枝温经散寒;熟地、白芍养阴,润燥,可制桂枝、干姜之温燥;失笑散、制香附行气活血化瘀止痛,全方温清补消并用,以温经补益为主。

案二 程某某,女,33岁。2019年4月3日初诊:经行小腹痛,月经夹血块,腰酸,得温痛缓,怕冷,四肢不温,夜寐欠佳,末次月经4月1日,刻值第三天,舌淡苔白,脉沉细。

证属下焦虚寒,治以温经散寒、通经止痛。

拟方如下:

当归 10g	炒白芍 12g	川芎 9g	熟地 10g	制香附 10g
乌药 9g	失笑散(包煎)18g	益母草 15g	艾叶 5g	干姜 6g
巴戟天 10g	菟丝子 10g	炙黄芪 18g		

7剂,水煎服,每日1剂。

2019年4月17日二诊:头晕,治守上方,去乌药,7剂。

按:刻值经期,以通畅月经为要,治以温经散寒、通经止痛为法。

3.气滞血瘀

案 曹某,女,19岁。2019年7月17日初诊:痛经,以月经前两日痛为主,痛甚时恶心欲呕,情志不畅,末次月经6月30日,舌暗红苔薄白,脉弦涩。

证属气滞血瘀,治以活血化瘀、行气止痛。

拟方如下:

柴胡 4g	制香附 10g	延胡索 10g	乌药 9g	当归 10g
炒白芍 10g	川芎 9g	失笑散(包煎)18g	益母草 18g	桃仁 9g
泽兰 10g	小茴香 5g	干姜 6g	吴茱萸 3g	巴戟天 10g
茯苓 10g	制半夏 6g	焦六曲 10g		

5剂,水煎服,每日1剂。

2019年7月22日二诊:药证相适,治守上方,加炙黄芪15g,5剂。

2019年7月26日三诊:大便质稀,日一行,治守上方,去焦六曲,加焦山楂10g、木香9g,5剂。

2019年7月31日四诊:月经将至,小腹痛,去焦山楂,改制半夏9g,5剂。

2019年8月6日五诊:月经已至,腹痛甚,舌暗红苔薄白,脉弦涩。

柴胡 4g	制香附 10g	延胡索 10g	乌药 9g	当归 10g
炒白芍 10g	川芎 9g	失笑散^(包煎)18g	益母草 12g	干姜 6g
吴茱萸 3g	巴戟天 10g	茯苓 10g	制半夏 9g	炙黄芪 15g
木香 9g				

5剂,水煎服,每日1剂。

2019年8月9日六诊:月经干净,治守上方,去失笑散、乌药,改制半夏6g,加熟地10g,5剂。

2019年8月16日七诊:治守上方,5剂。

2019年8月20日八诊:便溏,脘腹痛,治守上方,去柴胡、熟地,改益母草15g,加炒白术9g、乌药10g、失笑散^(包煎)18g,5剂。

按:情志不畅,肝气郁结,气滞则血液运行不畅,滞留成瘀,气滞血瘀,不通则痛,治以活血化瘀、行气止痛为法。以膈下逐瘀汤为主方加减化裁,柴胡、制香附、延胡索、乌药疏肝行气止痛;桃仁、失笑散活血化瘀;当归、川芎、白芍养血活血,与活血化瘀药同用,可使祛瘀而不伤阴血;泽兰、益母草活血通经;小茴香、干姜、吴茱萸、巴戟天温阳散寒,助气行瘀散;茯苓、制半夏、焦六曲运中和胃止呕。对于气滞、血瘀、寒凝等所致的痛经,在辨证施治的基础上常佐以温热辛散通窜之品,如干姜、小茴香等,以助阻滞之气机通畅,有形之瘀滞消散,已达"通则不痛"之效。

（六）月经量多

月经量多与月经先期病因病机基本相同,且多兼见,多是由气虚统摄无权,血热妄行,瘀血内阻,冲任不固。治疗气虚者当益气升提、固冲止血;血热者当清热凉血、固冲止血;阴虚火旺者养阴清热、固冲止血;血瘀者当活血化瘀止血。临证治疗须分期而治,行经初期不可过度收敛止血,应顺应胞宫正常周期生理特性,保证经行通畅,行经后期侧重止血,减少出血量,月经后期辨证治本。

案一 余某,女,21岁。2019年1月29日初诊:月经量多,色红,7天左右干净,月经提前,口干,舌尖红苔薄,脉细数。

证属阴虚火旺,治以养阴清热、固冲止血。

拟方如下:

煅龙骨^(先煎)30g	生地 12g	熟地 10g	山萸肉 10g	续断 10g
炙龟板^(先煎)10g	桑寄生 15g	当归 10g	炒白芍 12g	知母 10g
炒黄柏 10g	女贞子 15g	旱莲草 15g	炒黄芩 10g	炙黄芪 15g

5剂,水煎服,每日1剂。

按:该患者阴虚火旺,热扰冲任,冲任不固,故而月经提前,行经量多,口干,舌尖红脉细数乃阴虚火旺之象,治以养阴清热、固冲止血为法。以知柏、地黄养阴清热;女贞子、旱莲草滋补肝肾、凉血止血;桑寄生、续断补肝肾,养血固冲任;煅龙骨、炙龟板收敛固涩止血;炒黄芩清热泻火、止血;炙黄芪益气升提,增统摄血液之力。

案二 陈某某,女,47岁。2019年2月26日初诊:月经量多,色红,夹血块,行经时间长,十日未净,本次月经2月16日至,未净,足跟痛,舌红苔薄,脉细数。

证属阴虚火旺,治以养阴清热、固涩止血。

拟方如下:

煅龙骨(先煎)30 g	生地12 g	熟地10 g	山萸肉10 g	续断10 g
桑寄生15 g	女贞子15 g	旱莲草15 g	当归10 g	炒白芍12 g
炙黄芪20 g	金樱子10 g	茜草炭10 g	侧柏炭30 g	炒黄柏10 g
炒黄芩10 g	地榆炭18 g	陈棕炭18 g		

4剂,水煎服,每日1剂。

按:该患者与上例患者同属肾阴不足,阴虚火旺,虚火扰冲任,冲任不固而月经量多,足跟痛乃典型肾虚表现,该患者行经时间长,十日尚未净,故当急则治其标,以养阴清热、凉血止血配以收敛固涩止血为法。

(七)月经量少

月经过少有虚有实,虚者,血虚(素体血虚,大病久病伤血,脾虚不运,化源不足,肾气不足);实者,寒邪、气滞血瘀、痰湿阻滞。治疗从肝脾肾入手,尤其注重疏肝与补脾肾相结合,肝气条达,气机通畅,则气血运行畅通无阻,脾肾功能健运,先后天充足,则冲任充盛,经血来源充足。临证虚者重在健脾补肾养精血,实者重在温经行滞,祛瘀行血,辅以补气养血。

案一 俞某某,女,41岁。2019年12月26日初诊:月经量少,色暗,夹血块,月经周期尚准,情绪不佳,乏力易疲劳,刻下月经干净一周,舌淡红苔薄白,脉弦细。

证属肝郁肾虚,治以疏肝补肾、养血调经。

拟方如下:

生地12 g	熟地10 g	山萸肉9 g	枸杞子15 g	菟丝子10 g
丹皮9 g	当归10 g	炒白芍12 g	制香附10 g	党参10 g
生黄芪20 g	川芎9 g	月季花9 g	巴戟10 g	益母草15 g
柴胡4 g				

5剂,水煎服,每日1剂。

按:该患者年逾四十,肝郁肾虚,虚实夹杂,肝郁失于疏泄,气机不畅,血行则不畅,肾虚,冲任不盛,则经量稀少,治以疏肝补肾,养血调经为法。

案二 王某,女,30岁。2020年5月5日初诊:月经量少,腰酸,易疲劳,舌淡红苔薄白,脉沉细。

证属脾肾不足,治以补肾益精、养血调经。

拟方如下:

柴胡5 g	当归10 g	生地10 g	熟地10 g	川芎9 g
炒白芍12 g	枸杞子15 g	丹皮9 g	女贞子15 g	制香附10 g
益母草15 g	山萸肉10 g	巴戟天9 g	菟丝子12 g	炙黄芪18 g

月季花9g　　　代代花9g

5剂,水煎服,每日1剂。

2020年5月11日二诊:治守上方,5剂。

2020年5月15日三诊:治守上方,去女贞子,加川牛膝10g,7剂。

2020年5月23日四诊:月经将至,腰酸,乏力,舌淡红苔薄白,脉细。

柴胡5g	当归10g	生地10g	熟地10g	川芎9g
炒白芍12g	枸杞子15g	丹皮9g	川牛膝10g	制香附10g
益母草18g	山萸肉10g	巴戟天9g	菟丝子12g	炙黄芪18g
月季花9g	代代花9g	丹参15g		

5剂,水煎服,每日1剂。

2020年5月28日五诊:月经5月25日至,量较前增多,腰酸,治守上方,去丹参,改益母草12g,7剂。

按:精血不足,血海不盈,冲任不盛,而致月经量少。腰酸,易疲劳,乃肾虚之象,治以补肾益精、养血调经为法,以补肾益气养血之品,配以香附、川芎、代代花、月季花、柴胡疏肝行气,有助胞宫藏泻有节,与益母草合用活血调经。全方有补有行,冲任盛,气机调,则月经调。

（八）月经先期

女子以肝为先天,肾主生殖,女子经带胎产多从肝肾入手。月经提前之因有虚有实,虚者有脾虚不固、肾气不固、阴虚火旺,实者有血热、血瘀,临床以阴虚火旺最为常见。

案　姚某某,女,38岁。2019年1月11日初诊:月经先期,量少,口干,少腹胀痛,经前乳胀,末次月经2018年12月23日,舌红苔薄,脉弦细数。

证属阴虚火旺,治以解郁清热、补肾调经。

拟方如下:

柴胡4g	制香附10g	当归10g	炒白芍12g	生地12g
熟地10g	山萸肉10g	丹皮9g	炒黄柏9g	枸杞子15g
女贞子15g	木香6g	续断10g	益母草12g	炒黄芩6g

炙龟板^(先煎)10g

炙龟板^(先煎)10g

5剂,水煎服,每日1剂。

2019年1月16日二诊:月经将至,易饥,治守上方,去龟板,加月季花9g、焦六曲10g,5剂。

按:该患者月经量少,经期提前乃肾阴虚,虚火旺所致,少腹胀、乳胀乃肝气不畅,治以解郁清热、补肾调经。

（九）月经愆期

月经"至期不来",不外虚实二端。虚者精血不足,血海不充,冲任不盈;实者多由寒湿、痰浊、瘀血等导致经脉气机不畅,经血迟滞,不能按时蓄注冲任导致月经错后。治疗以补虚泻实为主,佐以疏通经脉。

1. 气滞血瘀

案 毕某某,女,28 岁。2018 年 12 月 29 日初诊:月经愆期,40 余日至 2 个月一行,末次月经 2018 年 10 月底,口干,脾气急躁,月经色暗,小腹胀,自测尿 TT(一),舌暗苔薄脉弦涩。

证属气滞血瘀,治以疏肝理气、化瘀通经。

拟方如下:

柴胡 6 g	制香附 10 g	当归 10 g	川芎 9 g	炒白芍 12 g
生地 12 g	熟地 10 g	巴戟天 6 g	丹参 15 g	月季花 9 g
益母草 18 g	川牛膝 10 g	桃仁 9 g	丹皮 10 g	

5 剂,水煎服,每日 1 剂。

按:该患者平素脾气急躁,腹胀,舌暗等,综合分析,辨证属气滞血瘀,肝气不舒,气机郁滞,血运不畅,滞而成瘀,阻于胞脉,导致血海不能按时满盈,月经推迟而至,治疗以疏肝理气、化瘀通经为法,以柴胡、香附、川芎疏肝理气,丹参、月季、益母草、牛膝、桃仁、丹皮活血通经,另以当归、白芍、生熟地、巴戟天养血调营补肾气。

2. 下焦虚寒

案 吴某某,女,40 岁。2018 年 12 月 29 日初诊:月经愆期,进食生冷后出现月经推迟,此后每次月经均后推,末次月经 2018 年 11 月 25 日,形体丰腴,腰酸,经前乳不胀,进食生冷后胃脘胀,舌淡红苔薄白,脉沉细。

证属下焦虚寒,治以温经散寒、活血调经。

拟方如下:

当归 10 g	川芎 9 g	炒白芍 12 g	制香附 10 g	熟地 10 g
干姜 5 g	益母草 18 g	川牛膝 10 g	桃仁 9 g	菟丝子 10 g
巴戟天 10 g	炙黄芪 18 g	制半夏 6 g	红花 6 g	仙灵脾 10 g

5 剂,水煎服,每日 1 剂。

按:月经后期之病因,不外虚实两端,虚者多为血虚、气虚、阴虚、虚寒,实者多气滞、血瘀。该患者病起于进食生冷,生冷损伤脾肾阳气,冲任虚寒而致月经后期,又寒凝可致血瘀,治疗以温经散寒、活血调经为法。以巴戟天、菟丝子、仙灵脾温肾阳,干姜散寒畅中,炙黄芪益气,当归、白芍、熟地补肾精养阴血,益母草、川牛膝、桃红活血调经,香附为血中气药,擅长行气调经止痛。全方有温补,有散寒,有行气,有活血调经。

3. 肾精亏虚

案一 吴某,女,20 岁。2019 年 1 月 5 日初诊:月经推迟 2 月余未至,末次月经 2018 年 10 月 28 日,否认性生活史,平素月经量不多,色淡暗,近期学习压力大,胸前不胀,小腹不痛,舌红苔薄,脉弦细。曾于外院查 B 超示双侧卵巢内卵泡数目增多(右侧 8~9 枚,左侧 7~8 枚)。

证属肝郁肾虚,治以疏肝活血、补肾调经。

拟方如下:

柴胡 6 g	制香附 10 g	当归 10 g	川芎 6 g	炒白芍 10 g

熟地 10 g	川牛膝 10 g	巴戟天 9 g	桃仁 10 g	制首乌 10 g
菟丝子 6 g	山萸肉 10 g	绿梅花 9 g	丹参 15 g	生白术 9 g
益母草 18 g	茯苓 10 g			

5 剂,水煎服,每日 1 剂。

按:青春期女子月经愆期多为肾精亏虚,育龄期妇女多为肝郁肾虚,围绝经期多为肝肾亏虚,然亦非绝对。该患者近期学习压力大,肝气不畅,加之肾精亏虚,故而月经推迟,治疗当疏肝活血,补肾调经兼顾。

案二　方某某,女,23 岁。2019 年 1 月 12 日初诊:月经推迟 2 月余未至,末次月经 2018 年 11 月 9 日,曾于外院诊断为"多囊卵巢综合征",形体丰腴,面部痤疮,月经量少,舌红苔白,脉滑。B 超示:双卵巢体积增大,多囊样改变,子宫内膜约 5 mm。

证属肾虚痰浊,治以补肾益精、化浊调经。

拟方如下:

熟地 10 g	山萸肉 10 g	生地 12 g	女贞子 15 g	苍术 9 g
茯苓 15 g	石菖蒲 9 g	当归 10 g	川芎 9 g	赤芍 12 g
菟丝子 12 g	巴戟天 9 g	丹皮 10 g	川牛膝 10 g	丹参 18 g
益母草 18 g	炒黄柏 6 g	桃仁 9 g		

5 剂,水煎服,每日 1 剂。

按:"多囊卵巢综合征"属中医"月经后期""癥瘕"等范畴,基本病机为肝脾肾失调,肾虚为本,血瘀、痰浊、肝郁为标,治疗以补肾益精为主,分别加以活血化瘀、燥湿化痰、疏肝理气等药。该患者证属肾虚痰浊,以熟地、生地、山萸肉、女贞子、菟丝子、巴戟天益肾精、调冲任,以苍术、茯苓、石菖蒲化痰,当归、川芎、赤芍、丹皮、牛膝、丹参、益母草、桃仁活血化瘀、养血通经,黄柏清湿热。

二、妇科杂病

(一)输卵管堵塞

输卵管堵塞是女性不孕的重要原因之一,由其引起的不孕症占女性不孕的 1/3 左右。各种原因(气滞、湿、热、毒)导致的气血瘀结,壅阻经脉,脉络闭阻不通,精卵不能结合而致不孕,治疗以活血通络为大法,予以行气、祛湿、化痰、清热解毒、活血化瘀散结通络。该病病程长,往往虚实夹杂,临证治疗应注意兼顾正虚。

案　操某某,女,40 岁。2019 年 4 月 17 日初诊:夫妻生活正常,未采取避孕措施而 5～6 年未受孕,查输卵管通而不畅,平素怕冷,月经量不多,舌红苔薄,脉细涩。

证属肝郁肾虚血瘀,治以疏肝补肾、活血祛瘀。

拟方如下:

柴胡 5 g	制香附 10 g	当归 10 g	炒白芍 12 g	川芎 9 g
熟地 10 g	路路通 6 g	败酱草 20 g	红藤 20 g	益母草 12 g
菟丝子 12 g	山萸肉 10 g	巴戟 9 g	仙灵脾 10 g	炙黄芪 18 g

5 剂,水煎服,每日 1 剂。

2019 年 4 月 22 日二诊:足心汗多,治守上方,加茯苓 10 g,5 剂。

2019 年 5 月 8 日三诊:月经第三天,乏力喜睡,足心汗多,治守上方,加桑寄生 15 g,
5 剂。

2019 年 5 月 14 日四诊:月经已净,乏力喜睡较前改善,舌红苔薄,脉细。

柴胡 5 g	制香附 10 g	当归 10 g	炒白芍 12 g	川芎 9 g
熟地 10 g	路路通 6 g	败酱草 20 g	红藤 20 g	益母草 12 g
菟丝子 12 g	山萸肉 10 g	巴戟天 9 g	仙灵脾 10 g	炙黄芪 18 g
茯苓 10 g	桑寄生 15 g	党参 10 g		

5 剂,水煎服,每日 1 剂。

2019 年 5 月 18 日五诊:药证相适,治守上方,加苍术 9 g,5 剂。

2019 年 5 月 23 日六诊:带下量多色黄,无异味,治守上方,去党参,加山药 12 g,5 剂。

按:脾肾不足,气虚血运无力,滞而成瘀,瘀血阻滞,精卵不能结合而无法受孕。月经量少,乏力怕冷乃脾肾亏虚、气血不足之象。多年未孕,压力大,情绪不畅,肝郁亦存在,治以疏肝理气、补肾益气、活血祛瘀为法。以柴胡、制香附、川芎疏肝理气,肝气得畅,气机条畅,亦利于瘀散;当归、白芍、熟地、山萸肉、山药、菟丝子、巴戟天、仙灵脾、炙黄芪、党参补益脾肾,益气养血,使精血充足,血海才能保持满盈;路路通、败酱草、红藤、益母草活血化瘀通经。

(二)癥瘕积聚

案一 汪某,女,29 岁。2019 年 1 月 10 日初诊:备孕,婚后未采取避孕措施,一年未孕。平素经前乳胀,腰酸,毛发重,末次月经 2018 年 12 月 17 日,舌红苔厚,脉滑。既往有多囊卵巢综合征史。

证属肾虚痰浊,治以补肾益精、化浊调经。

拟方如下:

当归 10 g	炒白芍 12 g	川芎 9 g	熟地 10 g	制香附 10 g
炙黄芪 20 g	菟丝子 10 g	巴戟天 10 g	枸杞子 15 g	苍术 9 g
益母草 15 g	川牛膝 10 g			

5 剂,水煎服,每日 1 剂。

2019 年 1 月 15 日二诊:治守上方,加柴胡 5 g,青皮 9 g,5 剂。

2019 年 1 月 19 日三诊:月经未至,治守上方,去苍术,加泽兰 10 g,5 剂。

按:对于多囊卵巢综合征,病机主要是冲任损伤,痰浊血瘀是主要病理变化,临床多表现为月经后期,量少,毛发重,油脂旺,形体偏胖等,治疗以调理冲任为大法,多从补肾疏肝,化痰湿,活血化瘀入手。

案二 胡某某,女,32 岁。2019 年 1 月 5 日初诊:带下量多,色白,下腹胀痛,左小腹尤甚,胸前乳胀,脾气急躁,舌暗红苔薄白,脉弦滑。B 超示左卵巢内充满密集无回声——巧克力囊肿可能,右侧壁肌瘤。

证属气滞痰凝血瘀,治以疏肝行气、化痰活血、软坚散结。

拟方如下:

青皮9g	失笑散^(包煎)18g	海藻18g	三棱9g	莪术9g

（青皮9g　失笑散(包煎)18g　海藻18g　三棱9g　莪术9g

夏枯草12g　当归10g　川芎9g　益母草15g　柴胡5g

郁金9g　橘叶9g　焦山栀9g　制香附10g　椿白皮10g

薏仁米30g　赤茯苓15g　红藤30g　败酱草30g

5剂,水煎服,每日1剂。

按:女子以肝为先天,卵巢之疾与肝关系尤为密切,巧克力囊肿的形成乃肝郁气滞、痰凝血瘀而致。该患者诸多主诉及舌脉也反映出其肝气郁滞,痰瘀凝结,治疗以疏肝行气、化痰活血、软坚散结为法。

案三 程某某,女,24岁。2019年2月9日初诊:B超示右附件区低回声灶,女性激素六项尚在正常范围,月经尚规律,身体汗毛较重,舌红苔薄,脉弦细涩。

证属气滞血瘀,治以活血化瘀、消癥散结。

拟方如下:

当归10g　川芎9g　赤芍12g　制香附10g　失笑散^(包煎)18g

三棱9g　莪术9g　桂枝3g　茯苓12g　夏枯草12g

制半夏9g　泽兰9g

7剂,水煎服,每日1剂。

按:对于妇科癥瘕之疾,桂枝茯苓丸乃经典名方,出自《金匮要略》,乃缓消之剂。桂枝温通经脉以行瘀滞,临床中对于各种诸如子宫肌瘤、包块等以此方为基础增减,常用三棱、莪术、失笑散等散瘀消癥,香附、川芎等行气止痛,当归、芍药养血和血,茯苓健脾渗湿,半夏化痰,夏枯草化痰散结,泽兰行气血,于诸多行气化痰散结化瘀消癥之中少佐温通之桂枝。

案四 游某某,女,33岁。2019年1月16日初诊:月经后期,量中,末次月经2018年10月20日,胸闷乳胀,少腹胀痛,舌红苔薄,脉弦涩,B超示右卵巢混合性回声(21mm×15mm×20mm)。

证属气滞血瘀,治以理气化瘀。

拟方如下:

柴胡6g　青皮9g　当归9g　川芎9g　赤芍12g

制香附10g　失笑散^(包煎)18g　败酱草20g　红藤30g　赤茯苓15g

桂枝3g　桃仁9g　益母草15g　三棱10g　乌药10g

木香9g

7剂,水煎服,每日1剂。

2019年11月23日二诊:月经未至,治守上方,去桂枝,加川牛膝10g,7剂。

2019年12月3日三诊:月经11月23日至,5天干净,治守上方,去川牛膝,加桂枝

5 g,7 剂。

2019 年 12 月 14 日四诊：少腹胀有缓解，舌红苔薄，脉弦涩。

柴胡 6 g	青皮 9 g	当归 9 g	川芎 9 g	赤芍 12 g
制香附 10 g	失笑散^(包煎)18 g	败酱草 20 g	红藤 30 g	赤苓 15 g
桂枝 5 g	桃仁 9 g	益母草 15 g	三棱 10 g	乌药 10 g

7 剂，水煎服，每日 1 剂。

2019 年 12 月 28 日五诊：治守上方。7 剂。

2020 年 1 月 13 日六诊：复查妇科 B 超示右卵巢混合回声较前缩小，大小 14 mm×11 mm×13 mm，因外出不便服中药，改以中成药巩固，桂枝茯苓胶囊 3 粒,3 次/日，小金胶囊 3 粒,2 次/日。

按：有形之瘀滞结节，非温不散。气行则血行。

（三）阴挺

阴挺临证以虚证为主，常见气虚、肾虚，或虚实夹杂，合并湿热。治疗以益气升提、补肾固脱为治疗大法，夹实者则辅以驱邪泻实。

案　金某，女，73 岁。2019 年 7 月 11 日初诊：子宫脱垂，阴中有物脱出，劳力则易作，神疲乏力，口干，便秘，舌淡红苔薄白，脉细弱。

证属脾肾气虚，治以健脾益肾、升提固脱。

拟方如下：

炙黄芪 20 g	党参 10 g	茯苓 10 g	炙甘草 5 g	知母 6 g
炒白术 8 g	山萸肉 10 g	山药 15 g	决明子 10 g	当归 10 g
熟地 10 g	生地 12 g	火麻仁 20 g	麦冬 10 g	

7 剂，水煎服，每日 1 剂。

2019 年 7 月 19 日二诊：腰酸，目干涩，治守上方，改炙黄芪 30 g、麦冬 15 g，加枸杞子 12 g、瓜蒌仁 12 g,7 剂。

2019 年 7 月 25 日三诊：便秘，治守上方，加制大黄^(后入)9 g,7 剂。

2019 年 8 月 2 日四诊：神疲乏力症缓，阴挺程度有改善，舌淡红苔薄，脉细弱。

炙黄芪 30 g	茯苓 10 g	瓜蒌仁 12 g	知母 6 g	麦冬 15 g
枸杞子 12 g	山萸肉 10 g	山药 15 g	决明子 10 g	当归 10 g
熟地 10 g	生地 12 g	火麻仁 20 g	制大黄^(后入)9 g	

7 剂，水煎服，每日 1 剂。

2019 年 8 月 12 日五诊：症情好转，治守上方，加石斛 15 g,7 剂。

2019 年 8 月 23 日六诊：治守上方，7 剂。

2019 年 8 月 30 日七诊：目糊，口干，治守上方，去当归，7 剂。

2020 年 5 月 11 日八诊：便秘改善，身软，腰酸，舌红苔薄，脉细弱。

炙黄芪 30 g	茯苓 10 g	瓜蒌仁 12 g	知母 6 g	麦冬 15 g
枸杞子 12 g	山萸肉 10 g	山药 15 g	决明子 10 g	党参 9 g
熟地 10 g	生地 12 g	火麻仁 20 g	石斛 15 g	桑寄生 15 g

制大黄^(后入)6 g

7剂,水煎服,每日1剂。

2020年5月18日九诊:症情好转,治守上方,改炙黄芪40 g、制大黄^(后入)9 g,7剂。

2020年5月26日十诊:阴挺已回纳,治守上方,去白术,7剂。

2020年6月3日十一诊:身软乏力,治守上方,去瓜蒌仁,加升麻3 g,7剂。

按:该患者年逾七旬,肾气亏虚,带脉失约,冲任不固,加之体质素虚,中气不足,气虚下陷,升提不足,而致子宫脱垂,乏力、口干、便秘为气阴不足之象,治以健脾益肾、升提固脱为法。黄芪为补中益气,升提举陷之要药,为君;党参、炙甘草,甘温,为补中益气要药,三者配伍健脾益气之力增;茯苓、白术健脾运脾;气虚日久必损及血,故佐以当归补养阴血;以熟地、山药、山萸肉、枸杞子、桑寄生补肾固冲任;佐以清轻升散之升麻,助清阳上升;知母、生地、麦冬、石斛养阴清热;决明子、火麻仁、瓜蒌仁润肠通便治疗便秘。

三、产后病

妇女生产后元气受损,气血不足,百脉空虚;产后胞宫内瘀浊尚未排净,故产后病多虚多瘀,治疗用药时应注意固护气血,适当温养。但亦应遵循"勿拘于产后,也勿忘于产后"的原则,根据情况,补虚泻实,在选方用药上,注意行气不过于耗散,消导兼以扶脾,温阳不过于温燥,清热不过于寒凉。

(一)产后身痛

产后表虚,卫外不固,腠理疏松,风寒湿易乘虚而入,痹阻关节经络,气血运行不畅,瘀滞而痛,又产后失血过多,百骸空虚,血虚筋脉失养,故治疗既要驱邪又要补虚,产后宜温,治以益气固表、温经散寒、化湿通络为法。以血虚为主者,可以黄芪桂枝五物汤加当归、鸡血藤等补血益气,温经和络;以风寒湿为主者,可以独活寄生之属散寒除湿,养血祛风,二者并重者,可二方相合。

案　方某某,女,33岁。2019年8月27日初诊:人流后2个月,周身关节痛,畏风怕冷,舌淡红苔薄白,脉沉细。

证属血虚寒湿,治以益气养血、祛风散寒。

拟方如下:

生黄芪20 g	炒白术10 g	苍术9 g	防风9 g	桂枝10 g
炒白芍10 g	当归10 g	制乳香10 g	秦艽10 g	细辛2 g
桑寄生15 g	仙灵脾10 g	威灵仙15 g	伸筋草12 g	

5剂,水煎服,每日1剂。

2019年9月2日二诊:药后症缓,治守上方,改苍术6 g,加寻骨风10 g,5剂。

按:产后气血亏虚,百脉空虚,腠理疏松,卫外不固,风寒湿邪乘虚而入,留滞关节,气血运行不畅,瘀滞而痛,治以益气养血、祛风散寒、化湿通络止痛为法。玉屏风益气固表,增卫外之力,黄芪桂枝五物汤补益气血、温经通络,秦艽、细辛、威灵仙、伸筋草散寒湿、通经络,桑寄生、仙灵脾补肾通痹,乳香活血行气止痛。

（二）产后缺乳

产后缺乳有虚实二证，虚证者气血不足，乳汁乏源，实证者肝气郁结，气机不畅，乳汁郁积，运行不畅而缺乳。治疗虚证者宜补益气血，佐以滋肾，实证者宜疏肝理气，佐以补血，不论虚实，皆配以通乳之品，以助乳汁通畅。

案 蒋某某，女，33岁。2020年3月4日初诊：产后3月余，乳汁不足，乳汁稀少，夜寐不佳，口干，脾气急躁，舌红苔薄，脉弦细。既往：妊娠糖尿病，现空腹血糖略高。

证属肝郁血虚，治以疏肝理气、补益气血、通络下乳。

拟方如下：

生黄芪20g	当归10g	生地12g	熟地10g	川芎9g
炒白芍12g	太子参15g	麦冬12g	留行子9g	通草5g
郁金9g	柴胡5g	焦山栀4g		

5剂，水煎服，每日1剂。

2020年3月9日二诊：症情好转，治守上方，改焦山栀6g，5剂。

2020年3月20日三诊：症情好转，乳汁较前增多，夜寐尚不佳，舌红苔薄，脉弦细。

生黄芪20g	当归10g	生地12g	熟地10g	川芎9g
炒白芍12g	太子参15g	麦冬12g	留行子9g	通草5g
郁金9g	柴胡5g	焦山栀6g	茯神10g	

5剂，水煎服，每日1剂。

2020年3月25日四诊：乳汁渐充，怕热，汗多，易便秘，口干，治守上方，加知母6g，5剂。

2020年3月30日五诊：劳累后乳汁减少，乳不胀，治守上方，去焦山栀，改生黄芪30g，5剂。

按：产后失血耗气，气血津液生化不足，乳汁生成无源，脾气急躁，肝失调达，气机不畅，经脉滞涩，阻碍乳汁运行。治以疏肝理气、补益气血、通络下乳为法。以生黄芪、太子参、当归益气养血，肝气不畅，郁而化火，火热易伤阴，故予以生地、知母、焦山栀清热，熟地、白芍、麦冬养阴，一则敛肝阳，利于肝气条达；二则滋肾，利于阴血生，留行子、通草、柴胡、川芎疏肝行气通络。产后缺乳者，不论虚实，皆于辨证用药基础上佐以通乳之品，以助乳汁通畅。

（三）小产后

案 刘某，女，29岁。2020年3月27日初诊：3月18日胎停药流后。刻下：胸闷气短，头涨痛，少量恶露，色暗，舌暗淡苔薄白，脉弦细，胸片、心电图未见异常。

证属气虚血瘀，治以补气血、祛瘀滞。

拟方如下：

炙黄芪20g	党参10g	当归10g	炒白芍12g	川芎9g
熟地10g	制香附10g	菟丝子10g	益母草15g	茯苓10g
续断10g	桑寄生15g			

14剂，水煎服，每日1剂。

2020 年 5 月 23 日二诊:因事未能及时复诊,近日身酸困,乏力易疲劳,口苦,口黏,末次月经 4 月 26 日,舌暗淡苔白,脉濡细。

炙黄芪 20 g	党参 10 g	当归 10 g	炒白芍 12 g	川芎 9 g
熟地 10 g	制香附 10 g	菟丝子 10 g	益母草 15 g	茯苓 10 g
续断 10 g	桑寄生 15 g	炒黄芩 8 g	苍术 9 g	薏仁米 30 g

7 剂,水煎服,每日 1 剂。

2020 年 6 月 2 日三诊:月经 5 月 25 日至,量不多,5 天净,治守上方,去苍术,加巴戟天 9 g,7 剂。

2020 年 6 月 22 日四诊:月经将至,治守上方,去薏仁米,加柴胡 5 g、月季花 9 g,7 剂。

按:产后多虚多瘀,产后宜温。该患者小产后 9 日,气血亏虚,运行不畅,而见胸闷气短、头涨,恶露未净,治以补气血、益脾肾为法,于温补气血中佐以香附、川芎行气止痛,疗头涨痛,益母草活血通经,助恶露排出。

四、带下病

带下过多的主要病因为湿邪盛,责任脏腑主要为脾、肾,湿之来源在内责于脾虚、肾虚,在外责于外邪中之寒湿、湿热毒邪。脾虚失运则湿浊内停,下注而成带下,宜以健脾除湿止带为法,可予完带汤。肾气虚弱,失于闭藏,致带脉失约,滑脱于下而成带下,偏于肾阳虚者可温补肾阳、固涩止带,予济生肾气丸类;偏于肾阴虚者宜益肾固涩,清热止带,予知柏地黄丸;湿热及湿毒下注者可有肝经郁热、下焦湿热、湿毒下注之型,对于肝经郁热者可予龙胆泻肝汤以清热利湿、调肝止带;下焦湿热者宜清热祛湿止带,予易黄汤;湿毒下注者以清热解毒、凉血祛湿为法,予温清饮,加白花蛇舌草、土茯苓、半枝莲等。

(一)湿热下注

案一　杨某某,女,48 岁。2018 年 12 月 29 日初诊:带下量多,质稠色黄,小腹坠胀,喉中有痰,舌红苔黄薄腻,脉濡。

证属湿热下注,治以清热利湿止带。

拟方如下:

炒黄柏 10 g	苍术 10 g	苦杏仁 9 g	生白术 10 g	茯苓 12 g
败酱草 30 g	蒲公英 30 g	椿白皮 10 g	车前子^(包煎)12 g	地肤子 15 g
山药 10 g	金樱子 9 g	焦山栀 6 g		

5 剂,水煎服,每日 1 剂。

按:该患者证属湿热下注,治以清热利湿止带为法,予黄柏、苍术、败酱草、蒲公英、椿白皮、茯苓、车前子、地肤子、焦山栀清热祛湿止带,山药健脾加强祛湿之功,少佐一味金樱子收敛,但也不可过用收敛固涩之品,以免留邪。患者前几日外感未清,故佐以苦杏仁顾兼症。

案二　汪某某,女,41 岁。2019 年 9 月 10 日初诊:带下量多,色黄质稠,面部多油,舌淡胖边有齿痕苔薄,脉濡。

证属脾虚湿热,治以健脾利湿、清热止带。

拟方如下:

炒黄柏 10 g	苍术 9 g	生白术 10 g	茯苓 10 g	薏仁米 30 g
地肤子 15 g	败酱草 30 g	蒲公英 20 g	党参 10 g	土茯苓 15 g
车前子(包煎) 12 g	丹皮 10 g	椿白皮 10 g	山药 12 g	泽泻 12 g

5 剂,水煎服,每日 1 剂。

2019 年 9 月 14 日二诊:腹胀气窜,治守上方,加焦六曲 10 g,5 剂。

2019 年 9 月 21 日三诊:症情好转,带下减少,舌淡胖边有齿痕苔薄,脉濡。

炒黄柏 10 g	苍术 9 g	生白术 10 g	茯苓 10 g	薏仁米 30 g
地肤子 15 g	败酱草 30 g	蒲公英 20 g	党参 10 g	土茯苓 15 g
车前子(包煎) 12 g	丹皮 10 g	椿白皮 10 g	山药 12 g	泽泻 12 g
焦六曲 10 g	炙黄芪 15 g			

5 剂,水煎服,每日 1 剂。

2019 年 9 月 26 日四诊:乏力易疲劳,治守上方,改炙黄芪 20 g,10 剂。

2019 年 10 月 7 日五诊:症情好转,治守上方,去焦六曲,加桔梗 9 g,5 剂。

按:脾虚生湿,湿郁化热,蕴结下焦,损伤任带,任带失约,带下过多。带下色黄质稠、面部多油为湿热之象,舌淡胖边有齿痕乃脾虚湿盛之象,治以健脾益气、升阳利湿与清热利湿并进。

(二)脾肾阳虚

案 陈某,女,22 岁。2007 年 3 月 19 日初诊:带下量多,如水状;怕冷,四肢尤甚,身软易疲,舌淡红苔薄,脉沉细。

证属脾肾阳虚,治以温阳补肾固摄。

拟方如下:

熟地 10 g	山萸肉 10 g	怀牛膝 10 g	鹿角霜(先煎) 15 g	菟丝子 12 g
肉桂(后入) 3 g	党参 10 g	炒白术 9 g	芡实 10 g	桑螵蛸 10 g
炙黄芪 15 g	当归 9 g	淮山药 15 g	砂仁(后入) 3 g	续断 10 g

7 剂,水煎服,每日 1 剂。

2007 年 3 月 29 日二诊:药后症情好转,治守上方,去淮山药,7 剂。

按:脾虚不运,水湿内生,日久脾虚及肾,肾阳不足,命门火衰,蒸腾失司,寒湿内生,损伤任带。温补脾肾之阳的同时,注意固护阴液,酌加熟地、山萸肉等滋肾之品,同时配以收摄固涩之品,如芡实、桑螵蛸等。

五、绝经前后

绝经前后,肾气渐衰,天癸将竭,脏腑功能逐渐衰退,阴阳失衡,肾虚是根本,亦可累及他脏,临证以肾阴虚者居多,多为阴虚火旺或气阴亏虚。临证治疗应注意滋肾不可过于滋腻,以免阻遏阳气。

案 王某某,女,54 岁。2018 年 12 月 29 日初诊:烘热、口干、头晕、乏力易疲劳,舌红苔薄,脉细数。既往:子宫切除术后 6 年。

证属阴虚火旺,治以养阴清热,佐以潜阳益气。

拟方如下:

煅龙牡^(各,先)30 g	生黄芪 15 g	浮小麦 30 g	知柏^(各)9 g	生地 12 g
五味子 6 g	太子参 12 g	茯苓 10 g	当归 9 g	女贞子 12 g
糯稻根 30 g	旱莲草 15 g	地骨皮 10 g	败酱草 15 g	麦冬 12 g

7 剂,水煎服,每日 1 剂。

2019 年 1 月 5 日二诊:症情好转,寐不佳,治守上方,去茯苓,加茯神 10 g,改生黄芪 20 g,7 剂。

按:绝经期,卵巢功能渐衰,阴阳失调而致各种症状出现,治以滋养肾阴,佐以潜阳清虚热。该患者以肾阴虚为主,亦有气不足之象,气阴两虚,故予太子参、生黄芪益气养阴,虑其子宫切除史,佐以一味败酱草清热解毒祛瘀排脓。在不影响主证用药,与主证不矛盾时,可少佐予一二味药物兼顾兼症。

六、妊娠病

(一)胎漏,胎动不安

导致胎元不固的原因有虚有实,虚者有肾虚、脾肾虚、气血虚,实者有血热、血瘀,临床以虚证、虚实夹杂证为多见。临证治疗,不论虚实,在辨证论治的基础上,注意固护肾气,以固胎元。

1.胎漏

案　谢某某,女,37 岁。2019 年 7 月 23 日初诊:胚胎移植术后近一个月,刻诊:前几日阴道少量出血,口服黄体酮,血已止,小腹坠胀,腰酸,身软乏力,恶心呕吐,口泛清水,舌红苔薄,脉沉细滑,尺脉弱。

证属肾脾亏虚,治以补肾健脾、养血安胎、和胃降逆。

拟方如下:

太子参 15 g	熟地 10 g	山萸肉 10 g	续断 10 g	桑寄生 15 g
菟丝子 12 g	杜仲 10 g	苏梗 9 g	淡竹茹 6 g	陈皮 6 g
炒谷芽 10 g	当归 10 g	茯苓 10 g	苎麻根 10 g	

4 剂,水煎服,每日 1 剂。

按:该患者素肝肾不足,此孕二胎乃借助现代科技("试管")而成,但素体肾虚,故现胎漏、胎动不安之象——见红、小腹坠胀、腰酸,虽予以黄体酮,血已止,但小腹仍坠胀,腰酸乏力,且伴有冲气上逆,胃失和降之妊娠恶阻之症状,治以补肾健脾、养血安胎、和胃降逆。

2.胎动不安

案　郑某某,女,33 岁。2020 年 4 月 6 日初诊:孕一个月,末次月经 2020 年 3 月 3 日,昨觉腰酸,查血 HCG 1 900 mIU/ml,纳、眠可,二便调,舌红苔薄,尺脉弱,既往自然流产史。

证属肾气亏虚,治以补肾益气、养血安胎。

拟方如下:

熟地 10 g	山萸肉 10 g	山药 12 g	枸杞子 12 g	当归 10 g
太子参 12 g	杜仲 10 g	续断 10 g	桑寄生 15 g	炒黄芩 6 g
菟丝子 10 g	炒白芍 10 g			

5 剂,水煎服,每日 1 剂。

按:肾气不充,任脉不固,胎元不固而易滑胎。此次受孕,腰酸尺脉弱乃肾气不充之征兆,予以补肾益气安胎为法,寿胎丸加减。"产前宜凉,产后宜温",产前胎火易旺,常佐一味黄芩清热安胎。

(二)羊水过多

案 艾某,女,30 岁。2020 年 4 月 16 日初诊:孕 8 月,羊水过多,腹胀痛,腰酸,口干,精神尚可,舌红苔薄,脉滑。

证属肾虚,气化不利,治以补肾益气、温阳化水。

拟方如下:

熟地 10 g	山萸肉 10 g	山药 12 g	生黄芪 15 g	茯苓 12 g
生白术 10 g	菟丝子 12 g	杜仲 10 g	桑寄生 15 g	续断 10 g
当归 10 g				

5 剂,水煎服,每日 1 剂。

2020 年 4 月 21 日二诊:症有缓解,治守上方,5 剂。

按:"子满""胎水肿满",肾气亏虚,气化不利,水湿不运,故而羊水过多,治以补肾益气温阳化水,素体脾虚,孕后气血下聚养胎,脾气益虚,土不制水,水停胞中,治以健脾渗湿、养血安胎。

(三)孕期 IGG 抗 B 效价高

案 蒋某某,女,27 岁。2018 年 12 月 20 日初诊:孕 30 周,查 IGG 抗 B 效价为 1∶128,溲黄,腰痛,腰部下坠感,神疲乏力,舌红苔薄黄腻,脉滑。

证属湿热内蕴,治以清热利湿。

拟方如下:

茵陈 18 g	金钱草 15 g	垂盆草 15 g	茯苓 10 g	生白术 10 g
太子参 12 g	续断 10 g	桑寄生 15 g	炒黄芩 9 g	白茅根 15 g

5 剂,水煎服,每日 1 剂。

2018 年 12 月 27 日二诊:药证相适,寐不佳,治守上方,加茯神 10 g,5 剂。

2019 年 1 月 2 日三诊:复查 IGG 抗 B 效价 1∶32,治守上方,改炒黄芩 10 g,加女贞子 12 g,5 剂。

2019 年 1 月 8 日四诊:腰痛,腰酸坠胀感,溲黄等症大减,舌红苔薄黄腻,脉滑。

茵陈 18 g	金钱草 15 g	垂盆草 15 g	茯苓 10 g	生白术 10 g
太子参 12 g	续断 10 g	桑寄生 15 g	炒黄芩 10 g	白茅根 15 g
茯神 10 g	女贞子 12 g			

5剂,水煎服,每日1剂。

2019年1月14日五诊:乏力,治守上方,加炙黄芪15g,5剂。

2019年1月25日六诊:症渐安,查IGG抗B效价1∶32,治守上方,去垂盆草、茯神、炙黄芪,5剂。

按:ABO血型IgG抗A/B效价高有新生儿溶血等风险,中医治疗以清热利湿退黄为法。以茵陈、金钱草、垂盆草、炒黄芩清利湿热,茯苓、白术健脾利湿,同时以白茅根清热利尿,使热从小便出,辅以太子参益气养阴,续断、桑寄生补肾强腰安胎。妊娠期间,无论是寒热虚实之证,还是攻清补消等法,皆须考虑益肾固胎元。

医论撮要：

小儿形气未充，脏腑柔弱，往往病因较单纯，多因形气未充，肌肤柔弱，易受外邪侵袭，患外感疾病；又因脾胃虚弱、喂养不当易伤脾胃而多见脾胃疾病；也有先天不足之"五迟""五软"等特有病证。

小儿为"纯阳之体"，又为"稚阴稚阳之体"，"易于感触""易于传变"，感邪变化快，且脏气清灵，生机蓬勃，易趋康复，临证当明辨寒热虚实，抓准病机，稍不对证则易延误病情，加重病情，变生他证，治疗当辨证施药。用药宜轻灵，药味少、药量轻，每多予一二剂，至多三剂，观其变化而随证调整。用药应忌大苦大寒、大辛大热、攻伐之品，以免损伤真阴真阳。

易虚易实，易寒易热，感邪易从热化，热易伤阴，用药应注意清热，顾护阴液，但清热之品忌过于苦寒，苦寒之品易伐小儿生生之气，所谓"存阴退热，莫过于六味之酸甘化阴也"。

医案选粹：

一、多动

本病源于肝风痰火胶结，其标为风火痰，本在肝、脾、肾，往往虚实夹杂，治疗宜标本兼顾或先标后本。本病发病缓慢，病程长，治疗难以速效，不可一味重镇宁静，当图缓治，守法守方，使痰浊去，风火消，脏气平，则症缓。

案一 张某，男，17岁。2012年9月13日初诊：手、头抽搐，尖叫6年余。患者6年前高热病后出现手、头不自主抽动，嘴中常尖叫，情绪烦躁，注意力不集中，胸闷，舌红苔黄，脉弦细。

证属风痰内阻，治以熄风化痰。

拟方如下：

生龙牡(各、先)30g	钩藤12g	天麻9g	麦冬12g	胆南星9g
淡竹茹9g	川连5g	石菖蒲9g	生白芍12g	夏枯草12g
白僵蚕9g	炙远志10g	天竺黄9g	茯苓10g	炒枳实9g

浙贝 9g　　　　鲜竹沥 1 匙

10 剂,水煎服,每日 1 剂。

2012 年 9 月 22 日二诊:用药后症情好转,头、手抽搐频率,尖叫次数较前明显减少,效不更方,治守上方续服 5 剂。后在前方基础上略加减,共服 40 余剂。手、头抽搐只在紧张、剧烈运动后稍作,尖叫声已愈,上课注意力能集中,学习成绩亦有提高。

按:本案患者热病后营阴受损,筋脉失养,引动肝风,故手、头抽搐不宁,肝失疏泄,脾失健运,痰浊内生,循经上逆,痹阻咽喉,金鸣异常而发出尖叫,故其治疗当以熄风化痰为法,风熄而抽搐平,痰祛意志复。

案二　唐某,男,13 岁。2018 年 9 月 7 日初诊:抽动 3 年,曾于外院行西药治疗,效果不显。刻诊:挤眼频繁,连及上肢,胆怯,舌红苔薄,脉滑数。

证属痰火扰神,治以清热化痰、熄风宁神。

拟方如下:

生珍珠母^(先煎)20g　生龙牡^(各、先)20g 钩藤 9g　　　生地 12g　　　僵蚕 9g

夏枯草 15g　　　焦山栀 6g　　　炙龟板^(先煎)10g 天麻 9g　　　女贞子 15g

生白芍 12g　　　胆南星 9g　　　淡竹茹 9g

7 剂,水煎服,每日 1 剂。

2018 年 9 月 14 日二诊:药后挤眼频率降低,治守上方,改生龙牡^(各、先)30g、生珍珠母^(先煎)30g,加白蒺藜 9g,7 剂。

2018 年 9 月 21 日三诊:症情大减,鼻塞,回吸有痰,色黄,治守上方,去焦山栀,加辛夷花 6g、银花 12g、炒黄芩 10g、桔梗 6g,7 剂。

按:儿童抽动症属中医"风证"范畴,多从风、痰论治。该患者辨证为痰火扰神型,治疗以清热化痰、熄风宁神为法。以生珍珠母、生龙牡、钩藤、天麻平肝熄风,僵蚕熄风止痉,炙龟板滋阴潜阳,生地、女贞子、生白芍滋养肝肾之阴,夏枯草、焦山栀、胆南星、淡竹茹清热化痰,全方共奏清热化痰、熄风宁神之效,故 7 剂即见效。二诊加重生龙牡、生珍珠母之量,另加白蒺藜以平肝祛风。三诊时抽动大减,又见鼻塞痰黄,故予对症处理,酌加辛夷花通鼻窍,银花、黄芩、桔梗清痰热。另嘱平时生活、学习中家长勿对患儿施加压力,以免加重病情,宜多鼓励,身体、精神调理双管齐下,以达药疗。

案三　谢某,男,8 岁。2018 年 12 月 28 日初诊:喉中不自主发怪声,咽痒,情绪易急躁,多动,不能集中精神,舌红苔黄白,脉弦滑数。

证属痰热动风,治以清热熄风化痰。

拟方如下:

生龙骨^(先煎)18g　生珍珠母^(先煎)18g 钩藤 6g　　天麻 6g　　　夏枯草 9g

僵蚕 6g　　　　生地 6g　　　胆南星 6g　淡竹茹 6g　　生白芍 6g

桔梗 6g　　　　木蝴蝶 6g　　　麦冬 6g　　焦山栀 6g

7 剂,水煎服,每日 1 剂。

2019 年 1 月 5 日二诊：药后症情好转，鼻塞、涕黄、口唇红，大便干，2～3 日一行，治守上方，加辛夷花 5 g、制大黄^(后入)5 g，7 剂。

按：儿童抽动症多从痰风热论治，临证中医痰热动风多见，亦有阴虚风动、脾虚痰湿、痰火扰神、气郁化火。该患儿痰热动风，治疗以清热熄风化痰为法。患儿挤眼、清嗓等，常加入相应引经药，如辛夷花。

二、鼻渊

儿童脏腑娇嫩，形气未充，腠理疏松，卫表不固，易感受外邪侵袭，肺开窍于鼻，鼻的生理功能与肺关系密切，与主运化之脾脏关系亦密切。

案一 汪某某，男，12 岁。2007 年 11 月 22 日初诊：鼻塞流涕，咳嗽，痰少，咽痒，喷嚏，舌红苔薄，脉浮弦。

证属风邪上犯，治以疏风通窍、宣肺止咳。

拟方如下：

薄荷^(后入)4 g	荆防^(各)6 g	辛夷花 5 g	大青叶 10 g	细辛 1 g
蝉衣 6 g	桔梗 6 g	苦杏仁 6 g	法半夏 6 g	橘红 6 g
炙紫菀 6 g	炒黄芩 5 g	乌梅 6 g	生甘草 3 g	木蝴蝶 6 g

4 剂，水煎服，每日 1 剂。

2007 年 11 月 26 日二诊：药后咳嗽好转，治守上方进出，改薄荷^(后入)3 g，去细辛，加瓜蒌皮 6 g、藿香 6 g，4 剂。

2007 年 11 月 30 日三诊：鼻塞流涕，喷嚏，咽痒咳嗽，舌红苔薄，脉浮弦，治以祛风通窍、宣肺利咽为法。

薄荷^(后入)4 g	白芷 6 g	辛夷花 6 g	细辛 1 g	藿香 6 g
银翘^(各)9 g	防风 6 g	桔梗 6 g	炒黄芩 6 g	苦杏仁 6 g
法半夏 6 g	橘红 6 g	炙紫菀 6 g	生甘草 3 g	生黄芪 8 g
乌梅 6 g				

4 剂，水煎服，每日 1 剂。

2007 年 12 月 5 日四诊：药后症情渐好转，治守上方，去薄荷，改生黄芪 9 g，4 剂。

按：儿童为"稚阴稚阳之体"，脏腑娇嫩，形气未充，卫表不固，易感外邪，风邪由表侵入，影响肺之宣肃而咳嗽，风邪上犯咽喉、口鼻、而见咽痒、喷嚏、鼻塞流涕，治以疏风通窍、宣肺止咳为法。"脾常不足，阳常有余"，感邪后易化热，予黄芩、大青叶清肺热。二诊后风邪大退，减发散去表邪之力，加健脾益气扶正脱敏等药，如黄芪、乌梅等。

案二 叶某某，男，4 岁 9 个月，2018 年 10 月 17 日初诊：鼻流黄涕 1 个月。鼻塞、黄涕，不咳，偶喷嚏，舌红苔薄黄，脉浮。

证属风热上犯，治以祛风清热通窍。

拟方如下：

| 薄荷^(后入)2 g | 白芷 5 g | 藿香 5 g | 辛夷花 5 g | 细辛 1 g |

桔梗 5g　　　　　　银花 9g　　　　　炒黄芩 5g　　　生甘草 2g

5 剂,水煎服,每日 1 剂。

按:鼻渊者,浊涕下之不止也,究其原因,不离外邪、内热两端。外邪多为风寒、风热,内热多源于肺胃肝胆与大肠诸脏腑。治疗以宣肺通窍、化痰祛湿、清热解毒为法,外邪宜散,以辛夷花、薄荷、白芷、细辛等宣肺通窍。藿香解表的同时可化湿,以桔梗宣肺化痰,银花、黄芩清热。

三、咳嗽

小儿形气未充,肌肤柔弱,卫阳不能完全充实腠理,且寒暖不能自调,易受外邪侵袭。外邪袭肺,肺失宣肃,酿津化痰,痰阻气管,或因小儿脾胃虚弱,易为乳食、积滞所伤,致脾胃运化失职,水谷不能化生精微反生痰浊上贮于肺,遇外邪引动阻塞气管引起咳嗽。本病的治疗关键在于宣通肺气,化痰止咳。

(一)风邪犯肺

案　朱某某,男,2 岁。2018 年 12 月 26 日初诊:咳嗽数日,外感后咳嗽,外邪已退,咳仍不减,鼻塞,咳嗽,痰白,舌尖红苔薄,脉浮。

证属风邪犯肺,治以疏散风邪、化痰止咳。

拟方如下:

薄荷^(后入) 2g　　苏叶 4g　　　　辛夷花 3g　　炒苏子 4g　　银花 5g
桔梗 4g　　　　苦杏仁 4g　　　法半夏 3g　　炙紫菀 4g　　橘红 4g
茯苓 6g　　　　生甘草 2g　　　炒黄芩 3g

5 剂,水煎服,每日 1 剂。

按:外感致咳,外邪已渐消,肺气仍不宣畅,故咳不止,予疏散风邪、化痰止咳之品,薄荷、苏叶宣散,炒苏子、苦杏仁、桔梗、法半夏、炙紫菀、橘红、生甘草化痰止咳,茯苓健脾,增化痰之功。小儿为纯阳之体,感病后易发生变化,且易热化,舌尖红提示已有转热迹象,少佐宣散风热之银花及清肺热之黄芩。

(二)风热咳嗽

案　楼某某,男,3 岁。2019 年 11 月 26 日初诊:咳嗽、鼻塞、涕黄稠,舌红苔薄黄,脉浮数。

证属风热犯肺,治以疏风清热。

拟方如下:

薄荷^(后入) 2g　　辛夷花 4g　　　防风 3g　　　银花 6g　　　桔梗 4g
苦杏仁 4g　　　法半夏 3g　　　炙紫菀 4g　　炒苏子 4g　　炒黄芩 3g
生甘草 2g　　　橘红 4g　　　　乌梅 3g

3 剂,水煎服,每日 1 剂。

2019 年 12 月 7 日二诊:痰稀,治守上方,改炒黄芩 2g,去乌梅,加焦六曲 4g,3 剂。

2019 年 12 月 13 日三诊:咳嗽、鼻塞大减,舌红苔薄黄,脉浮数。

薄荷^(后入) 2g　　辛夷花 4g　　　防风 4g　　　银花 6g　　　桔梗 4g

| 苦杏仁 4 g | 法半夏 3 g | 炙紫菀 4 g | 炒苏子 4 g | 炒黄芩 2 g |
| 生甘草 2 g | 橘红 4 g | 乌梅 4 g | 焦六曲 4 g | |

3 剂,水煎服,每日 1 剂。

2019 年 12 月 16 日四诊:遇寒则咳,喷嚏,清涕,治守上方,加僵蚕 4 g、蝉衣 4 g,3 剂。

按:该患儿感冒数日,咳仍不止,不会咯痰,素有鼻炎。此次感冒,鼻塞加重,涕黄稠,属风热犯肺,治以疏风清热为法。薄荷、银花清热解表,桔梗、苦杏仁、炙紫菀、苏子、法半夏、生甘草、橘红止咳化痰,防风、辛夷花祛风通窍,乌梅一则祛风,二则敛肺。

四、感冒

小儿脏腑娇弱,形气未充,一脏受邪,发展传变快,易累及他脏。"肺常不足",腠理疏松,卫外力弱,易感外邪发为本病,肺失宣肃,气机不利,湿停痰阻;"脾常不足",外邪来犯,影响运化,饮食稍不慎即易出现食滞;"肝常有余",感邪后易心神不宁,感邪易热化,热极生风而发抽搐、惊风,故而儿童感冒易有夹痰、夹食滞、夹惊风之情况。临证治疗首辨寒热,且应注意兼夹症状。

案 潘某某,女,1 岁。2018 年 12 月 29 日初诊:发热 3 天,发热,咳嗽,痰稠,涕色今转黄,咽红,昨夜体温 39.4℃,舌红苔薄,脉浮。

证属表寒里热,治以疏表邪、清里热。

拟方如下:

薄荷(后入) 2 g	荆防(各) 3 g	银花 6 g	板蓝根 6 g	淡豆豉 3 g
桔梗 3 g	苦杏仁 3 g	法半夏 3 g	炒黄芩 3 g	生甘草 2 g
浙贝 2 g				

2 剂,水煎服,每日 1 剂。

按:小儿感冒,冬春多发,且由于小儿为纯阳之体,易转热。该患儿涕色转黄、咽红已是转热之象,治疗以薄荷、荆防宣散表邪,银花、板蓝根、炒黄芩清热,桔梗、苦杏仁、法半夏、生甘草、浙贝化痰止咳,淡豆豉透邪退热。小儿疾病易传变,变化迅速,故仅开 2 剂,且经临证观察,若药证相合,常常 1 剂即起效。小儿为纯阳之体,感邪易从阳化热,初起风寒袭表,随即入里化热,故稍见入里化热之趋势,即可少佐清热之品。

五、脾胃

(一)胃痞

案 王某,女,11 岁。2019 年 12 月 23 日初诊:胃脘胀痞,嗳气,反酸,口干,纳食不馨,舌红苔薄腻,脉细。

证属寒热错杂,治以平调寒热、消痞散结。

拟方如下:

制半夏 6 g	炒枳实 6 g	茯苓 6 g	陈皮 6 g	制香附 6 g
砂仁(后入) 4 g	苏梗 6 g	川朴 6 g	旋覆花(包煎) 6 g	干姜 3 g
川连 2 g	瓦楞子(先煎) 12 g	淡竹茹 5 g	焦六曲 6 g	炒谷芽 6 g

4剂,水煎服,每日1剂。

按:该患儿中气受伤,脾胃功能失调,寒热互结,清浊升降失常,半夏泻心汤为代表方,可平调寒热,消痞散结。

（二）腹痛

儿童腹痛常见原因有外感风寒暑湿,内伤乳食积滞,饮食不洁,蛔虫内扰,加之素体脾胃虚弱,脾阳不振,而致寒湿内停、气机不畅、气血不足,失于温养。其中以实证居多,即使因虚而痛者,亦在补虚基础上佐以通法,不可纯用补法,以顺应"六腑以通为用"。

案　张某某,男,7岁。2020年7月8日初诊:脐腹痛,形瘦,面萎,纳食不多,挑食,大便日行1～2次,味臭秽,目干涩,脾气急躁,舌红苔薄腻,脉滑。

证属食积腹痛,治以益气健脾、消食导滞。

拟方如下:

太子参9g	茯苓6g	炒白术6g	炙黄芪10g	连翘6g
胡黄连2g	使君子5g	炒枳实5g	焦山楂6g	焦六曲6g
法半夏4g				

5剂,水煎服,每日1剂。

2020年7月15日二诊:腹痛止,大便次数多,纳不馨,口臭,治守上方,改连翘9g、胡黄连3g,去炙黄芪,加钩藤6g、炒白芍6g、炒薏苡仁米18g、生龙骨^(先煎)18g,5剂。

按:儿童饮食常难以节制,食积停滞,郁积肠胃,气机郁滞,腑气不通发为腹痛。加之儿童脾胃之气尚未健全,运化力弱,饮食不节,宿食积滞,更伤脾胃,宿食积滞易于化热,甚至糟粕内积,肠道腑实,大便秘结不通,故治疗食积腹痛,以消食导滞为法,再配以益气养阴,健脾运中之法。以保和丸为主方加减化裁,配以太子参、炙黄芪、白术益气养阴健脾;胡黄连既可清实热又可清虚热,使君子杀虫消积,可健脾消疳,二者常组成药对,用于小儿食积、消化不良等症;枳实行气通腑,保持腑气通畅。

（三）便秘

儿童便秘多为实证,多由乳食积滞、燥热内结所致,治以消积导滞、清热润肠为法。

案　陈某,女,6岁。2019年7月6日初诊:便秘,大便数日一解,形瘦,脾气急躁,舌红苔黄,脉数。

证属燥热内结,治以清热润肠通便。

拟方如下:

| 制大黄^(后入)6g | 炒枳实5g | 川连3g | 生地5g | 火麻仁9g |
| 连翘6g | 川朴5g | 瓜蒌仁6g | | |

7剂,水煎服,每日1剂。

2019年7月16日二诊:治守上方,7剂。

2019年7月24日三诊:便秘缓解,舌红苔黄,脉滑数。

| 制大黄^(后入)6g | 炒枳实5g | 胡川连3g | 生地5g | 火麻仁9g |
| 连翘6g | 川朴5g | 瓜蒌仁6g | 茯苓5g | |

7剂,水煎服,每日1剂。

2019 年 7 月 31 日四诊:大便调,治守上方,改制大黄^(后入)4 g,加炒谷芽 6 g、焦六曲 6 g,去瓜蒌仁,7 剂。

按:儿童素体火旺,脾气急躁,形体消瘦,燥热内结,肠道失于濡润,而致大便干结,数日一解。治以清热润肠通便为法,清热不可过于苦寒,润肠不可过于滋腻,大便通调后,佐以健运中焦之品。

六、湿疹

湿疹之疾,总不离湿与热,脾胃虚弱,水湿停滞,湿热内蕴,搏结肌肤,久之血虚生风生燥,肌肤失养。治疗辨湿与热之偏重,佐以祛风止痒。后期血虚风燥者又当养血润燥与健脾化湿之药并用。

案 叶某某,女,5 岁。2019 年 11 月 26 日初诊:两侧臀部湿疹,对称而发,瘙痒,渗液,怕热,舌红苔薄,脉数。

证属湿热蕴结,治以清热燥湿、祛风止痒。

拟方如下:

生石膏^(先煎)15 g	炒黄柏 5 g	炒黄芩 5 g	苍术 4 g	赤苓 9 g
地肤子 6 g	白鲜皮 6 g	苦参 5 g	生地 5 g	蝉衣 5 g
僵蚕 5 g	白蒺藜 5 g	生甘草 2 g	丹皮 5 g	

5 剂,水煎服,每日 1 剂。

按:瘙痒——风,渗液——湿。湿热蕴结皮肤血肉发而成疹,治以清湿热、祛风止痒为法。清热——清热燥湿、清热凉血、清热解毒,除湿——清湿热、燥湿、渗湿,祛风——祛风止痒。

七、尿频、遗尿

临床以肾气不足、膀胱虚寒为多见,只有阳气充实,津液得以固涩,肾与膀胱才能气化有权、开合有度,小便才能正常,故治疗以温补肾阳、固涩缩尿为法。儿童易实易热,温补肾阳不可过于温燥,常用菟丝子、益智仁、补骨脂等,温补肾阳同时,佐以收敛固涩之品。

(一)尿频

案 王某某,女,12 岁。2019 年 3 月 22 日初诊:小便频数、短、涩,查尿常规未见异常,舌红苔腻,脉细沉。

证属肾气亏虚,治以温补肾阳、固涩缩尿。

拟方如下:

煅龙骨^(先煎)30 g	熟地 8 g	山萸肉 8 g	山药 10 g	枸杞子 10 g
金樱子 8 g	芡实 8 g	炙黄芪 15 g	覆盆子 8 g	乌药 6 g
益智仁 8 g				

7 剂,水煎服,每日 1 剂。

2019 年 3 月 29 日二诊:症有改善,治守上方,加莲须 8 g,7 剂。

按：儿童发育尚未健全，肾气不充，气化不利，而致小便短涩频数，治以补虚为主，温补肾气以助气化，少佐收敛固涩之品。

（三）遗尿

案　汪某，男，4岁。2001年5月22日初诊：遗尿，起夜两次，多汗，舌淡红苔薄白，脉沉细。

证属脾肾亏虚，治以益肾健脾缩尿。

拟方如下：

益智仁6g	菟丝子6g	五味子4g	淮山药6g	乌药4g
覆盆子6g	补骨脂5g	太子参6g	茯苓6g	煅龙牡(各、先)12g

4剂，水煎服，每日1剂。

2001年5月28日二诊：遗尿，多汗，舌红苔薄白，脉沉细，治以益肾健脾缩尿。

桑螵蛸7g	益智仁6g	菟丝子6g	覆盆子6g	淮山药6g
五味子4g	茯苓6g	煅龙牡(各、先)12g	乌药4g	山萸肉5g

5剂，水煎服，每日1剂。

2001年5月31日三诊：下元虚寒，遗尿，夜尿频，舌红苔薄白，脉细，治守原法，原方改乌药3g，煅龙牡(各、先)10g，去覆盆子，加党参5g、肉桂(后入)1g，4剂。

2001年6月5日四诊：遗尿，夜尿1次，多汗，舌红苔薄，脉沉细，继治以益肾健脾缩尿。

桑螵蛸6g	益智仁6g	菟丝子6g	熟地6g	山萸肉6g
淮山药6g	五味子6g	党参6g	乌药3g	煅龙牡(各、先)12g
茯苓6g				

4剂，水煎服，每日1剂。

按：肾气虚弱，下元虚寒，不能约束水道，脾虚不运，《杂病源流犀烛》中曰："脾虚则不能为气化之主，故溺不禁也"，气虚不摄而汗多，治以益肾健脾缩尿为法，少佐收敛固涩之品。

医论撮要：

皮肤位于人体表层，为人体免疫系统第一道防线，与内在各脏腑联系密切。"有诸内者，必行诸外"，脏腑气血阴阳盛衰直接反映于体表皮肤，导致皮损各有特点。肺主皮毛，肺宣发卫气与精微于体表以濡养皮毛，固护肌肤腠理；脾胃运化水谷精微，化生血液濡养肌肤；肾藏精，精血同源；肝主疏泄，调畅气机，气血和则肌肤充；心主血，主神志，"诸痛痒疮皆属于心"。皮肤病证的病理因素多与风、热、湿、虚有关，临证治疗皮肤诸疾，多从五脏入手，祛风、清热、利湿、化痰、活血、补益等。临证用药擅用皮药，基于中药药象理论，以皮治皮，以动物或植物的皮部，经过加工处理，来治疗皮肤疾患。《本草备要》中云："药之达四肢者，枝也；达皮肤者，皮也……此上下内外，因其形相通而其类相从也。"如常用桑白皮清泻肺热、通调水道，用于风水、皮水等阳水实证、痤疮等；冬瓜皮、茯苓皮清热利水消肿，用于水肿、小便不利；白鲜皮清热燥湿，祛风解毒，用于湿热疮毒、湿疹、疥癣；丹皮清热凉血、活血化瘀，用于热入营血，温毒发斑、瘾疹、皮肤瘙痒等。另治疗皮肤疾患，擅用风药，气味清轻升散，"高巅之上，唯风药可及"，风药可上行人体头面、肌表，载药达病所，"火郁发之"，以其升散之性，驱邪外出。皮肤疾患多与风邪有关，"以风治风"，风药分疏散外风药和平熄内风药。"风胜湿"，风性多温燥，利于脾之健运，湿浊消除。风药温通、走窜，利于气血运行，经络通畅，有助于皮肤各疾之消散。部分风药如防风、蝉衣等，具有祛风脱敏之效，每于过敏性皮肤病中佐用，疗效佳。

医案选粹：

一、白癜风

诊疗皮肤之斑，首观斑之颜色、形态分布，兼顾全身症状、舌脉，辨其阴阳虚实。

临证须辨清斑与疹。二者形态不同，病机不同，治疗亦不同。疹，乃高出皮肤，抚之碍手，而斑平摊于皮肤，点大成片，抚之不碍手。治疗疹以透发为要，忌补益；治斑宜清化,勿宜提透。

白癜风乃皮肤生白斑,主要病机为气血失和,本病易于诊断,难以根治。治疗宜早,以免病变范围扩大,日常可多吃黑芝麻、黑豆等益肾养血黑色食物。

案 叶某某,女,36 岁。2020 年 3 月 4 日初诊:白癜风,枕右、口周、双腋下白斑,纳、眠可,舌淡红苔薄,脉细。

证属脾肾亏虚、气血失和,治以调和气血、疏风通络。

拟方如下:

炙黄芪 20 g	党参 10 g	茯苓 10 g	生地 12 g	熟地 10 g
当归 10 g	炒白芍 12 g	川芎 6 g	制首乌 10 g	补骨脂 9 g
鸡血藤 15 g	地肤子 15 g	丹参 15 g		

5 剂,水煎服,每日 1 剂。

2020 年 3 月 9 日二诊:治守上方,加丹皮 10 g,5 剂。

2020 年 3 月 14 日三诊:治守上方,改炙黄芪 30 g,5 剂。

2020 年 3 月 20 日四诊:症情好转,白斑范围较前缩小,舌淡红苔薄白,脉细。

炙黄芪 30 g	党参 10 g	茯苓 10 g	生地 12 g	熟地 10 g
当归 10 g	炒白芍 12 g	川芎 6 g	制首乌 10 g	补骨脂 9 g
鸡血藤 15 g	地肤子 15 g	丹参 15 g	丹皮 10 g	枸杞子 12 g

5 剂,水煎服,每日 1 剂。

2020 年 3 月 26 日五诊:治守上方,5 剂。

2020 年 4 月 3 日六诊:治守上方,加山萸肉 10 g,5 剂。

2020 年 4 月 8 日七诊:治守上方,去鸡血藤,5 剂。

2020 年 4 月 14 日八诊:白斑范围有所缩小,压力大,胸闷喜叹,舌淡红苔薄白,脉细。

炙黄芪 30 g	党参 10 g	茯苓 10 g	生地 12 g	熟地 10 g
当归 10 g	炒白芍 12 g	川芎 6 g	赤芍 12 g	补骨脂 9 g
山萸肉 10 g	地肤子 15 g	丹参 15 g	丹皮 10 g	枸杞子 12 g
绿梅花 6 g				

5 剂,水煎服,每日 1 剂。

2020 年 4 月 21 日九诊:症情尚可,治守上方,改绿梅花 9 g,5 剂。

2020 年 4 月 27 日十诊:治守上方,改川芎 9 g,5 剂。

2020 年 5 月 6 日十一诊:症情大减,白斑范围大减,感乏力,舌淡红苔薄白,脉细。

炙黄芪 30 g	党参 10 g	茯苓 10 g	生地 12 g	熟地 10 g
当归 10 g	炒白芍 12 g	川芎 9 g	赤芍 12 g	补骨脂 9 g
山萸肉 10 g	地肤子 15 g	丹参 15 g	丹皮 10 g	枸杞子 12 g
绿梅花 9 g				

5 剂,水煎服,每日 1 剂。

2020 年 5 月 13 日十二诊:症平,治守上方,5 剂。

2020 年 5 月 20 日十三诊:腋下白斑渐消,乏力,纳食一般,治守上方,5 剂。

按:"白癜""白驳风",脾肾亏虚,气机不调,风邪乘虚外侵,搏于肌肤是致病之因,气血失和,瘀血阻塞为发病之理,气血不足,肌肤失养,故发白斑,气血瘀阻,故边缘色加深。《诸病源候论》中曰:"此亦风邪搏于皮肤,血气不和所生也。"《太平盛惠方》中曰:"夫肺有壅热,又风气外伤肌肉,热与风交并,邪毒之气,伏留于腠理,与卫气相搏,不能消散,令皮肤皱生白斑点。"清代王清任认为"血瘀皮里所致",创立通窍活血汤治疗本病。初期以疏风通络、调和气血为主,病久血瘀,治宜佐以活血化瘀、通经活络之法。

二、痤疮

肺主皮毛,痤疮多是内热炽盛,外受风邪所致,脏腑多累及肺、胃、肝,与肺关系尤其密切。内热有肺热、胃热、肝热、血热、阴虚内热,且肺热为主因,除热之外,尚有寒疡,如囊肿性、聚合性痤疮,其红肿热等炎性症状不显,为慢性过程者。又有瘀血者,如瘢痕性痤疮者,以结节、囊肿为主。

皮损色白多夹湿或热不重,色红多热证,脓疱疹多为热毒;丘疹细碎,分布于面部,为肺经郁热;丘疹色红而大,疼痛,见于颜面、胸背者多为胃肠湿热;丘疹色暗,或结节囊肿为痰瘀互结;见于鼻部周围为肺经风热;遍布颜面为胃肠湿热;见于面部两侧多为肝经郁热。肺经风热予枇杷清肺饮,胃肠湿热予黄连解毒汤,肝经郁热予丹栀逍遥散,热毒型予五味消毒饮,痰瘀互结予二陈汤合桃红四物汤,阴虚火旺予知柏地黄丸,冲任失调予二仙汤,脾虚湿阻予参苓白术散。

初期以实热为主,久之易夹湿、夹痰、夹瘀、夹虚。擅用风药,取其升散、通络之性,"高巅之上,唯风药可到也。"风能盛湿,常于辨证论治基础上加以祛风药物,一则取其引经之效,引诸药上行头面,二则取其升散透邪之效,三则取其祛湿活血之效,有助于湿热、瘀阻消散。热易耗血且久病入络,易致血瘀,清热同时,常佐以凉血活血之品,如丹参、赤芍、丹皮、生地等,一则活血,二则凉血有助热清。

(一)肺胃热盛

案一　郭某某,女,21岁。2019年1月8日初诊:痤疮4年,面部前额、两颊、下颌痤疮反复发作,皮损色暗红,上有白脓头,大便两日一行,油脂旺,脾气急躁,舌红苔薄,脉滑数。

证属肺胃热盛,治以清热凉血解毒。

拟方如下:

生石膏(先煎)35g	炒黄芩10g	焦山栀10g	丹皮10g	生地12g
川连5g	银翘(各)15g	蒲公英20g	紫花地丁18g	炙枇杷叶10g
薏仁米30g	藿香6g	制大黄(后入)8g	地肤子12g	

5剂,水煎服,每日1剂。

按:该患者正值青春期,大便干、油脂旺,全脸痤疮,上有脓头,乃肺胃热盛之表现,治疗以清宣肺胃之热为法。炙枇杷叶入肺胃经,可清肺胃热;藿香辛、微温,芳香化湿,于诸多寒凉药中可掩其温性,辛香发散;地肤子可"去皮肤积热,除皮肤外湿痒";薏仁米可利湿排脓;紫花地丁最擅疗疔疮肿毒。

案二 吕某某,女,28 岁。2018 年 12 月 6 日初诊:面部痤疮,便秘,脾气急躁,舌红苔黄,脉数。

证属肺胃热盛,治以清热凉血解毒。

拟方如下:

生石膏(先煎)30 g	炒黄芩 10 g	焦山栀 10 g	川连 5 g	生地 12 g
丹皮 10 g	银花 18 g	连翘 15 g	蒲公英 20 g	地肤子 15 g
炙枇杷叶 10 g	藿香 6 g	生甘草 4 g	制大黄(后入)6 g	

5 剂,水煎服,每日 1 剂。

2018 年 12 月 18 日二诊:症同前,治守上方,加薏仁米 30 g,5 剂。

2018 年 12 月 25 日三诊:症情好转,痤疮渐消,大便渐软,舌红苔薄,脉数,继以清热凉血解毒。

生石膏(先煎)30 g	炒黄芩 10 g	焦山栀 10 g	川连 5 g	生地 12 g
丹皮 10 g	银花 18 g	连翘 15 g	蒲公英 20 g	地肤子 15 g
炙枇杷叶 10 g	藿香 6 g	薏仁米 30 g	制大黄(后入)6 g	

5 剂,水煎服,每日 1 剂。

2018 年 12 月 29 日四诊:未有新发者,治守上方,5 剂。

按:该患者之痤疮,乃肺胃热盛,以清热为主。以大堆清肺胃热之药,诸如石膏、黄芩、银翘,另配生地、丹皮清热凉血;地肤子清热祛风止痒;肺主皮毛,炙枇杷叶可清肺宣肺;薏仁米排脓,适于脓疱型痤疮有脓头者用之;大黄泻热通便,一举两得。

(二)肝胃郁热

案 黄某某,女,28 岁。2019 年 12 月 24 日初诊:面部痤疮,经前即作,脾气急躁,易便溏,经前乳胀,舌红苔薄,脉弦数。

证属肝胃郁热,治以疏肝清热、泻火解毒。

柴胡 5 g	制香附 10 g	生地 12 g	当归 10 g	炒白芍 12 g
川牛膝 10 g	益母草 15 g	焦山栀 10 g	生石膏(先煎)25 g	炒黄芩 10 g
蒲公英 20 g	连翘 15 g	银花 15 g	炙枇杷叶 10 g	地肤子 15 g
制大黄(后入)5 g				

5 剂,水煎服,每日 1 剂。

2020 年 1 月 8 日二诊:月经已净,治守上方,去柴胡、制香附、当归、炒白芍、川牛膝、益母草,加藿香 6 g、丹皮 10 g、薏仁米 30 g,改生石膏(先煎)30 g,5 剂。

2020 年 1 月 15 日三诊:未有新发痤疮,口干,舌红苔薄,脉弦数,治以清热泻火解毒为法。

生石膏(先煎)30 g	炒黄芩 10 g	生地 12 g	炒白芍 12 g	藿香 6 g
丹皮 10 g	薏仁米 30 g	焦山栀 10 g	蒲公英 20 g	连翘 15 g
银花 15 g	炙枇杷叶 10 g	地肤子 15 g	制大黄(后入)5 g	玄参 15 g
紫花地丁 18 g				

5 剂,水煎服,每日 1 剂。

2020年1月20日四诊:治守上方,加制香附9g,10剂。

2020年2月3日五诊:症情好转,痤疮大减,治守上方,改制香附6g,10剂。

按:根据痤疮色泽、部位、病程急骤长短辨证,临证以实热者为多见,反复发作者,多夹瘀、夹痰或虚证。热证多为肺胃蕴热与肝胃郁热。

该患者辨证为肝胃郁热,平素脾气急躁,肝气不畅,经前气血充盈,易为肝气所激惹,气有余化火,火热上炎,上攻面部,发为痤疮。肝气不畅,横逆犯脾胃,而易便溏,经前乳胀乃肝气不畅所致,治以疏肝清热、泻火解毒为法。

三、湿疮

湿疮之疾与湿关系最为密切。湿性黏滞,故而湿疮之疾顽固,迁延难愈。临证治疗多从湿、热、风入手。当辨虚实,辨急性慢性,辨湿热之侧重,湿多少热多少。湿热内蕴,热盛于湿宜清热凉血,除湿解毒,祛风止痒;湿热内蕴,湿重于热宜健脾除湿,佐以清热;脾虚血燥宜健脾燥湿,养血润肤。

案一 方某,女,17岁。2019年12月5日初诊:身发湿疹,对称而发,瘙痒,夜间尤甚,大便两日一行,舌红苔薄,脉濡数。

证属湿热蕴结,治以清热利湿、祛风凉血。

拟方如下:

生石膏(先煎)30g	苍术9g	赤苓15g	炒黄芩10g	焦山栀9g
丹皮10g	当归10g	地肤子15g	白鲜皮15g	苦参10g
白蒺藜9g	僵蚕9g	蝉衣9g	制大黄(后入)6g	生地12g
生甘草4g				

5剂,水煎服,每日1剂。

2019年12月11日二诊:治守上方,加大力子9g,5剂。

2019年12月16日三诊:搔抓后渗液,舌红苔薄腻,脉濡数。

生石膏(先煎)30g	苍术9g	赤苓20g	炒黄芩10g	焦山栀9g
丹皮10g	当归10g	地肤子15g	白鲜皮15g	苦参10g
白蒺藜9g	僵蚕9g	蝉衣9g	制大黄(后入)6g	泽泻12g
生甘草4g	大力子9g			

5剂,水煎服,每日1剂。

2019年12月21日四诊:治守上方,加土茯苓15g,5剂。

2019年12月28日五诊:大便不畅,治守上方,改苍术6g、制大黄(后入)9g,加赤芍12g,5剂。

2020年1月6日六诊:症情好转,治守上方,改苍术9g,5剂。

2020年1月11日七诊:湿疹减少,渗液减少,口干,舌红苔薄,脉濡。

生石膏(先煎)30g	苍术9g	赤苓20g	炒黄芩10g	焦山栀9g
丹皮10g	当归10g	地肤子15g	白鲜皮15g	苦参10g
白蒺藜9g	僵蚕9g	蝉衣9g	制大黄(后入)9g	泽泻12g

生甘草 4 g　　　大力子 9 g　　　土茯苓 15 g　　赤芍 12 g　　　　生地 12 g

5 剂,水煎服,每日 1 剂。

2020 年 1 月 16 日八诊:湿疹偶作,便秘,舌疮,治守上方,改苍术 6 g,去大力子、当归,加川连 5 g、防风 5 g、连翘 15 g,5 剂。

按:湿疹主要与湿邪有关,急性期以湿热为主,湿热浸淫,治以清热利湿止痒为法;亚急性期多脾虚湿郁,郁而化热,治以健脾除湿止痒为法;慢性期,湿热未清,血虚风燥,治以养血润肤,祛风止痒。该患者湿热较重,治以清热利湿为法。石膏辛甘大寒,清气分实热,黄芩、栀子清热燥湿,丹皮、生地清热凉血,当归养血润燥,白蒺藜、僵蚕、蝉衣祛风,赤苓利湿热,全方以清热利湿为主,佐以祛风、凉血养血之品。

案二　章某某,女,74 岁。2020 年 4 月 8 日初诊:背部湿疹,疹色红,瘙痒,遇热尤甚,每年春季皆作,舌红苔黄,脉濡。

证属风湿热郁,治以清热利湿、凉血祛风。

拟方如下:

生石膏^(先煎)30 g　炒黄芩 10 g　　生地 12 g　　　丹皮 9 g　　　焦山栀 9 g

地肤子 15 g　　白鲜皮 15 g　　僵蚕 9 g　　　蝉衣 9 g　　　白蒺藜 9 g

苦参 10 g　　　当归 10 g　　　制大黄^(后入)6 g　生甘草 4 g

7 剂,水煎服,每日 1 剂。

按:先天禀赋不耐,后天失于调养,饮食不节,过食腥发动风之物、炙烤厚味、浓茶烟酒、辛辣刺激之品,伤及脾胃,生湿停饮,脾为湿困,水湿停滞,或外感淋雨涉水,久卧湿热,内外湿邪相搏,久而化热,湿热蕴结,充于肌肤腠理而发病。湿热化火可发为急性湿疹,常表现为热重于湿;湿热蕴结肌肤则发为慢性湿疹,常表现为湿重于热;湿邪郁久可化燥伤阴而致脾虚血燥。

该患者疹色红,瘙痒,遇热甚乃湿热之证。春季多风,外风易于引动内风,肝失疏泄,气机不畅,水湿内生,郁而化热,风湿热蕴结肌肤,发而为患。

案三　何某某,男,66 岁。2020 年 5 月 19 日初诊:全身大面积泛发湿疹,色红,瘙痒,渗液,口干,舌红苔薄,脉滑数。

证属风湿热郁,治以清热利湿、祛风止痒。

生石膏^(先煎)30 g　苍术 9 g　　　赤苓 15 g　　　生地 12 g　　　当归 10 g

炒黄芩 10 g　　焦山栀 9 g　　地肤子 15 g　　白鲜皮 15 g　　苦参 10 g

大力子 9 g　　　蝉衣 9 g　　　僵蚕 9 g　　　乌梢蛇 10 g　　丹皮 9 g

白蒺藜 9 g　　　徐长卿 10 g　　生甘草 4 g

5 剂,水煎服,每日 1 剂。

2020 年 5 月 25 日二诊:渗水大减,痒甚,治守上方,去生甘草,加防风 6 g,5 剂。

2020 年 5 月 29 日三诊:治守上方,加生甘草 5 g,5 剂。

2020 年 6 月 4 日四诊:湿疹大减,舌红苔薄,脉滑数。

生石膏^(先煎)30 g	苍术 9 g	赤苓 15 g	生地 12 g	当归 10 g
炒黄芩 10 g	焦山栀 9 g	地肤子 15 g	白鲜皮 15 g	苦参 10 g
大力子 9 g	蝉衣 9 g	僵蚕 9 g	乌梢蛇 10 g	丹皮 9 g
白蒺藜 9 g	生甘草 6 g	防风 6 g		

5 剂,水煎服,每日 1 剂。

2020 年 6 月 9 日五诊:症情渐安,治守上方,加赤芍 12 g、焦六曲 10 g,5 剂。

2020 年 6 月 15 日六诊:症情大减,治守上方,改防风 9 g,5 剂。

2020 年 6 月 22 日七诊:皮损明显缓解,双手背有新发,治守上方,改苍术 6 g,5 剂。

按:风胜湿。

四、冻疮

冻疮乃人体猝感严寒,或素体气血不足,阳虚,复感寒邪,导致气血瘀滞而出现全身性或局部性的损伤。初起寒性收引,形寒肢冷,皮色苍白,继而寒性凝滞,气血瘀滞而皮色红肿紫暗,气血瘀滞不能濡养肌肤而出现麻、痒、痛,严重者出现水疱溃烂。治疗以温经散寒、活血通络为法,素体气血不足或阳虚者,予以益气养血、补阳益火。

案 汪某,男,22 岁。2019 年 1 月 15 日初诊:四末冻疮,每年冬季皆作,瘙痒,口干,大便调,肢凉怕冷,舌淡红苔薄白,脉沉细。

证属风寒阻络,治以温经散寒、活血通络。

拟方如下:

桂枝 10 g	细辛 3 g	防风 9 g	生地 12 g	制附子^(先煎)5 g
当归 10 g	川芎 9 g	赤芍 10 g	生甘草 4 g	荆芥 10 g
通草 4 g				

5 剂,水煎服,每日 1 剂。

2019 年 1 月 18 日二诊:药证相适,治守上方,去荆芥,加丹参 15 g,5 剂。

2019 年 1 月 25 日三诊:症情好转,已不痒,冻疮处觉痛,治守上方,去生甘草,改制附子^(先煎)6 g,加威灵仙 12 g,5 剂。

按:冻疮主要病因为阳气不足,易于受寒,且受寒后气滞血凝,肌肤失养,治疗以温经散寒、活血通络为法。以当归四逆散为主方加减,桂枝、细辛、附子温阳散寒通络;荆芥与防风一则疏风解表,利于寒邪外散,二则荆芥可消疮,防风可祛风止痒、胜湿止痛;当归、生地、川芎、赤芍养血活血,且生地可佐制附子、细辛之燥热;少量通草增通络之功。嘱患者平素加强锻炼,温热水泡足,注意防寒保暖。

五、风瘙痒

老年性皮肤瘙痒属中医"风瘙痒"范畴,自觉皮肤瘙痒,而无原发皮损。本病与风关系密切,或由于内风,或由于外风,或外风引动内风。痒为风之明证,故本病主要表现即为皮肤瘙痒。多因患者年迈,脏腑渐衰,以致气血精津亏虚,肌肤腠理失于濡养温煦,经脉运行不畅,气滞血瘀,风从内生,或因气血不足,营卫失和,卫外不固,为风寒外邪所袭,使内外合邪所致。多于秋冬干燥季节加重,暑夏温暖潮湿季节缓解,亦有因原本阴血亏虚,又嗜食辛辣、腥发之物,使虚火内生,更灼津液,或受外界不良刺激,又未能及时调理而诱发。

案 鲍某某,女,56 岁。2020 年 2 月 11 日初诊:左臀部皮肤麻痒痛,可见抓痕,余未见皮损,皮色正常,情绪不佳,寐多梦,舌淡红苔薄,脉细。

证属血虚失养,治以养血润肤、祛风止痒。

拟方如下:

生地 12 g	熟地 10 g	当归 10 g	川芎 9 g	炒白芍 12 g
地肤子 15 g	僵蚕 9 g	炙黄芪 20 g	白蒺藜 9 g	徐长卿 10 g
秦艽 10 g	威灵仙 15 g	桂枝 9 g	桑寄生 15 g	

7 剂,水煎服,每日 1 剂。

按:患者年近六十,气血不足,血虚生风化燥,肌肤失养而皮肤干燥瘙痒;血虚不敛肝而脾气急躁,情绪不佳;血虚心神失养而寐多梦,治以养血润肤、祛风止痒为法。常用当归饮子加减化裁,并佐以温经通络之品。

六、褐斑

黄褐斑中医文献中有"黧黑斑""面黑皯""蝴蝶斑"等名,由各种原因导致气血不和,不能上荣于面部皮肤,肌肤失养而生褐斑。常见原因有情志失调、饮食不节、房劳过度、劳倦过度等,导致肝气郁结、气血瘀滞、气血不足、水湿痰饮内停、肾阴不足、虚火上炎等,气血运行不畅,络脉瘀阻,面失濡养发为褐斑,治疗常从肝脾肾入手,以疏肝理气、益气健脾、滋肾养血等为治法。《灵枢·经脉》中云:"血不流则髦毛不泽,故其面黑如漆柴",故在诸治法中,活血化瘀、行气通络贯穿始终,气行瘀散有助散斑。另善于随证运用一二味具有清热利湿、祛风止痒之品,如地肤子或皮类药物,如白鲜皮等,起引诸药达病所之效。

案 汪某某,女,38 岁。2019 年 1 月 2 日初诊:面部褐斑,月经提前 1 周左右,经色红、量中,经前乳胀,情绪急躁,夜寐不佳,便秘,舌淡红苔薄,脉弦细。

证属肝郁血虚,治以疏肝清热、养血润肤。

拟方如下:

生珍珠母(先煎)30 g	柴胡 4 g	当归 10 g	炒白芍 12 g	生地 12 g
焦山栀 9 g	知母 9 g	川芎 9 g	枸杞子 15 g	女贞子 15 g
制香附 10 g	地肤子 12 g	茯神 10 g	续断 10 g	山萸肉 10 g
合欢皮 10 g				

5 剂,水煎服,每日 1 剂。

2019 年 1 月 9 日二诊:药证相适,治守上方,改焦山栀 6 g,5 剂。

2019 年 1 月 14 日三诊:治守上方,加熟地 10 g,5 剂。

2019 年 1 月 18 日四诊:脘腹胀、矢气频、烦躁改善,舌红苔薄,脉弦细。

生珍珠母(先煎)30 g	柴胡 4 g	当归 10 g	炒白芍 12 g	生地 12 g
焦山栀 6 g	知母 6 g	川芎 9 g	枸杞子 15 g	女贞子 15 g

| 制香附 10g | 地肤子 12g | 茯神 10g | 续断 10g | 山萸肉 10g |
| 合欢皮 10g | 熟地 10g | 砂仁^(后入) 4g | | |

制香附 10g　　地肤子 12g　　茯神 10g　　续断 10g　　山萸肉 10g
合欢皮 10g　　熟地 10g　　砂仁^(后入)4g

5剂,水煎服,每日1剂。

2019年1月24日五诊:褐斑渐退,治守上方,去续断,加菟丝子10g,5剂。

2019年1月29日六诊:褐斑渐淡,治守上方,去知母,加桑葚子12g,5剂。

按:黄褐斑好发于女性,尤其是肝郁之人,本病与肝关系最为密切,另与脾肾有关,主要为肝郁、脾虚、肾虚而致气血不能上荣于面部。临证主要有肝郁血瘀、肝郁脾虚、肝郁肾虚,治以疏肝理气、活血化瘀,疏肝健脾、行气化瘀,疏肝滋肾、化瘀祛斑。另外临床有心肺热盛者,此类患者既长斑又生痘,治疗以清上焦之热为主。

该患者肝郁日久,化火生热,煎灼营血,面失濡养而发褐斑;肝郁化火,扰动血室而月经提前;肝气不畅故而经前乳胀,脾气急躁;肝郁化火,火热扰神而寐不佳;火灼津液,肠道失于濡润而发便秘,治以疏肝清热、养血润肤为法。以丹栀逍遥散为主方疏肝清热、健脾养血;焦山栀清热泻火;生珍珠母、合欢皮清肝潜阳,解郁安神;生地、知母养阴清热;枸杞子、女贞子、续断、山萸肉、熟地、菟丝子、桑葚子滋补肝肾,益精养血,一则滋阴有助清热,二则滋阴养血;菟丝子甘辛微温,养肾精、助肾阳,温而不燥,补而不滞,且具消风祛斑之效,每于黄褐斑、白癜风等疾患随证佐用;地肤子清热利湿,祛风止痒,引药达肌肤;川芎、制香附行气活血通络,助气血运行,气血行则斑易散。全方共奏疏肝清热、养血润肤之效。

七、狐惑病

贝赫切特综合征,又称白塞病、眼-口-生殖器综合征,是一种全身免疫系统疾病,临床以口腔、外阴溃疡为主,可伴全身多系统损害。其病理基础为血管炎,人体免疫功能失调,自身抗体攻击人体正常组织器官而发病,目前西医治疗并无特效药物,常用激素、免疫抑制剂、非甾体消炎药治疗。中医称为"狐惑",《金匮要略》中有云:"百合狐惑,阴阳毒病脉证治",提出内治外治剂"狐惑酿脓"证治,"狐惑之为病,状如伤寒,默默欲眠,目不得闭,卧起不安,蚀于喉为惑,蚀于阴为狐,不欲饮食,恶闻食臭,其面目乍赤,乍黑,乍白,蚀于上部则声喝,甘草泻心汤主之"。张仲景认为其基本病机为湿热瘀毒,湿浊邪是关键病机,湿性黏滞,易夹他邪(多裹挟痰、湿、瘀、毒等),最常见湿浊邪夹热、毒。治疗以清热利湿、泻火解毒为治疗大法,临证常以甘草泻心汤、龙胆泻肝汤为主方加减化裁。后期湿毒不化,目黑酿脓,以《金匮要略》赤小豆当归散清热利湿、行瘀排脓。患者应注意饮食起居,起居有常,忌劳累,清淡饮食,忌辛辣、荤腥、海鲜等发物,调畅情志,忌恼怒。

案　程某,男,32岁。2020年5月12日初诊:口唇疱疹,口角开裂,牙龈肿痛,前阴红肿,后阴瘙痒,怕热,舌红苔黄略腻,脉滑数。

证属湿热蕴毒,治以清热利湿、泻火解毒。

拟方如下:

| 生石膏^(先煎) 30g | 炒黄芩 10g | 炒黄柏 10g | 焦山栀 9g | 丹皮 9g |
| 藿香 9g | 赤苓 12g | 生白术 10g | 车前子^(包煎) 12g | 地肤子 15g |

| 银花 18 g | 连翘 15 g | 蒲公英 20 g | 生甘草 4 g | 半枝莲 18 g |

5 剂,水煎服,每日 1 剂。

按:初期:活动期,湿热毒邪为盛,治以清热利湿解毒,如甘草泻心汤、清胃散、龙胆泻肝汤、五味消毒饮;热毒炽,用犀角地黄汤、清营汤、升降散,口舌生疮甚,加用生地、淡竹叶、玄参、银花、甘草;阴部溃疡,酌加苍术、黄柏、黄芩、栀子;迁延不愈,日久血瘀,活血化瘀,用当归、赤芍、川芎、丹皮、桃仁。病后期:平稳期,肝肾阴虚,阴虚火旺治以补益肝肾、滋阴降火为法,如杞菊地黄丸。

该患者病属初期,湿热蕴毒,治以清热利湿、泻火解毒为要,直折其湿热毒邪,以控制病变发展扩大。生石膏辛甘寒,清热泻火,直折肺胃之实火;炒黄芩、炒黄柏、焦山栀清热燥湿、泻火解毒;银花、连翘、蒲公英、半枝莲清热解毒,连翘为"疮家圣药",蒲公英"其性清凉,治一切疔疮、痈疡、红肿热毒诸证";丹皮清热凉血,可清血中之热;藿香化湿;生白术健脾燥湿;赤苓行水,利湿热;地肤子清热利湿、祛风止痒;车前子清热利尿,导热下行,使热从小便而出;生甘草清热解毒,调和诸药。全方大堆清热泻火解毒,配以利湿、活血、行气利水之品,湿热毒邪散,则疱疹、疮疡自愈。

八、银屑病

银屑病,俗称"牛皮癣",皮肤顽疾之一,尚无特效药,无法根治。血热为其病机关键,初期风邪外客,血分伏热,风热相搏结于肌肤,导致肌肤生疮,疹色鲜红,治以清热凉血解毒为法;随病情进展,邪郁化火,耗伤营血,血行不畅,滞而为瘀,可见疹色暗红,皮损增厚、鳞屑多,瘙痒,治以凉血活血为法;病久者,火热耗伤阴血,阴虚血燥,肌肤失养,治以养血润燥为法。临证中此三期并不完全分开,常风热、血瘀、血燥三者并见或其中二者夹杂,治疗当明辨热多少、瘀多少、燥多少,并始终抓住血热这一关键病机,于诸法中配以凉血清热之品。

案　张某某,女,56 岁。2020 年 4 月 9 日初诊:皮疹色红,瘙痒,银屑多,便秘,舌红苔薄,脉浮数。

证属血热证,治以清热凉血、祛风止痒。

拟方如下:

生石膏(先煎) 30 g	生地 12 g	当归 10 g	丹皮 10 g	麦冬 15 g
川连 5 g	炒黄柏 10 g	知母 10 g	地肤子 15 g	白鲜皮 15 g
苦参 10 g	蝉衣 10 g	僵蚕 9 g	白蒺藜 9 g	火麻仁 18 g

7 剂,水煎服,每日 1 剂。

2020 年 4 月 17 日二诊:治守上方,加乌梢蛇 10 g,女贞子 15 g,7 剂。

2020 年 5 月 6 日三诊:便秘缓,觉身热,治守上方,加水牛角(先煎) 25 g,7 剂。

按:该患者疹色红、瘙痒、银屑多乃血热生燥生风之证,火热伤津,肠道失于濡润而见便秘,治以清热凉血、祛风止痒为法。以犀角地黄汤合消风散加减化裁,犀角地黄汤清热凉血解毒;消风散疏风养血,清热除湿。石膏、知母、黄连、黄柏清热泻火,水牛角清热凉血,苦参清热燥湿止痒、散风除热,蝉衣、僵蚕、乌梢蛇、白蒺藜散风透疹,火麻仁、生地、当归养血润燥,生地清血中之热,石膏清气分之热,共除内外之热,当归养血兼活血,麦冬、女贞子滋阴润燥,地肤子、白鲜皮清热利湿、祛风止痒。全方覆盖清热、凉血、滋阴、养血、祛风诸法,使热毒清、虚风散、血得养、阴得补、肌肤得以濡润。本病顽固难愈,可内外治法兼用,可以清热燥湿、祛风止痒等药物,如苦参、白鲜皮、蛇床子等煎水外敷、外搽患处。

九、皮肌炎

皮肌炎属中医"肌痹"范畴,热毒或湿热之邪犯肌肤,气营两燔,血凝肌肤发为红斑、红肿、瘙痒,初期多实证,多为热壅血瘀,病久热毒伤阴,多虚,常虚实并见,阴虚血热,甚至病久热毒内攻脏腑,瘀阻脏腑脉络,出现脏器损伤。临证治疗应明辨虚实轻重主次,热壅血瘀者清热泻火解毒,活血消肿,阴虚血热者养阴清热、凉血解毒。

案 丁某某,女,62 岁。2019 年 12 月 30 日初诊:面部红肿 1 周,皮肤瘙痒,面赤,眼睑水肿,遇热加重,咳嗽,舌红苔薄,脉细数。

证属阴虚血热,治以清热凉血、祛风止咳。

拟方如下:

生石膏^(先煎)30 g	炒黄芩 10 g	焦山栀 10 g	生地 12 g	丹皮 10 g
白鲜皮 15 g	地肤子 15 g	苦参 10 g	大力子 9 g	防风 6 g
当归 10 g	僵蚕 9 g	蝉衣 9 g	桔梗 9 g	苦杏仁 9 g
生甘草 4 g				

5 剂,水煎服,每日 1 剂。

2020 年 2 月 20 日二诊:面部红肿作痒,咳嗽痰少,治守上方,去防风,加炙紫菀 9 g、乌梅 9 g、炒枳壳 9 g、木蝴蝶 9 g,7 剂。

2020 年 2 月 27 日三诊:面部红肿渐消,咳止,夜间烘热,寐不佳,舌红苔薄,脉细数。

生石膏^(先煎)30 g	炒黄芩 10 g	生地 12 g	丹皮 10 g	知母 9 g
白鲜皮 15 g	地肤子 15 g	苦参 10 g	大力子 9 g	木蝴蝶 9 g
当归 10 g	僵蚕 9 g	蝉衣 9 g	桔梗 9 g	炒枳壳 9 g
生甘草 4 g	柏子仁 12 g	焦六曲 10 g		

5 剂,水煎服,每日 1 剂。

2020 年 3 月 4 日四诊:咳止,口干,身痛,治守上方,去桔梗、蝉衣、大力子、炒枳壳,加木瓜 12 g、桑寄生 12 g,5 剂。

2020 年 4 月 14 日五诊:咽干,烘热,面部红肿,舌红苔薄黄,脉细,以养阴清热、润肺止咳为法。

生地 12 g	麦冬 15 g	南沙参 12 g	桔梗 9 g	知柏^(各)10 g
苦杏仁 9 g	女贞子 15 g	旱莲草 15 g	玄参 15 g	桑白皮 10 g
生甘草 4 g				

5 剂,水煎服,每日 1 剂。

2020 年 4 月 24 日六诊:治守上方,加乌梅 9 g、炒黄芩 9 g,去黄柏,5 剂。

2020 年 4 月 30 日七诊:去生甘草,加炒枳实 9 g,5 剂。

2020年5月7日八诊:面部红肿缓解,咽痒、干,舌红苔薄黄,脉细。

生地12 g	麦冬15 g	南沙参12 g	桔梗9 g	知母10 g
苦杏仁9 g	女贞子15 g	旱莲草15 g	玄参15 g	桑白皮10 g
乌梅9 g	炒黄芩9 g	炒枳实9 g	木蝴蝶9 g	

5剂,水煎服,每日1剂。

2020年5月18日九诊:治守上方,加生甘草4 g,5剂。

按:该皮肌炎患者,病程发展累及肺,除水肿性红斑外,伴咳嗽等肺部症状,热毒侵犯肌肤,血凝肌肤而红肿面赤,热毒伤阴,入里伤肺,肺阴不足而咳嗽痰少、咽干、口干、烘热乃阴虚之象,治以清热凉血、祛风止咳。初诊热毒症显,伴见阴虚,治以清热泻火、凉血祛风、养阴止咳为法,后面部红肿大减,口咽干燥,烘热,寐不佳等阴虚内热之象渐凸显,治疗侧重点转为养阴清热、润肺止咳。

十、蛇串疮

带状疱疹,中医称"蛇串疮""串腰龙"等,春秋季节多发,好发于成年人,儿童及青年患者疼痛较轻,年老、体弱者常皮损消退后仍遗留长时间疼痛。多由火热邪毒或湿热邪毒,壅滞肌肤腠理,灼伤血肉而致,发为疱疹,气血不通,而见灼痛,治以清热利湿、解毒止痛为法。根据疱疹所发部位不同,配以相应引经药,对于皮损消失后仍遗留疼痛,久不消者,常配以活血化瘀止痛之品。

案一　陈某某,男,74岁。2019年1月11日初诊:右侧腹部带状疱疹,灼痛不可触,舌红苔薄,脉滑数。

证属热毒入络,治以清热利湿、凉血解毒。

拟方如下:

生石膏(先煎)25 g	炒黄芩10 g	焦山栀9 g	丹皮10 g	生地12 g
银翘(各)15 g	蒲公英20 g	板蓝根20 g	贯众9 g	当归10 g
泽泻10 g	丝瓜络10 g			

5剂,水煎服,每日1剂。

2019年1月15日二诊:症情好转,治守上方,加赤芍10 g,5剂。

2019年1月18日三诊:药证相适,疱疹渐结痂,痛大减,舌红苔薄,脉滑数,治以清热利湿、凉血解毒。

生石膏(先煎)25 g	炒黄芩10 g	焦山栀9 g	丹皮10 g	生地12 g
银翘(各)15 g	蒲公英20 g	板蓝根20 g	贯众9 g	当归10 g
泽泻10 g	丝瓜络10 g	赤芍10 g	生甘草4 g	

5剂,水煎服,每日1剂。

2019年1月24日四诊:症渐安,治守上方,去板蓝根,加川芎9 g,5剂。

按:蛇串疮之因多为肝郁化火,肝胆火盛或脾失健运,湿浊内停,郁久化热,湿热内蕴,湿热火毒熏蒸皮肤。临床以肝胆火盛之证型多见,皮疹退后痛不止者多为气滞血瘀,日久不愈(年老体弱者)亦有气血虚者,治疗以清热解毒、泻肝火、利湿热为法,常用方剂以龙胆泻肝汤为最多,另有除湿胃苓汤、柴胡疏肝散、八珍汤,随症加减,常配伍板蓝根、贯众、蒲公英等清热解毒之品,丝瓜络、川芎、延胡索行气通络止痛。

案二 王某某,男,38岁。2019年7月22日初诊:左小腹、腰部蛇串疮,灼痛,脾气急躁,舌红苔黄,脉滑数。

证属肝胆火盛,治以清肝泻火、凉血解毒。

拟方如下:

柴胡9g	炒黄芩10g	茵陈18g	虎杖15g	泽泻10g
生白术10g	土茯苓12g	焦山栀9g	龙胆草6g	丹皮10g
银花18g	连翘15g	板蓝根30g	蒲公英20g	贯众10g
炒麦芽10g	车前子(包煎)12g			

5剂,水煎服,每日1剂。

2019年7月29日二诊:症情好转,治守上方,去虎杖,加苍术6g,5剂。

2019年8月5日三诊:疱疹已消,局部皮肤麻木,口干乏力,舌红有裂纹苔少,脉细,余邪留恋,气阴不足,治守上方,去龙胆草、苍术、贯众、车前子、板蓝根、柴胡,改焦山栀6g,加生地12g,太子参12g,5剂。

按:患者平素脾气急躁,肝气不畅,肝火过旺,复感外邪,引动肝火,火热内灼,腰腹乃肝经循行所过之处。以龙胆泻肝汤为主加减,配以板蓝根、蒲公英、贯众等清热解毒之品,以达清肝泻火、凉血解毒之效,二诊症即大减,三诊疱疹消,热毒伤阴之象渐显,局部皮肤失于濡养而见皮肤麻木,口干,乏力,舌红有裂纹苔少脉细皆为气阴不足之象,故减清热解毒之力,酌加益气养阴之品。

十一、脱发

脱发有突然成片脱落,有毛发稀疏脱落。总发量减少者,毛发稀疏脱落。发量减少者多由于肝肾或脾胃虚弱,毛发失于精血濡养所致,治疗以培先天补后天,养血生精为法。毛发突然成片脱落者称之为"斑秃",俗称"鬼剃头",多由情志不佳,忧思恼怒等导致气机逆乱,气血失和,不能上荣毛发,或血热内蕴生风,风盛血燥,或瘀血阻络,血不养发,或肝肾、脾胃亏虚,气血精不足,不能濡养毛发。治疗以疏肝理气、清热凉血、滋阴养血、活血化瘀等法。发为血之余,肝藏血,肾藏精,精血不足则发无以濡养,临证治疗常在辨证论治基础上,辅以补肝肾益精血之品,以促毛发生。

(一)斑秃

案一 程某,女,17岁。2019年2月28日初诊:后头部斑秃,面部痤疮,油脂旺,大便尚调,舌红苔薄,脉细数。

证属血热生风,治以清热凉血、滋补肝肾。

拟方如下:

生地12g	熟地10g	山萸肉10g	制首乌12g	枸杞子12g
桑葚子12g	当归10g	炒白芍12g	川芎9g	丹皮10g

白蒺藜 9 g　　　　柴胡 4 g　　　　焦山栀 6 g　　　地肤子 12 g

5 剂,水煎服,每日 1 剂。

按:斑秃常见于肝肾阴虚、气血不足、瘀阻发窍、血热生风者。肝肾亏虚,精不化血致生长乏源;发为血余,气血不足致毛根空虚;瘀阻发窍,瘀阻血络致发窍空虚,失于濡养;血热生风,风热随气上窜于头,风盛血燥,不得阴血濡养。该患者平素学业重,压力大,脾气不畅,郁久化热,故易生痤疮,油脂旺,郁久化热伤阴,且年方十七,肝肾尚不充,治以滋肝肾养阴血、疏肝清热凉血祛风为法。

案二　刘某某,女,49 岁。2019 年 5 月 22 日初诊:斑秃,头面部油脂分泌旺,易疲劳,烘热,情绪急躁,喉中有痰,舌红苔薄少津,脉弦细。

证属肝肾阴虚,治以补肝肾、益精血。

拟方如下:

生地 12 g　　　　熟地 10 g　　　知柏(各)10 g　　女贞子 15 g　　　旱莲草 15 g
当归 9 g　　　　　炒白芍 12 g　　川芎 9 g　　　　制首乌 10 g　　　枸杞子 15 g
桑葚子 10 g　　　瓜蒌仁 12 g　　桔梗 9 g　　　　苦杏仁 9 g

5 剂,水煎服,每日 1 剂。

2019 年 5 月 28 日二诊:症情好转,喉中不适大减,治守上方,去苦杏仁,加炙黄芪 15 g,5 剂。

2019 年 6 月 3 日三诊:药证相适,治守上方,去瓜蒌仁,改桔梗 6 g,5 剂。

2019 年 6 月 8 日四诊:毛发渐生,治守上方,去桔梗,加茯苓 10 g,5 剂。

按:斑秃属中医“油风”“鬼剃头”范畴,该患者年值七七,肝肾亏虚,阴虚火旺。

(二)脱发

案一　吕某,男,27 岁。2019 年 4 月 4 日初诊:毛发稀疏,油脂分泌旺,面部痤疮,脾气急躁,便溏,舌红苔薄,脉滑数。

证属肺经风热,治以清热泻火、凉血祛风。

拟方如下:

生石膏(先煎)25 g　　炒黄芩 10 g　　焦山栀 9 g　　　丹皮 9 g　　　　银花 15 g
连翘 12 g　　　　蒲公英 15 g　　地肤子 15 g　　藿香 6 g　　　　白芷 6 g
茯苓 10 g　　　　炙枇杷叶 10 g　焦山楂 10 g　　生地 10 g

7 剂,水煎服,每日 1 剂。

按:肺主皮毛,肺经风热,火热上攻,面发痤疮,油脂旺,火热入血,血热生风而毛发脱落稀疏,治以清热泻火、凉血祛风为法。

案二　王某,女,31 岁。2019 年 9 月 3 日初诊:脱发,毛发渐稀疏,压力大,情绪低落,夜寐尚可,乏力易疲劳,舌淡红苔薄,脉弦细。

证属肝郁肾虚、气血不足,治以疏肝滋肾、补气养血。

拟方如下:

柴胡 5 g	生地 12 g	熟地 10 g	炒白芍 12 g	川芎 9 g
当归 10 g	炒枣仁 10 g	制首乌 10 g	山萸肉 10 g	枸杞子 12 g
丹皮 9 g	炙黄芪 30 g	焦山栀 6 g	郁金 9 g	

5 剂,水煎服,每日 1 剂。

2019 年 9 月 9 日二诊:治守上方,5 剂。

2019 年 9 月 14 日三诊:诸症好转,舌淡红苔薄白,脉弦细。

柴胡 5 g	生地 12 g	熟地 10 g	炒白芍 12 g	川芎 9 g
当归 10 g	制首乌 10 g	山萸肉 10 g	枸杞子 12 g	郁金 9 g
丹皮 9 g	炙黄芪 30 g	焦山栀 6 g		

5 剂,水煎服,每日 1 剂。

2019 年 9 月 19 日四诊:脱发减少,情绪改善,治守上方,去焦山栀,5 剂。

按:中医认为毛发与脏腑经络气血盛衰关系密切,故与肝、脾、肾、肺关系密切,病因有虚实二端:实者多为肝气不畅,肝风内动,血热生风,湿邪阻窍,血瘀,肺气不宣。情志刺激,精神紧张,影响肝疏泄,气机紊乱,气血运行不畅,头皮局部血虚,风邪乘虚而入,发失所养而脱落。治以疏肝散风,调理气血,以柴胡疏肝散、逍遥散等为主方加减。血热生风者治以凉血祛风止脱,以凉血四物汤加减;湿热上蒸者,常见于伴有皮脂溢出之脱发,治以除湿通窍,以平胃散为主加减;血瘀者治以活血化瘀,通窍生发,以通窍活血汤、桃红四物汤为主方加减化裁。虚者多为血虚,肾精不足,脾虚。肝肾亏虚,肌肤失养而见毛发干枯脱落,治以滋补肝肾,常用当归饮子、知柏地黄丸等方加减。血虚,不营肌肤,腠理不密,毛孔张开,风邪乘虚而入,风盛血燥导致头发失荣,枯槁脱落;心脾两虚者,情绪抑郁,劳心伤脾,水湿运化失常,湿热内生,上蒸而致毛发失养脱落,治以养心健脾、化湿清热为法。

该患者素体气血不足,近日压力大,情绪低落,肝气不畅,气血运行不畅,加之本就气血不足,毛发失于濡养而脱发增多,毛发渐疏,治以疏肝滋肾、补气养血为法。

十二、荨麻疹

荨麻疹属中医"瘾疹"范畴,俗称"风团块""风疙瘩",西医多用抗组胺、免疫调节剂、激素等治疗。发病急、病程 6 周以内者称急性荨麻疹,反复发作,超过 6 周者称慢性荨麻疹。基本病机为素体虚弱,气血本虚,加之风邪外袭,内不得疏泄,外不得透达,郁于皮肤,邪正相搏而发病。

荨麻疹发病过程中风邪起到至关重要作用,急性发作期多为外风致病,起病急,病位浅,当疏泄透散,即"表而出之",明辨寒热,予疏风清热、疏风散寒、清热利湿等治法。慢性荨麻疹反复发作,外风稽留,久之伤正,耗伤气血津液,内生风寒湿热痰瘀,交杂互阻,缓则固本调质,予益气养血等法,并积极寻找病因,祛除病因。饮食宜清淡,避免辛辣、牛羊海鲜等荤腥发物,避免接触致敏物质,调摄生活起居,适当锻炼。

案一 胡某某,男,41 岁。2020 年 4 月 17 日初诊:身发瘾疹,色红瘙痒,遇热加重,舌红苔薄黄,脉滑数。

证属风热外袭,治以疏风清热、养血止痒。

拟方如下:

生石膏^(先煎)25 g	炒黄芩 10 g	焦山栀 9 g	生地 12 g	丹皮 10 g
地肤子 15 g	白鲜皮 15 g	苦参 10 g	当归 10 g	白蒺藜 9 g
僵蚕 9 g	蝉衣 9 g	防风 6 g		

5 剂,水煎服,每日 1 剂。

2020 年 4 月 21 日二诊:药证相适,治守上方,改生石膏^(先煎)30 g、防风 9 g,加大力子 9 g、生甘草 5 g,5 剂。

2020 年 4 月 27 日三诊:瘾疹渐消,治守上方,改焦山栀 6 g,加生白术 10 g,5 剂。

2020 年 5 月 2 日四诊:症情复作,治守上方,改焦山栀 9 g,加赤苓 12 g,5 剂。

按:瘾疹色红,痒甚,遇热加重,乃风热之证,治以疏风清热、养血止痒为法。以消风散为主方加减,去辛温之荆芥,留温而不燥之防风祛风止痒;白蒺藜平肝祛风;大力子、蝉衣、僵蚕疏散风热,透疹,可增防风祛风之力,共奏疏散风热之功;生石膏、炒黄芩、焦山栀清热泻火;生地、丹皮养阴清热,共除热邪;生地、当归滋阴养血活血,"血行风自灭";赤苓、白鲜皮、地肤子、苦参清热利湿止痒。诸药合用,共奏祛风、清热、养血、除湿之功,风邪去,湿热除,血脉和而瘾疹消。

案二 徐某,男,24 岁。2018 年 12 月 25 日初诊:瘾疹,皮疹片状,色红,瘙痒,骤发骤消,舌红苔薄,脉浮数。

证属风热外袭,治以疏风清热。

拟方如下:

生石膏^(先煎)30 g	大力子 9 g	防风 6 g	僵蚕 9 g	蝉衣 10 g
炒黄芩 10 g	焦山栀 10 g	生地 12 g	地肤子 15 g	白鲜皮 15 g
苦参 10 g	当归 10 g	丹皮 10 g	白蒺藜 9 g	

5 剂,水煎服,每日 1 剂。

2018 年 12 月 29 日二诊:药后疹消未作,治守上方,改防风 9 g,7 剂。

按:对于各种皮肤病,尤其荨麻疹、痤疮、湿疹等治疗颇有心得,擅以消风散加减化裁治疗。肺主皮毛,皮肤之病,与肺关系密切,究其原因,不外乎风、湿、热,当然,临床因于寒之皮肤病亦可见。瘾疹之骤起骤消乃典型风邪特性,疹色红乃热之征,治疗以祛风清热为法。

案三 程某某,女,38 岁。2019 年 5 月 16 日初诊:皮肤骤起皮疹,疹色淡红,瘙痒,遇寒尤甚,身困倦,夜寐易醒,舌红苔白腻,脉沉细。

证属风寒外袭,治以祛风散寒、除湿止痒。

拟方如下:

| 桂枝 10 g | 炒白芍 10 g | 荆芥 10 g | 防风 9 g | 当归 10 g |
| 川芎 9 g | 僵蚕 9 g | 蝉衣 9 g | 地肤子 10 g | 炙黄芪 15 g |

茯神 10 g　　　　炒枣仁 10 g　　　炒黄芩 6 g　　　白蒺藜 9 g

5 剂,水煎服,每日 1 剂。

2019 年 5 月 21 日二诊:瘾疹已消,未复作,足底痒,寐不佳,治守上方,去黄芩,加知母 9 g、合欢皮 10 g,5 剂。

按:辨治荨麻疹当首辨寒热,热者疹色红,遇热甚,脉浮数;寒者疹色淡,遇寒甚,脉浮紧。该患者属寒证,治以祛风散寒、除湿止痒为法,辅以益气养血和营之品。

十三、痈疽

痈疽之疾,多为热毒侵袭,腐血败肉。辨证当重分期辨治,根据不同时期进行不同治法:初期清热解毒,成痈期清热解毒、化瘀消痈,溃脓期解毒排脓,恢复期佐以扶正(益气、养阴、清热)。临证以清热解毒之品时常配伍行气活血、消肿散结之品,以防寒凉凝滞,不利肿消。

案　张某某,男,50 岁。2019 年 5 月 20 日初诊:左臀部痈肿 1 天,局部红肿、灼痛,尚未破溃流脓,舌红苔黄,脉滑数。

证属热毒侵袭,治以清热解毒、消肿溃坚。

拟方如下:

银花 18 g　　　连翘 15 g　　　炒黄芩 10 g　　焦山栀 10 g　　　川连 6 g
蒲公英 30 g　　紫花地丁 20 g　丹皮 10 g　　　生地 12 g　　　　赤芍 12 g
皂角刺 9 g　　　白芷 6 g　　　　生甘草 4 g

5 剂,水煎服,每日 1 剂。

2019 年 5 月 30 日二诊:症情好转,脓渐消,寐不佳,治守上方,去皂角刺,加天花粉 10 g、当归 10 g、柏子仁 12 g,5 剂。

2019 年 6 月 4 日三诊:脓已溃,硬块消,舌红苔薄黄,脉滑。

银花 18 g　　　连翘 15 g　　　炒黄芩 10 g　　焦山栀 10 g　　　川连 6 g
蒲公英 30 g　　紫花地丁 20 g　丹皮 10 g　　　生地 12 g　　　　赤芍 12 g
天花粉 10 g　　白芷 6 g　　　　生甘草 4 g

5 剂,水煎服,每日 1 剂。

2019 年 6 月 10 日四诊:脓净,肿消,口收,治守上方,去焦山栀,加炒黄柏 10 g,5 剂。

按:热毒侵袭,蕴结血肉,故而患处红肿,灼痛,腐血败肉则酿脓。该患者痈疽初起,红肿热痛,尚未破溃流脓,治以清热解毒、消肿溃坚为法。以仙方活命饮为主方加减,热毒壅盛,当以清热解毒之品折其热势,以"疮疡圣药"银花清热解毒,为君,配以炒黄芩、焦山栀、黄连、黄柏、连翘、蒲公英、紫花地丁加强清热解毒之力,丹皮、生地、赤芍凉血,清热解毒,然其性寒凉,寒凉则易于凝滞,气滞血瘀则肿难散,故以当归、赤芍等行气活血,配以白芷、防风等风药,取其辛散、达表之特性,使热毒易于表散而出,生甘草清热解毒,调和诸药。全方清热解毒、凉血活血、行气散结,配伍全面。

十四、紫癜

紫癜属中医"血证"范畴,早期多为实证热证,热毒灼伤血络,血离脉络,渗于肌肤所致,治以清热凉血为主;日久多虚或虚实夹杂,治以滋阴清热养血或益气摄血为法。

案 汪某,女,45岁。2019年7月25日初诊:特发性血小板减少性紫癜,下肢散在紫癜,色淡红,神疲乏力,舌红苔薄,脉细。血常规示:血小板 $46×10^9/L$。

证属气阴不足,治以益气养阴、清热凉血。

拟方如下:

炙黄芪20g	太子参15g	生地12g	熟地10g	炒白芍12g
女贞子15g	旱莲草15g	生地榆15g	白茅根20g	当归10g
炙甘草5g	侧柏炭30g	丹皮10g		

7剂,水煎服,每日1剂。

2019年8月1日二诊:复查血常规:血小板 $65×10^9/L$,治守上方,改炙黄芪30g,7剂。

2019年8月9日三诊:复查血常规:血小板 $29×10^9/L$,治守上方,改炒白芍18g,7剂。

2019年8月28日四诊:乏力,自汗,复查血常规:血小板 $59×10^9/L$,舌红苔薄,脉细。

炙黄芪30g	太子参15g	生地12g	熟地10g	炒白芍18g
女贞子15g	旱莲草15g	生地榆15g	白茅根20g	当归10g
炙甘草5g	侧柏炭30g	丹皮10g	花生衣30g	炒白术8g
防风3g				

7剂,水煎服,每日1剂。

2019年9月6日五诊:症情好转,紫癜减少,治守上方,改炒白术10g,6剂。

2019年9月17日六诊:复查血常规:血小板 $63×10^9/L$,治守上方,去侧柏炭,5剂。

2019年9月23日七诊:效不更方,5剂。

按:阴虚生内热,迫血妄行,溢于肌肤发为紫癜,斑色淡红提示血弱,身软乏力自汗提示气阴不足,治以益气养阴、清热凉血为法。以炙黄芪、太子参、炙甘草、当归健脾益气养阴,补气生血;熟地、炒白芍、女贞子、旱莲草补肝肾,益精养阴,且女贞子、旱莲草有凉血止血之效;生地、生地榆、白茅根、丹皮清热凉血;侧柏炭、花生衣止血。

医论撮要：

外科各痈疡、疔疖、脓肿、结节等，多因于热、毒、痰、瘀、虚，导致气血瘀滞、经络不通、脏腑失和。临证治疗应分期而治，采用疏散、和解、托里、透脓、补益等法，初期邪毒盛，多用泻，以疏散、解毒之法；后期正气渐虚，多用托里透脓、补益气血、调和营卫之法。

医案选粹：

一、阑尾周围脓肿

病位在肠腑，病因多由饮食不节、情志失调、寒温不适等而致肠道传导失司，气滞血瘀，湿热内蕴，热腐血肉成脓。治以泻热、破瘀、通腑、散结为法。气机调畅则有形之瘀滞易于消散，清热泻火、破瘀散结的同时，少佐温通辛散之品。同时时刻注意"六腑以通为顺"，保持腑气通畅。

案一　程某某，女，51岁。2018年12月24日初诊：右下腹痛，拒按，伴发热，便秘，舌红苔黄，脉滑。

证属气滞血瘀、热腐成脓，治以泻热破瘀、散结消肿。

拟方如下：

制大黄(后入)9 g	炒枳实10 g	川朴9 g	红藤30 g	败酱草30 g
丹皮10 g	炒仁米30 g	桃仁9 g	蒲公英30 g	连翘15 g
银花15 g	细辛1 g	冬瓜仁15 g		

7剂，水煎服，每日1剂。

2019年1月4日二诊：症情大减，治守上方，加茯苓10 g，7剂。

按：阑尾周围脓肿属中医"肠痈"范畴，多由湿热郁积，气血凝聚，结于肠中而致，肠络不通，聚而成痈，热结气滞血瘀，腑气不通，不通则痛，苔黄脉滑乃实热郁结肠胃之象，治疗以泻热破瘀、散结消肿为法。《金匮要略》大黄牡丹汤乃经典名方，临床对于阑尾周围脓肿加减化裁，每多奏效，本方最妙之处在于少量细辛的应用，于大堆泻热破瘀之品种加少量细辛，一则反佐，二则辛能行，行散止痛。

案二　游某,女,70 岁。2001 年 5 月 14 日初诊:右下腹痛伴发热 4 天。右下腹痛,可触及包块大小约 20 cm×18 cm,拒按,发热,口干欲饮,舌红苔薄黄,脉弦细略数。

证属气滞血瘀、热腐成脓,治以清热通腑,活血散结。

拟方如下:

制大黄(后入)7 g	炒枳实 9 g	川朴 9 g	丹皮 9 g	桃仁 9 g
红藤 30 g	败酱草 20 g	蒲公英 20 g	银翘(各)18 g	生甘草 4 g
炒薏苡仁米 30 g	生地 10 g	炒黄芩 9 g		

3 剂,水煎服,每日 1 剂。

2001 年 5 月 16 日二诊:药后症情好转,包块缩小,舌红苔黄,脉弦细,治以清热散结为法,治守上方,改桃仁 10 g、败酱草 30 g、炒黄芩 10 g,加赤芍 12 g、莪术 7 g,去蒲公英,4 剂。

2001 年 5 月 21 日三诊:右下腹包块渐消,舌红苔薄黄,脉弦细,治以清热化湿、散瘀通结为法,治守上方,改制大黄(后入)6 g、桃仁 9 g、莪术 9 g、银翘(各)12 g,加细辛 0.5 g、蒲公英 18 g,5 剂。

2001 年 5 月 25 日四诊:症情好转,包块渐消,胃脘嘈杂,治守清热散瘀通结为法。

制大黄(后入)6 g	炒枳实 9 g	川朴 9 g	丹皮 9 g	桃仁 9 g
红藤 30 g	败酱草 30 g	蒲公英 20 g	生甘草 4 g	麦冬 12 g
炒薏苡仁米 20 g	生地 9 g	炒黄芩 10 g	赤芍 12 g	细辛 0.5 g
瓦楞子(先煎)18 g				

3 剂,水煎服,每日 1 剂。

2001 年 5 月 29 日五诊:代诉,症情好转,治以清热散结为法,治守上方,改川朴 6 g、细辛 1 g、炒薏苡仁米 30 g、生甘草 5 g、瓦楞子(先煎)20 g,去生地、炒黄芩,加三棱 6 g,4 剂。

2001 年 6 月 5 日六诊:近日钡剂灌肠示右下腹 3 cm×4 cm 包块,口干欲饮,舌红苔剥脱,脉弦细,治以清热散结为法,治守上方,去细辛、瓦楞子、三棱,改桃仁 10 g、麦冬 10 g,加莪术 6 g、炒黄芩 6 g,4 剂。

按:以大黄牡丹汤加减化裁,清热解毒、祛瘀排脓,热毒之邪易于伤阴,复诊数次后虽热毒、瘀结之证大减,但伤阴之象渐显,佐以生地、麦冬以固护阴液。

二、瘰疬

本病相当于现代医学的颈部淋巴结结核,多见于体弱儿童或成人,女性多发。中医认为病理关键为痰凝,多由情志不畅,肝气郁结,脾失健运,痰热内生或阴虚火旺,痰火凝结而成。临证治疗当辨证分期而治。

案　陈某某,女,58 岁。2005 年 4 月 11 日初诊:颈部瘰疬,皮色暗红,不痛,双下肢水肿,面色无华,乏力,烘热,舌淡红苔薄,脉沉细。既往有肾病史,蛋白尿。

证属气阴不足,治以益气养营,化痰散结。

拟方如下:

生黄芪 18 g	猪茯苓(各)15 g	当归 9 g	车前子(包煎)12 g	泽泻 15 g

法半夏 6 g	白花蛇舌草 20 g	半枝莲 18 g	山慈姑 10 g	浙贝 6 g
夏枯草 15 g	生地 12 g	炒枳实 9 g	女贞子 12 g	白茅根 18 g
知母 6 g	陈皮 9 g	连翘 15 g		

4 剂,水煎服,每日 1 剂。

2005 年 4 月 14 日二诊:病史同前,治守上方,去陈皮、生地,加海藻 15 g、党参 9 g、玄参 15 g,改知母 9 g,4 剂。

2005 年 4 月 18 日三诊:治守上方进出,改山慈姑 12 g,加枸杞子 12 g,去女贞子、白茅根,5 剂。

2005 年 4 月 23 日四诊:颈部瘰疬,头涨,双下肢水肿,面色萎黄,口中多痰涎,舌淡胖苔薄黄,脉弦细,治以清热散结、益气养营。

生黄芪 18 g	当归 9 g	炒白芍 12 g	女贞子 12 g	鸡血藤 20 g
猪茯苓(各) 15 g	泽泻 12 g	制半夏 6 g	山慈姑 10 g	白花蛇舌草 20 g
半枝莲 18 g	海藻 15 g	炒枳实 9 g	浙贝 6 g	党参 10 g
知母 6 g	玄参 12 g			

5 剂,水煎服,每日 1 剂。

2005 年 4 月 28 日五诊:治守上方,改党参 12 g、女贞子 14 g、白花蛇舌草 30 g、半枝莲 20 g、玄参 14 g,去知母、浙贝,加陈皮 9 g,8 剂。

2005 年 5 月 5 日六诊:胸膈痞闷,嗳气,纳呆,便燥,身软,舌红苔薄黄,脉细,治以理气消痰。

生黄芪 15 g	制半夏 9 g	青陈皮(各) 8 g	猪茯苓(各) 15 g	炒枳实 9 g
旋覆花(包煎) 9 g	川朴 9 g	制大黄(后入) 6 g	白花蛇舌草 20 g	半枝莲 18 g
绿梅花 10 g	川连 4 g	夏枯草 15 g	麦冬 12 g	山慈姑 12 g
泽泻 12 g				

5 剂,水煎服,每日 1 剂。

2005 年 5 月 7 日七诊:颈项瘰疬,面色萎黄,口中多涎,治以益气消痰。

生黄芪 18 g	党参 10 g	猪茯苓(各) 15 g	泽泻 15 g	制半夏 6 g
女贞子 12 g	当归 9 g	炒白芍 10 g	鸡血藤 20 g	山慈姑 12 g
白花蛇舌草 30 g	半枝莲 20 g	胆南星 6 g	炒枳实 9 g	陈皮 9 g
莪术 6 g	海藻 15 g	钩藤 10 g		

5 剂,水煎服,每日 1 剂。

2005 年 5 月 11 日八诊:症情好转,治守上方,改党参 12 g、炒白芍 12 g、海藻 18 g,去制半夏,加法半夏 9 g、浙贝 5 g,5 剂。

2005 年 5 月 16 日九诊:症情尚平,治守上方,改女贞子 15 g、浙贝 6 g,去胆南星,5 剂。

2005 年 5 月 21 日十诊:治守上方,去浙贝,加昆布 15 g、连翘 15 g,改莪术 8 g,5 剂。

2005 年 5 月 26 日十一诊:面色生华,颈部瘰疬,双下肢水肿,舌红苔薄黄,脉细,治以益气养营、化痰散结。

生黄芪18g	党参12g	猪苓(各)15g	法半夏9g	陈皮9g
炒枳实9g	山慈姑10g	白花蛇舌草30g	半枝莲20g	当归9g
炒白芍12g	女贞子15g	海藻15g	莪术9g	连翘15g
浙贝5g	生白术10g	炒黄芩6g		

5剂,水煎服,每日1剂。

2005年6月1日十二诊:便秘,余症平,治守上方,改党参10g、法半夏6g、浙贝6g,加制大黄(后入)5g、玄参15g,5剂。

2005年6月6日十三诊:症平,治守上方,去制大黄,5剂。

2005年6月10日十四诊:面色渐华,瘰疬缩小,舌红苔薄黄,脉细,治以益气养营、化痰散结。

生黄芪18g	党参10g	猪苓(各)15g	当归9g	炒白芍12g
炒白术10g	法半夏6g	炒枳实9g	玄参15g	浙贝6g
白花蛇舌草30g	半枝莲20g	山慈姑10g	海藻15g	女贞子15g
莪术9g	泽泻15g	炒黄芩8g		

5剂,水煎服,每日1剂。

2005年6月15日十五诊:症情平,治守上方,去海藻,加山萸肉9g、陈皮9g,5剂。

2005年6月20日十六诊:症情好转,治守上方,改法半夏8g,加覆盆子9g,5剂。

2005年6月25日十七诊:症情悉平,无不适,舌红苔薄,脉细。

生黄芪18g	党参10g	猪苓(各)15g	当归9g	炒白芍12g
炒白术10g	法半夏6g	炒枳实9g	玄参15g	浙贝6g
白花蛇舌草30g	半枝莲20g	山慈姑10g	山萸肉9g	女贞子15g
莪术9g	泽泻15g	炒黄芩6g	陈皮9g	山萸肉9g
覆盆子9g	淮山药12g			

5剂,水煎服,每日1剂。

2005年6月30日十八诊:药证相适,效不更方,治守上方,改炒黄芩9g、泽泻15g、炒枳实6g,加连翘15g、海藻15g,去山慈姑,5剂。

2005年7月5日十九诊:颈部瘰疬渐消,治守益气养营、化痰散结。

生黄芪18g	党参10g	猪苓(各)15g	当归9g	炒白术9g
炒白芍10g	法半夏6g	连翘15g	炒黄芩9g	玄参15g
浙贝6g	白花蛇舌草30g	半枝莲20g	海藻15g	莪术9g
泽泻12g	山萸肉10g	覆盆子10g	淮山药12g	女贞子15g
炒枳实9g				

5剂,水煎服,每日1剂。

2005年7月11日二十诊:症情好转,治守上方,改连翘18g,加芡实10g,5剂。

按:该患者年近六十,素有慢性肾病,蛋白尿,脾肾不足,气阴亏虚,阴虚火旺,虚火灼液成痰,痰热结于颈部而见瘰疬,脾肾不足,水湿内停而见下肢水肿,气营亏虚,而面无华,乏力,阴虚内热而见烘热,治以益气养营、化痰散结为法。取香贝养荣汤之义,以黄芪、党参、茯苓、当归、白芍益气养营;生地、女贞子、玄参、知母、枸杞子、麦冬养阴清热;半夏、浙贝、夏枯草、陈皮、海藻、连翘化痰散结;白花蛇舌草、半枝莲、山慈姑清热解毒化痰散结;车前子、泽泻、猪苓、白茅根清热利尿,一则助痰湿化,二则助水肿消;青皮、旋覆花、枳实行气,助痰化。全方有补有消,有清有散,气血得补,瘰疬得散。

三、痔疮

痔疮之疾,常由各种原因,诸如过食辛辣等,导致燥热或湿热内生,下迫大肠,阻滞经络,热与瘀结,郁积而成,亦有久泻久痢或久病或素体虚弱,脾虚下陷,气血下坠而成者。常见证型:湿热下注、大肠实热、气虚下陷、气滞血瘀。湿热下注者肛门坠胀,潮湿,偶出血;大肠实热者便秘,出血鲜红;气虚下陷者如厕则痔核脱出,乏力;气滞血瘀者痔疮急性发作,内痔脱出,嵌顿在肛门外,水肿,痔核变瘀、变黑、疼痛。临证以肠道实热或湿热下注为多见,治疗以清热为大法,热去则血宁,不妄行,辨证分清实热与湿热,分别予以清热解毒、凉血止血或清热利湿止血之药。邪热与瘀郁积成痔核,痔核脱出,肿胀疼痛,佐以活血化瘀消肿之品。"六腑以通为用",便秘会加重痔疮,故每多佐以润肠通便之品。

案 陈某某,男,41岁。2019年12月10日初诊:痔疮,肿痛,偶有鲜血,便秘,口干,头晕时作,舌红苔黄,脉弦细数,平素高血压病史。

证属大肠实热,治以清热解毒、凉血止血。

拟方如下:

炒黄芩12g	炒黄柏10g	生地12g	银花18g	连翘15g
蒲公英20g	丹皮10g	紫花地丁18g	制大黄(后入)8g	炒枳实10g
地榆炭18g	槐花炭15g	火麻仁20g	川连5g	生牡蛎(先煎)30g
钩藤12g				

5剂,水煎服,每日1剂。

按:该患者平素喜辛辣、烟酒之品,燥热内蕴,下迫大肠,阻滞经络,热与瘀蕴积成痔,热邪蕴结肠道,大肠传导失司,故而便秘,热灼血络而见下血,热邪耗津则口干,苔黄脉弦数乃热盛之象,治以清热解毒、凉血止血为法。患者素体肝阳偏亢,血压高,予以生牡蛎、钩藤平肝潜阳。

四、乳癖和乳痈

(一)乳癖

乳癖之名首见于《中藏经》,"癖"同"痞",气机不畅之意。主要病机为肝气郁滞,痰凝气结及肝郁肾虚,临证实证为主或虚实夹杂,治疗以疏肝理气、化痰散结为大法,虚实夹杂者,佐以补肝肾、调冲任。气血津液,遇寒则凝,得温则行,故每于化痰散结中少佐以辛温行散之品,使有形之痰浊瘀阻易于消散。

案 胡某某,女,42岁。2019年1月4日初诊:乳腺增生,经前乳胀,右头痛,脾气急躁,舌红苔薄,脉弦。

证属肝气郁滞,治以疏肝行气、化痰散结。

拟方如下：

生牡蛎^(先煎)30g	柴胡4g	郁金9g	当归10g	川芎9g
焦山栀5g	青皮9g	生地12g	橘络6g	留行子10g
炒白芍12g	夏枯草12g	瓜蒌皮10g	白蒺藜9g	巴戟天5g

生牡蛎^(先煎)30g　柴胡4g　郁金9g　当归10g　川芎9g

焦山栀5g　青皮9g　生地12g　橘络6g　留行子10g

炒白芍12g　夏枯草12g　瓜蒌皮10g　白蒺藜9g　巴戟天5g

5剂，水煎服，每日1剂。

按：乳腺与肝、胃关系密切，乳腺疾病多责之于肝、胃，肝气郁结，气行不畅，乳房胀痛，气滞血瘀，气滞痰凝乃至痰瘀凝结皆是临床常见证型。该患者辨证属肝气郁滞，治疗以疏肝行气、化瘀散结为法。柴胡、青皮、橘络、留行子、瓜蒌皮、白蒺藜行气，生地、白芍、当归养阴血，山栀、夏枯草清热，牡蛎、夏枯草散结，为免过于寒凉不利行气、化痰、散结，酌加温热之巴戟天。

（二）乳痈

发于哺乳期者称外吹乳痈，发于孕期称内吹乳痈，非以上二期统称非哺乳期乳痈。病因病机为肝郁气滞、胃热壅盛、乳汁瘀滞。

本病疗程长，多为3个月至半年。临证分期而治，早期以清肝、清胃、疏肝清胃为法，中期以清热解毒、托毒透脓为法，后期以益气和营、托毒透脓为法。

案一　谢某某，女，36岁。2018年10月19日初诊：右侧乳头及周围红肿灼痛，瘙痒，舌红苔薄，脉滑数。

证属热毒壅滞，治以清热解毒、凉血排脓。

拟方如下：

生石膏^(先煎)30g　炒黄芩10g　焦山栀10g　黄连5g　银花20g

连翘15g　蒲公英30g　紫花地丁20g　丹皮10g　赤芍12g

白芷5g　瓜蒌皮12g　皂角刺9g　生地12g

5剂，水煎服，每日1剂。

2018年10月22日二诊：症情明显好转，治守上方，加薏仁米30g，5剂，水煎服。

2018年10月27日三诊：红肿已消，治守上方，去皂角刺，加当归9g，7剂，水煎服。

按：对于外科痈疮，首先辨阴阳，该患者为阳证痈疮，治疗以清热解毒凉血为法。大堆苦寒药中少佐温通之品，如白芷，以达温通消散之功，又起反佐之效；生薏苡仁清热排脓，每于各种痈疮中，乳痈、肠痈等用之，皆利于脓液消散。

案二　王某某，女，28岁。2019年1月29日初诊：右乳红肿疼痛1周，可触及肿块，触痛，口干，二便调，舌红苔黄，脉弦数。

证属热毒炽盛，治以清热解毒、行气止痛。

拟方如下：

柴胡9g　炒黄芩10g　焦山栀10g　丹皮10g　赤芍12g

银花18g　连翘15g　蒲公英30g　紫花地丁18g　瓜蒌皮12g

留行子10g　白芷6g　青皮9g　夏枯草12g

5剂，水煎服，每日1剂。

按:乳腺炎中医称"乳痈",多见于哺乳期妇女,非哺乳期妇女亦有发者,根据不同阶段治法不同,郁滞期以疏肝解郁、消肿通乳为法,成脓期以清热解毒、托里排脓为法,溃后期以益气养血、和营托毒为法。该患者脓已成,红肿痛,治以清热解毒、托里排脓,佐以疏肝行气。

五、亚甲炎

该病由痰气瘀壅结于颈前而成,结聚日久化火,痰火蕴积于颈前而见颈部胀痛,痰火扰心可见心烦、心悸、失眠,病久损伤脾肾之阳,则肢凉怕冷,乏力易疲劳,临证治疗时根据不同时期辨证施治,以清热解毒、化痰散结、消肿止痛为根本治法,不同分期,病机侧重各有不同。初期多伴有恶寒发热等表证为风热邪毒,热毒之邪灼津炼液成痰而成痰热之证,热入血、血瘀、痰瘀热互结,后期神疲乏力,畏寒喜暖为脾肾阳虚。用药:风热犯表者疏风解表,清热解毒,利咽止痛;痰热搏结者行气化痰散结;气滞血瘀者活血化瘀、化痰散结;脾肾阳虚者温阳健脾,益气活血化痰。

案一 王某某,女,53岁。2018年9月17日初诊:颈部胀痛2月余,颈前胀痛,咽干,舌红苔薄,脉弦细数。查甲状腺功能三项正常范围,ESR:47,抗甲状腺过氧化物酶抗体:80.60。

证属痰热蕴结,治以养阴清热、化痰散结。

拟方如下:

玄参18g	生地12g	丹皮9g	桔梗9g	焦山栀9g
浙贝10g	连翘15g	夏枯草12g	木蝴蝶9g	银花18g
蒲公英18g	炒黄芩10g	半枝莲15g	炒枳壳9g	海藻18g

5剂,水煎服,每日1剂。

2018年10月11日二诊:药证相适,颈部胀痛有所缓解,治守上方,5剂。

按:亚甲炎属中医"瘿病"范畴,该患者辨证属痰热蕴结型,痰热搏结于颈前则颈部胀痛,热邪伤阴,则咽干不适,治以养阴清热、化痰散结为法。以玄参、生地、丹皮、焦山栀、银花、蒲公英、炒黄芩养阴清热,以桔梗、浙贝、连翘、夏枯草、半枝莲、海藻化痰散结,配以木蝴蝶利咽,炒枳壳行气。

案二 刘某,女,19岁。2019年1月4日初诊:甲亢、甲状腺炎,眼凸,手抖,颈部胀,心慌,脾气急躁,舌红苔薄,脉弦细数。查抗甲状腺过氧化物酶抗体>1 300、甲状腺球蛋白抗体<15、T3>20、T4:7.92、TSH:0.005。

证属阴虚肝亢,治以养阴潜阳、清热化痰。

拟方如下:

生龙牡(各,先)30g	生地12g	玄参15g	麦冬15g	夏枯草15g
钩藤12g	生白芍12g	炒黄芩10g	银花15g	连翘12g
浙贝10g	僵蚕10g	生甘草4g	丹皮10g	

5剂,水煎服,每日1剂。

按:患者平素脾气急躁,肝气郁滞,郁而化火,炼津为痰,痰与热结于颈前而见颈部症状,郁火扰心则心慌,热伤津液,阴虚风动则手抖,治疗以养阴清热、化痰散结为法。生龙牡潜阳补阴,生地、白芍、玄参、麦冬滋阴,钩藤平肝熄风,夏枯草、连翘清热散结,浙贝、僵蚕化痰散结,银花、黄芩、丹皮清热。

案三　武某某,女,55岁。2018年10月12日初诊:颈部不舒,疼痛,进食生冷觉腹痛,乏力易疲劳,舌红苔薄,脉滑数。查抗甲状腺过氧化物酶抗体>1 300。

证属痰热互结,治以清热化痰散结。

拟方如下:

炒黄芩10 g	银花15 g	连翘15 g	蒲公英18 g	桔梗9 g
僵蚕9 g	木蝴蝶9 g	丹皮10 g	焦山栀6 g	玄参15 g
海藻15 g	太子参12 g	当归10 g	浙贝10 g	焦六曲10 g

7剂,水煎服,每日1剂。

2018年10月19日二诊:药证相适,治守上方,改银花18 g,去当归,加大力子9 g、生龙牡^(各、先)30 g、钩藤9 g、全蝎3 g,7剂。

2018年10月26日三诊:治守上方,去太子参,7剂。

2018年11月2日四诊:症情好转,颈部症状较前缓解,右头痛,舌红苔薄,脉弦滑。

炒黄芩10 g	银花18 g	连翘15 g	蒲公英18 g	桔梗9 g
僵蚕9 g	木蝴蝶9 g	丹皮10 g	焦山栀6 g	玄参15 g
浙贝10 g	焦六曲10 g	生龙牡^(各、先)30 g	钩藤9 g	全蝎3 g
川芎9 g	羌活6 g	丹参15 g	蔓荆子9 g	

7剂,水煎服,每日1剂。

2018年11月9日五诊:头痛大减,治守上方,去羌活,改川芎6 g,7剂。

2018年11月16日六诊:上方去蔓荆子,加白芷6 g,7剂。

2019年1月15日七诊:查TSH41.275,颈前胀,胃脘嘈杂,喉中有痰,治守上方,去焦山栀、川芎、丹参、龙骨、钩藤、全蝎,改炒黄芩12 g,加夏枯草12 g、生甘草4 g,7剂。

按:甲状腺炎近年发病率逐渐升高,以女性多见,但近年男性发病率也逐渐升高,平素肝气郁结或气郁体质尤其易发。该病不同时期表现不同,治则治法也不同。发病初期以发热疼痛为主,颈前肿块触痛明显,治以清热解表、散结止痛为法,中期发热渐退,颈前肿块质硬疼痛,治以凉血散结、止痛消肿为法,后期会出现甲减、怕冷、水肿、腹胀,治以温肾健脾、散结消肿为法。该患者目前痰热互结,治以泻热化痰散结为法,佐以凉血活血之品。

六、甲状腺结节

本病属中医"瘿病""瘿瘤"范畴,与肝的关系最为密切,另与脾、心等脏亦相关。肝经"循喉咙之后",甲状腺所在之处为肝经循行所过之处,另肝主疏泄,调情志,畅气机;肝气不舒,情志不畅,气机不调,气血津液失于调达,凝聚成痰、瘀,结于颈前而成瘿瘤。气滞、痰凝、血瘀是其基本病机。治疗以疏肝理气、化痰散结、化瘀消瘿为法。"结者散之",治疗有形之结节,根本在于调气,气机调畅则气血津液运行顺畅,则痰瘀易于消散。肝郁易横逆犯脾土,影响脾之健运,又主运化水湿,脾失健运,水湿不化,则痰湿内生,"脾为生痰之源",故临证治疗同时注意脾胃的调护,常佐以健脾运中之品,以助湿运痰化。

案一 胡某某,女,40岁。2019年4月8日初诊:甲状腺结节,颈部不适,胸闷乳胀,舌红苔黄,脉弦。

证属气滞痰凝,治以疏肝理气、化痰散结。

拟方如下:

生牡蛎(先煎)30g	柴胡5g	青皮9g	郁金9g	茯苓10g
留行子10g	川芎9g	白芷5g	夏枯草12g	浙贝10g
白芥子9g	制半夏9g	海藻15g	连翘12g	炒枳实10g
炒白芍12g

7剂,水煎服,每日1剂。

按:甲状腺结节属中医"瘿病"范畴,有气滞、痰凝、血瘀,初期多为气机阻滞,痰凝,日久则血脉瘀阻经络,气滞痰瘀,三者合而为病。病变脏腑与肝、脾、心有关,肝郁则气滞,肝伤则气结,气滞则津伤,脾虚生痰湿,痰气交阻,治以理气舒郁、化痰消瘿为主。白芥子辛温、化痰散结,白芷辛温、散结消肿。有形之痰结、瘀血为阴邪,非温不散,少佐一二辛温之品,有助气行邪散。

案二 孙某,女,31岁。2020年1月14日初诊:甲状腺结节,乏力易疲劳,月经量少,色淡,舌暗苔薄,脉细。

证属气滞痰凝、气血不足,治以理气化痰、益气养血。

拟方如下:

柴胡4g	当归10g	川芎9g	生地12g	熟地10g
炙黄芪20g	巴戟6g	益母草15g	青皮9g	制香附10g
夏枯草12g	法半夏9g	白芥子9g	生牡蛎(先煎)30g

5剂,水煎服,每日1剂。

2020年1月18日二诊:治守上方,加茯苓10g,10剂。

2020年2月21日三诊:月经2月24日至,量较前增多,治守上方,去熟地,加浙贝10g、赤芍12g,5剂。

按:日久病虚,虚实夹杂,气血不足,乏力易疲劳,冲任不盛,经血量少,色淡。治以疏肝理气、化痰散结为法,同时益气养血补虚。

七、头面五官病证

(一)扁平苔癣

脾开窍于口,心开窍于舌,牙龈属脾胃,故该病与脾、胃、心、肾关系密切,火为主要病因。正如《黄帝内经》中所云:"火气内发,上为口糜",可因于心肾之火上炎,脾胃湿热上蒸,阴虚火旺或外感风热毒邪,治疗当明辨虚实,多从清热解毒、清热燥湿、活血祛瘀、养阴润燥等方面入手。擅用祛风药,以达"火郁发之"之效。本病迁延难愈,日久易发癌变,患者多压力大,情志不畅,常佐调畅肝气之品,并嘱患者日常调畅情志,保持情志舒畅。

案　方某某,女,53 岁。2018 年 12 月 27 日初诊:口腔扁平苔癣,两颊黏膜扁平苔癣,见白色网状条纹突起,舌灼痛,牙龈肿痛,口干,情绪急躁,舌红赤苔薄,脉数。

证属胃火炽盛,治以清热泻火。

拟方如下:

生石膏(先煎)30 g	焦山栀 9 g	川连 5 g	生地 12 g	麦冬 15 g
丹皮 10 g	银花 15 g	连翘 15 g	蒲公英 18 g	淡竹叶 9 g
玄参 15 g	制大黄(后入)6 g	生甘草 4 g	藿香 5 g	炒黄芩 9 g

5 剂,水煎服,每日 1 剂。

2018 年 12 月 31 日二诊:药证相适,治守上方,去淡竹叶,加茯苓 10 g,5 剂。

2019 年 1 月 8 日三诊:舌灼,治守上方,加升麻 3 g,5 剂。

2019 年 1 月 15 日四诊:脾气急躁,白斑减少,舌红苔薄,脉数。

生石膏(先煎)30 g	焦山栀 9 g	川连 5 g	生地 12 g	麦冬 15 g
丹皮 10 g	银花 15 g	连翘 15 g	蒲公英 18 g	茯苓 10 g
玄参 15 g	制大黄(后入)6 g	生甘草 4 g	藿香 5 g	炒黄芩 9 g
升麻 3 g	郁金 9 g	合欢皮 10 g		

5 剂,水煎服,每日 1 剂。

2019 年 1 月 22 日五诊:症情好转,白斑减少,治守上方,去郁金,10 剂。

按:该患者舌灼牙痛口干,一派脾胃热盛之象,且其平素脾气急躁,肝火本旺,治疗以清脾胃之热为主。以大堆石膏、焦山栀、川连、银翘、蒲公英、大黄折其胃火;竹叶清心火;黄芩清上焦之火、肝火;生地、丹皮、麦冬、玄参养阴清热;"火郁发之",少量升麻一则发散郁热,二则其气上升,载药上行;少量藿香化湿通窍。

(二)齿痛

脾经连舌本,散舌下,胃经上循面部,环唇,入齿龈,肾主骨,齿为骨之余,故牙齿疼痛与脾胃、肾关系密切,病理因素多与热有关,或为实火(阳明郁热),或为虚火(肾阴不足,虚火上炎)所致,治以清热泻火或养阴清热为法。擅用祛风药物,如防风、细辛、白芷,一则高巅之上,唯风药可达,可载药上行;二则"火郁发之",可疏散郁热;三则辛温通窜,可行气、祛风、通络止痛。

案一　吴某某,女,61 岁。2019 年 7 月 15 日初诊:牙齿痛,面颊痛,舌红苔薄,脉数。

证属阳明郁热,治以清热泻火。

拟方如下:

生石膏(先煎)30 g	炒黄芩 10 g	川连 5 g	生地 12 g	藿香 6 g
丹皮 10 g	蒲公英 30 g	连翘 5 g	银花 15 g	白芷 6 g
川牛膝 10 g	制大黄(后入)5 g	生甘草 4 g		

5 剂,水煎服,每日 1 剂。

2019 年 7 月 19 日二诊:口涩,治守上方,改藿香 9 g,加茯苓 10 g,去生甘草,5 剂。

2019 年 7 月 24 日三诊:口唇肿痛,治守上方,去白芷,加防风 3 g、焦山栀 9 g,5 剂。

2019 年 7 月 29 日四诊:舌涩,治守上方,改制大黄^(后入)6 g,加白芷 6 g,5 剂。

按:脾经连舌本,散舌下,胃经上循面部,环唇,入齿龈,故面颊、唇、齿、舌之痛肿红乃阳明郁热,热邪循经上攻头面齿龈。大堆清热泻火、苦燥之品易于伤津,佐以生地养阴清热,一以固护阴液,一以辅助清热;少佐辛温通散之白芷、防风,一则反佐,防全方过于苦寒凝滞,二去性存用,取其辛散,以行气止痛。

案二 胡某某,女,59 岁。2020 年 7 月 9 日初诊:牙齿疼痛,虚浮,腰酸痛,动则汗出,舌红苔薄,脉弦滑。

证属肾虚牙痛,治以滋阴清热、补肾止痛。

拟方如下:

生石膏^(先煎)25 g	川连 5 g	知母 9 g	生地 12 g	熟地 10 g
山萸肉 10 g	生黄芪 18 g	怀牛膝 10 g	枸杞子 15 g	浮小麦 30 g
女贞子 15 g	骨碎补 6 g	蒲公英 18 g	制大黄^(后入)6 g	丹皮 10 g
焦六曲 10 g				

5 剂,水煎服,每日 1 剂。

2020 年 7 月 15 日二诊:症情好转,治守上方,改骨碎补 9 g,加瓦楞子^(先煎)20 g、连翘 15 g,7 剂。

2020 年 7 月 22 日三诊:药证相适,牙痛大减,伴有耳鸣,舌红苔薄,脉弦滑。

瓦楞子^(先煎)20 g	川连 5 g	知母 9 g	生地 12 g	熟地 10 g
山萸肉 10 g	生黄芪 18 g	怀牛膝 10 g	枸杞子 15 g	浮小麦 30 g
女贞子 15 g	骨碎补 9 g	蒲公英 18 g	淮山药 12 g	丹皮 10 g
焦六曲 10 g	连翘 15 g			

5 剂,水煎服,每日 1 剂。

2020 年 7 月 29 日四诊:牙痛止,便溏,治守上方,改知母 6 g,加焦山楂 10 g、炒白术 9 g,去焦六曲、女贞子,7 剂。

按:"肾主骨,齿为骨之余",肾阴不足,虚火上炎,则牙齿疼痛,虚浮,腰酸耳鸣乃肾虚之象,治以滋阴清热、补肾止痛为法。以生石膏、熟地共为君,一清胃火二滋肾水,二者相合共奏滋肾清热之功;黄连、蒲公英、知母、连翘、大黄助石膏清胃热;生地、山萸肉、枸杞子、丹皮、淮山药养阴清热,助熟地滋肾阴;牛膝引热下行;骨碎补,苦、温,归肝、肾经,可补肾、活血、止血、续伤。《本草汇言》中记载,以骨碎补、熟地、山茱萸等研末制蜜丸服用,可治肾虚耳鸣、耳聋及牙痛。焦六曲、炒白术、焦山楂、瓦楞子健脾运中,以助运化,防养阴清热泻火之药伤胃、碍胃。黄芪、浮小麦益气固表止汗。

(三)唇风

唇炎、口周皮炎,中医称之为"唇风",其病名首见于《外科正宗》,"唇风,阳明胃火上攻,其患下唇发痒作肿,破裂流水,不疼难愈。宜铜粉丸泡粉,内服六味地黄丸自愈"。足阳明胃经挟口两旁,环绕嘴唇,脾开窍于口,唇风之疾与脾胃关系密切,多因素体脾胃湿热,或风热外袭,上蒸口唇所致。

临证治疗应明辨虚实,实者多为脾胃湿热,上蒸口唇,治以清热利湿、凉血祛风为法;虚者多为阴虚血燥,口唇失养,治以凉血祛风、养阴润燥为法。

案　周某某,男,67岁。2019年2月19日初诊:口唇周围红肿瘙痒灼热,口干,舌红苔黄厚,脉滑数。

证属脾胃湿热,治以清热利湿、凉血祛风。

拟方如下:

生石膏(先煎)30g	川连5g	炒黄芩10g	焦山栀9g	生地12g
丹皮10g	苍术9g	赤苓12g	地肤子15g	白鲜皮15g
苦参10g	赤芍12g	防风5g	僵蚕9g	蝉衣9g
生甘草4g	制大黄(后入)6g			

7剂,水煎服,每日1剂。

2019年2月26日二诊:红赤较前变淡,治守上方,去苍术,加藿香6g,改赤苓15g、防风3g,7剂。

按:脾开窍于口,口周情况多与脾胃相关,痒乃风之明候,红赤,灼热,口干,一派热象,苔黄厚表明湿热兼有,治以清热利湿,兼以凉血祛风为法。生石膏最善清肺胃之热,皮肤之红肿等阳证每多用之;黄连、黄芩、焦山栀、大黄清热泻火,合石膏共奏清热解毒之效;苍术、藿香燥湿;地肤子、白鲜皮、苦参、赤苓清热利湿,祛风止痒;生地、丹皮、赤芍清热凉血;僵蚕、蝉衣、防风祛风;生甘草清热解毒,调和诸药。

（四）耳疾

耳与各脏腑、经络关系密切,多条经脉皆汇聚于耳。"耳者,宗脉之所聚",通过经脉的联系,与全身各脏腑联系密切,各脏腑气血濡养耳窍,耳窍得养则耳聪,若脏腑功能失调,气血失调,经络不通,耳窍失养,则患耳鸣、耳聋、耳痛等耳疾。其中与耳关系较为密切的脏腑为肾、肝胆与脾胃。肾开窍于耳,肾藏精,主脑髓,濡养耳窍。肾精不足,耳失濡养则易患耳鸣、耳聋、听力下降等耳疾;足少阳胆经,上行耳之前后,并入耳中,肝胆通过经脉络属,互为表里,肝胆气机失调,湿热内生,循经上攻于耳发为耳痛、脓耳、耳聋等耳疾;脾胃主运化水谷精微,胃经循颊车至耳前,脾胃虚弱,运化乏力,脾不升清,水湿内生,影响耳窍而致耳鸣、中耳积水等耳疾。耳之疾患病理因素有虚有实,实者多为肝胆湿热、实热,气滞血瘀,肝阳暴亢等,虚者多为肾精不足、气血不足。故临证治疗耳疾,多从肾、肝胆、脾胃入手,明辨虚实。孔窍以通畅为常、为佳,对于孔窍之疾患,在辨证基础上常佐以一二通窍药,如石菖蒲、苍耳子,以利孔窍通畅而诸症易消。同时随证佐以引经药,如柴胡等,以引诸药达病所。

1. 耳痛

耳痛,指耳部疼痛,临证常并见耳内流脓。《素问·至真要大论》中曰:"少阳热胜,耳痛溺赤",指出耳痛溺赤系由少阳热胜所致。少阳肝胆热毒,循经上扰耳窍,热毒壅滞于耳部,耳部气血不畅,不通则痛,热毒腐血酿脓而见耳内流脓。

案 陈某某,女,48 岁。2019 年 9 月 6 日初诊:反复耳痛,耳胀,伴耳道流脓,听力下降,口干,舌红苔腻,脉弦滑。

证属肝胆湿热,治以清热解毒、利湿排脓。

拟方如下:

柴胡 5 g	炒黄芩 10 g	龙胆草 6 g	焦山栀 10 g	丹皮 9 g
生地 12 g	赤苓 12 g	车前子(包煎)12 g	赤芍 12 g	制大黄(后入)6 g
石菖蒲 9 g	苍耳子 5 g	蒲公英 20 g	银花 18 g	连翘 15 g
焦六曲 10 g	白芷 6 g			

5 剂,水煎服,每日 1 剂。

2019 年 9 月 11 日二诊:痛大减,渗液大减,治守上方,改赤苓 15 g,加泽泻 12 g,5 剂。

2019 年 9 月 16 日三诊:耳闭,渗液大减,偶觉痒,余症安,舌红苔薄黄腻,脉弦滑。

柴胡 5 g	炒黄芩 10 g	龙胆草 6 g	焦山栀 10 g	丹皮 9 g
生地 12 g	赤苓 15 g	车前子(包煎)12 g	赤芍 12 g	制大黄(后入)6 g
石菖蒲 9 g	苍耳子 5 g	蒲公英 20 g	银花 18 g	连翘 15 g
泽泻 12 g	白芷 6 g	地肤子 15 g		

5 剂,水煎服,每日 1 剂。

2019 年 9 月 23 日四诊:症缓,大便黏,不畅,治守上方,去苍耳子、龙胆草、地肤子,改焦山栀 6 g,加炒枳实 10 g、焦六曲 10 g,5 剂。

按:肝胆湿热循经上扰耳窍,发为耳痛、耳胀,伴流脓,治以清热解毒、利湿排脓为法,以龙胆泻肝汤加减化裁为主方,以清热解毒、利湿排脓。龙胆草大苦大寒,可泻火除湿,清肝胆实火与下焦湿热;黄芩、焦山栀助龙胆草清热除湿;蒲公英、银花、连翘、制大黄清热解毒;车前子、赤苓、泽泻、地肤子清热利湿,佐以石菖蒲、苍耳子等化痰利孔窍;丹皮、赤芍、生地清热凉血,利于血中之热毒清散;大堆清热解毒之品中佐以辛散温通之白芷,一则反佐,以防过于寒凉凝滞,二则辛散宣发,引药上行,三则"火郁发之",以散郁热,四则辛散通窍,止痛;焦六曲运中,护胃,防苦寒之品败胃。

2.耳鸣耳聋

肾开窍于耳,肝经络耳,故耳之疾病与肝、肾关系密切。临证有虚实之分,虚者多为肾虚耳鸣,肾藏精生髓,肾精不足,耳窍失养,轻则耳鸣,重则听力下降,耳聋失聪;实者从痰、火、瘀、饮、风热入手,具体有痰热耳鸣,痰郁化火,痰热郁结,循经上壅,耳窍被蒙,瘀血阻络,久病多瘀,瘀阻耳窍,气血不畅,耳窍失养(现代医学认为某些耳鸣、耳聋与耳部微循环障碍有关),饮留机体,清阳不升致耳鸣、眩晕(现代医学认为利水消肿可解除内耳前庭、迷路水肿,减轻神经压迫,促进局部淋巴回流),肝火上炎,风热耳鸣,外感风热,循经上攻。

案一 钱某某,女,64 岁。2018 年 12 月 5 日初诊:耳闭、头涨、颈项强,素有高血压病史,舌淡暗苔薄,脉弦细。

证属肾虚肝亢,治以滋阴潜阳、宣窍通闭。

拟方如下:

煅磁石^(先煎)30 g	生龙牡^(各、先)30 g	钩藤 12 g	天麻 9 g	夏枯草 15 g
怀牛膝 10 g	生地 12 g	炒黄芩 10 g	女贞子 12 g	生白芍 12 g
石菖蒲 9 g	苍耳子 5 g			

4 剂,水煎服,每日 1 剂。

2018 年 12 月 8 日二诊:治守上方,去苍耳子,加柴胡 5 g、郁金 9 g,4 剂。

2018 年 12 月 12 日三诊:口干,治守上方,加麦冬 12 g,5 剂。

2018 年 12 月 17 日四诊:近日外感,咳嗽,不发热,余症同前,舌淡红苔薄白,脉浮。

煅磁石^(先煎)30 g	生龙牡^(各、先)30 g	钩藤 12 g	天麻 9 g	夏枯草 15 g
怀牛膝 10 g	生地 12 g	炒黄芩 10 g	女贞子 12 g	生白芍 12 g
石菖蒲 6 g	麦冬 12 g	桔梗 9 g		

4 剂,水煎服,每日 1 剂。

2018 年 12 月 22 日五诊:外感愈,治守上方,去桔梗,加苍耳子 5 g,5 剂。

2018 年 12 月 27 日六诊:上方加辛夷花 9 g,5 剂。

2019 年 1 月 2 日七诊:症情好转,耳闭,头涨有缓解,舌淡暗苔薄,脉弦细。

煅磁石^(先煎)30 g	生龙牡^(各、先)30 g	钩藤 12 g	天麻 9 g	夏枯草 15 g
怀牛膝 10 g	生地 12 g	炒黄芩 10 g	女贞子 12 g	生白芍 12 g
石菖蒲 9 g	苍耳子 5 g	辛夷花 9 g		

5 剂,水煎服,每日 1 剂。

2019 年 1 月 8 日八诊:症情好转,耳闭,视物昏花,治守上方,去辛夷花,加龙胆草 6 g、丹皮 9 g,改苍耳子 6 g,5 剂。

按:耳之疾患与肾、肝、脾关系密切,耳闭之疾不外虚实二端,虚者常为肾虚、脾虚,实者多痰火、血瘀、气滞,临证常虚实夹杂者多见。该患者辨证为肾虚肝旺,虚实夹杂,治疗以滋阴潜阳、宣窍通闭为法,凡孔窍之疾,每多随症应用菖蒲、苍耳、辛夷之通窍之品。

案二 尹某,女,22 岁。2019 年 4 月 1 日初诊:耳鸣,脾气急躁,头目胀痛,胸闷喜叹,乳胀,大便溏结不调,夜不寐,口臭,舌红苔黄,脉滑数。

证属肝经火旺,治以清肝泻火、通窍利耳。

拟方如下:

煅磁石^(先煎)30 g	柴胡 6 g	合欢皮 10 g	生地 12 g	焦山栀 9 g
龙胆草 6 g	炒白芍 10 g	当归 10 g	丹皮 10 g	砵茯神 10 g
柏枣仁^(各)12 g	丹参 12 g	焦六曲 10 g	麦冬 12 g	钩藤 12 g
郁金 9 g				

5 剂,水煎服,每日 1 剂。

按:脾气急躁,肝郁化火,肝火循经上扰而见头目胀痛,耳鸣。肝气郁结,情绪不畅,气机不畅,则见胸闷喜叹,乳胀,肝气横逆犯脾,脾运失常则大便溏结不调。火郁扰神而见夜不寐,肝火扰动胃火而见口臭,苔黄脉滑数乃热之象,治以清肝泻火、通窍利耳为法,以龙胆泻肝汤为主方加减化裁。煅磁石,咸寒,入肝肾心经,可潜阳、安神、明目、聪耳。

不论虚证耳鸣抑或是实证耳鸣,皆于辨证基础上佐用。

案三 汪某某,男,74 岁。2019 年 12 月 27 日初诊:耳鸣如蝉叫,头晕,面赤,舌红苔薄,脉弦细数,既往房颤病史。

证属肾虚肝亢,治以滋阴潜阳、宣窍通闭。

拟方如下:

煅磁石(先煎)30 g	生龙牡(各,先)30 g	钩藤 12 g	天麻 10 g	夏枯草 15 g
生地 12 g	生白芍 12 g	女贞子 15 g	泽泻 12 g	白蒺藜 9 g
炒黄柏 9 g	怀牛膝 10 g	山萸肉 9 g	焦六曲 10 g	丹参 15 g

5 剂,水煎服,每日 1 剂。

2019 年 12 月 31 日二诊:头晕好转,嗳气,大便次数多,治守上方,去泽泻、焦六曲,加五味子 8 g、茯苓 10 g、焦山楂 10 g,5 剂。

按:肾阴不足,不能涵敛肝阳,肝阳上亢,虚火循经上扰清窍而致耳鸣、头晕、面赤,脉弦细数,乃阴虚火旺之象,治以滋阴潜阳、宣窍通闭为法。煅磁石、生龙牡平肝潜阳;钩藤、天麻、夏枯草、白蒺藜与煅磁石、生龙牡相合,增潜阳之力;生地、生白芍、女贞子、山萸肉、五味子养阴以敛阳;怀牛膝引热下行,炒黄柏既可清湿热,又可泻相火;泽泻清热利水;茯苓、焦六曲、焦山楂畅运中焦,久病入络,久病多瘀,佐用丹参凉血活血,凉血可助热清,活血可助耳络通。

八、口舌生疮

口腔溃疡,《黄帝内经》首称为"口疮",又有"口疳""口糜""口舌生疮"之称。"诸痛痒疮皆属于心(火)",从心肝脾肾四脏入手,调其寒热虚实,《素问·气厥论》中曰:"膀胱移热于小肠,膈肠不便,上为口糜",《医宗金鉴》中曰:"口糜阴虚阳火,膀胱湿水溢脾经,湿与热、瘀熏胃口,满口糜烂色红疼",脏腑积热上攻,或气虚或阴虚火上泛,或脾胃虚弱,湿滞中焦,郁而化热上蒸。临证中病理因素以火邪为主者多见,有虚火实火之分,实火有心火、胃火、肝火之分,虚火为阴虚火旺。心火上炎者治以清心泻火、凉血利尿为法;脾胃蕴热者治以清热泻火、凉血通便为法;肝经郁热者治以清肝泻火、行气凉血为法,阴虚火旺者治以滋阴清热为法。不论实火、虚火,不论心火、胃火抑或是肝火,临证应用清热泻火治法同时,辅以凉血活血之品,可使血中之热易于透散。火热邪气易伤津,每于清热泻火同时少佐养阴清热之品,以固护阴液。临证亦可见口疮反复发作,迁延不愈,创面色淡,乏力易疲劳,服用寒凉药物症反加重等气血不足之象,治以补益气血、温补脾肾、引火归元等为法。

案一 方某某,女,69 岁。2019 年 1 月 7 日初诊:舌疮,舌灼热,口干,头晕时作,胃脘痞闷,嗳气,大便干,舌红有裂纹苔薄黄,脉细数。

证属阴虚火旺,治以清热泻火、养阴凉血。

拟方如下:

生石膏(先煎)30 g	川连 5 g	知母 10 g	生地 12 g	麦冬 15 g

| 玄参 15 g | 蒲公英 15 g | 淡竹叶 9 g | 女贞子 12 g | 丹皮 10 g |
| 连翘 12 g | 怀牛膝 10 g | 炒枳实 10 g | 制大黄^(后入)6 g | |

5 剂,水煎服,每日 1 剂。

按:舌为心之苗,舌之疾患常常责之于心,如舌尖红赤,舌疮常提示心火旺。该患者除心火旺外,尚有大便干等胃热之征及口干、舌裂纹等伤阴之象,故该患者既有阳明之火、少阴之火,又有阴不足之虚火,治疗以清阳明有余之火,滋补少阴不足之水为法。以玉女煎为主方化裁,去过于滋腻之熟地,代之以养阴清热之生地,另加清胃火之蒲公英及清心火之淡竹叶,连翘苦凉,归心、肝、胆经,可清热解毒,消肿散结,疗痈疡肿毒、口舌生疮常用之,另胃脘痞,大便干,嗳气等腑气不通,予枳实、大黄通腑气,泻热。

案二　郑某某,女,40 岁。2019 年 3 月 29 日初诊:口疮反复发作,口舌生疮,乏力易疲劳,夜寐足凉汗出,舌淡红苔薄白,脉细数。

证属脾虚火旺,治以清热泻火、补土伏火。

拟方如下:

生石膏^(先煎)30 g	炒黄芩 9 g	川连 4 g	银花 15 g	蒲公英 15 g
连翘 12 g	生甘草 4 g	丹皮 9 g	肉桂^(后入)1 g	生黄芪 15 g
党参 10 g	茯苓 10 g	生白术 10 g	防风 3 g	

7 剂,水煎服,每日 1 剂。

按:脾虚运化失司,气虚则乏力易疲劳,动则易出汗,脾虚不运,郁而化火,循经上扰,口疮反复。治以清热泻火、补土伏火为法,以生石膏、黄芩、黄连、金银花、蒲公英、连翘清热泻火;丹皮养阴清热,利于血中之热清;黄芪、党参、茯苓、生白术、防风益气健脾,温补中焦,补土伏火;肉桂引火归元;生甘草清热解毒,调和诸药,泻火与伏火并进。

案三　吴某某,男,18 岁。2019 年 3 月 23 日初诊:口疮反复发作,口唇红,烦躁,溲赤,易疲劳,舌红赤苔厚腻,脉濡。

证属心脾积热,治以清热泻火。

拟方如下:

生石膏^(先煎)25 g	川连 5 g	炒黄芩 9 g	丹皮 10 g	生地 10 g
银花 18 g	连翘 15 g	蒲公英 18 g	藿香 6 g	茯苓 10 g
生白术 10 g	焦山楂 10 g	生甘草 4 g	太子参 12 g	

5 剂,水煎服,每日 1 剂。

2019 年 4 月 2 日二诊:治守上方,改生石膏^(先煎)30 g、生地 12 g,去生甘草,加淡竹叶 10 g,5 剂。

按:口疮多责之于火(热),或由于实火,或因于虚火,局部疮疡红痛甚多为实火,色淡红,痛微多为虚火。该患者学业重,压力大,郁久积热,心脾经热上行而致口疮反复发作,热久伤气阴而出现气阴不足,同时舌苔厚腻提示有湿,故清热泻火中少佐益气养阴之太子参,健脾祛湿之茯苓、白术、藿香。

案四 谢某某,男,45岁。2020年4月8日初诊:口疮易作,夜寐口中流涎,口臭,大便不畅,舌红苔根部黄厚脉数。

证属脾胃实热,治以清热泻火、凉血通便。

拟方如下:

生石膏^(先煎)30g	焦山栀9g	川连5g	银花18g	连翘15g
蒲公英20g	防风3g	淡竹叶10g	生地12g	丹皮10g
怀牛膝10g	土茯苓12g	生甘草4g	制大黄^(后入)5g	

7剂,水煎服,每日1剂。

按:高巅之上,唯风药可达,头面肌表之疾,多佐以祛风药物,一则取其升散,走表,利于驱邪外出,二则火郁发之,可散郁热。防风,温而不燥,药性和缓,风药中之润剂,可发表、胜湿、祛风、止痛。涎为脾之液,中焦脾胃功能失职可出现夜寐口中流涎。该患者脾胃蕴热,影响脾胃运化而出现夜寐流涎,脾胃蕴热循经上攻,口疮发作,肠胃蕴热,腑气不通,热灼肠津,而见大便不畅,治以清热泻火、凉血通便为法。

九、目病

眼与五脏六腑关系密切,《灵枢·大惑论》中记载:"五脏六腑之精气,皆上注于目而为之精……"指出了眼与身体五脏六腑的关系,后世在此基础上总结出了五轮学说,用于临床指导辨证。然五轮学说有其局限性,临证当局部辨证与整体辨证相结合。目之疾患,不外虚实两端,实者多由火热邪气所致,常见风热、湿热、心火、肝火、胃火、肺火,虚者多为肝肾阴虚,气血阴精不足,目失所养。治疗实则泻之,虚则补之,虚实夹杂则攻补兼施。

案一 徐某某,女,64岁。2018年12月1日初诊:目红,视物模糊,视力下降,头涨,口干,舌红苔薄黄,脉弦细数。

证属阴虚肝旺,治以滋阴潜阳、清热明目。

拟方如下:

生石决明^(先煎)30g	生龙骨^(先煎)30g	生珍珠母^(先煎)30g	生石膏^(先煎)25g
炒黄芩10g	怀牛膝10g	生地12g	石斛15g
女贞子15g	生白芍12g	钩藤12g	夏枯草15g
决明子10g	桑叶9g	枸杞子12g	丹皮9g

5剂,水煎服,每日1剂。

2018年12月6日二诊:症情好转,治守上方,加焦山栀6g,5剂。

2018年12月12日三诊:白睛红,治守上方,改生石膏^(先煎)30g,去焦山栀,加知母10g、玄参15g、柏子仁12g,5剂。

2018年12月18日四诊:头涨缓解,目赤,舌红苔薄黄,脉弦细数。

生石决明^(先煎)30g	生龙骨^(先煎)30g	生石膏^(先煎)30g	知母10g
炒黄芩10g	怀牛膝10g	生地12g	石斛15g
女贞子15g	生白芍12g	钩藤12g	夏枯草15g

决明子 10 g	桑叶 9 g	枸杞子 12 g	丹皮 9 g
玄参 15 g	柏子仁 12 g	银花 15 g	蒲公英 20 g
焦山栀 9 g			

5 剂,水煎服,每日 1 剂。

2018 年 12 月 24 日五诊:治守上方,5 剂。

2018 年 12 月 29 日六诊:目糊,余症好转,治守上方,去银花、知母、玄参,加当归 9 g、枸杞子 15 g,5 剂。

按:目与五脏均有联系,其中目与肝联系尤其密切,临证肝肾阴虚、肝火上扰、风热上扰等尤为多见。该患者证属阴虚肝旺,治以滋阴潜阳清热为法,予石决明、龙骨、珍珠母、钩藤平肝潜阳;生地、石斛、女贞子、生白芍、枸杞子滋阴;丹皮、夏枯草、决明子、桑叶、黄芩、银花、焦山栀、蒲公英、玄参、知母清热;怀牛膝引火下行;当归、生地、白芍养血和营。白睛属肺,白睛红赤,经滋阴清热,赤色不退,应加重清肺火之力,桑叶一药甚是好用,可疏散风热,清肝明目,又可平抑肝阳,甘润益阴,此处用之,一药多用,甚是恰当。

案二 胡某某,女,30 岁。2019 年 5 月 10 日初诊:双目干涩胀痛,烦躁,头昏涨,舌红苔黄,脉弦数。

证属肝经热盛,治以清肝明目。

拟方如下:

生石决明(先煎)30 g	生龙牡(各、先)30 g	钩藤 12 g	炒黄芩 10 g
生地 12 g	生白芍 12 g	石斛 15 g	夏枯草 12 g
决明子 10 g	怀牛膝 10 g	白蒺藜 9 g	麦冬 15 g
女贞子 15 g	丹皮 10 g		

7 剂,水煎服,每日 1 剂。

按:该患者平素脾气急躁,肝火较盛,肝火循经上炎,上攻于目,火热搏结而作胀痛,头昏涨,治以清肝泻火、养阴明目为法。清降肝火为首要任务,以生石决明、生龙牡、钩藤平肝潜阳;炒黄芩、夏枯草、决明子清热泻火;怀牛膝引火下行;火热之邪易于伤阴,故佐以养阴清热凉血之品,如生地、生白芍、石斛、麦冬、女贞子、丹皮,一则固护阴液,二则有助于热毒清泻;白蒺藜辛苦温,辛可散,苦能泄,温能通,故降泄可平肝阳,辛散温通可祛风散郁热,肝气舒畅条达,则目明,故曰其有明目之效。

案三 冯某,男,53 岁。2019 年 8 月 26 日初诊:眼底出血,左眼视物模糊、黑影 1 个月,精神可,前段时间头晕,刻下已不晕,舌红苔薄,脉细数。

证属阴虚阳亢,治以养阴清热、凉血活血。

拟方如下:

生石决明(先煎)30 g	生龙骨(先煎)30 g	钩藤 12 g	决明子 10 g	天麻 9 g
夏枯草 15 g	生地 12 g	石斛 15 g	赤芍 15 g	丹参 18 g
川牛膝 10 g	桃仁 9 g	丹皮 10 g	枸杞子 12 g	

7剂,水煎服,每日1剂。

按:患者年逾五旬,肝肾渐亏,肝阳上亢,阴亏不能濡养眼部而见视物模糊、黑影,虚火灼眼部血络而见眼底出血。以天麻钩藤饮加减,以平肝潜阳,养阴清热。另局部辨证与整体辨证相结合,辨证与辨病相结合,眼底出血配以活血之品,该患者肝肾阴虚为本,阴虚火旺,故活血优选凉血活血止血之品。

案四 马某某,男,78岁。2020年3月10日初诊:青光眼,目胀痛,时头晕,舌红有裂纹苔黄燥,脉弦数。

证属肝胆火炽,治以清肝熄风。

拟方如下:

生石决明^(先煎)30 g	生龙骨^(先煎)30 g	生珍珠母^(先煎)30 g	钩藤 12 g
夏枯草 15 g	僵蚕 9 g	生白芍 12 g 怀牛膝 10 g	炒黄芩 10 g
石斛 15 g	生地 12 g	丹皮 10 g 决明子 10 g	泽泻 15 g
丹参 15 g	白蒺藜 9 g	车前子^(包煎)12 g	

5剂,水煎服,每日1剂。

2020年3月13日二诊:治守上方,加山萸肉9 g,5剂。

2020年3月19日三诊:腹胀气窜,便溏,治守上方,去丹参,加茺蔚子9 g、女贞子15 g,5剂。

2020年3月25日四诊:目胀痛,背痛,胸闷气短,喜叹,舌红有裂纹苔黄燥脉弦数。

生石决明^(先煎)30 g	生龙骨^(先煎)30 g	生珍珠母^(先煎)30 g	钩藤 12 g
夏枯草 15 g	僵蚕 9 g	生白芍 12 g 怀牛膝 10 g	炒黄芩 10 g
石斛 15 g	生地 12 g	丹皮 10 g 决明子 10 g	泽泻 15 g
女贞子 15 g	车前子^(包煎)12 g	龙胆草 8 g 柴胡 5 g	郁金 9 g

5剂,水煎服,每日1剂。

2020年3月30日五诊:胸闷气不畅,目胀痛,舌红有裂纹苔黄,脉弦数,治守上方,改龙胆草9 g,加青葙子6 g,5剂。

按:青光眼属中医"青风内障"范畴,重在治肝,急性期先以清热泻火、平肝熄风、理气化饮等为主,病情和缓后再以补益肝肾为法,佐以清热泻火、平肝熄风等药。该患者肝胆火炽,上攻头目而见目胀痛,头晕,热灼津液而见舌有裂纹苔黄燥,治以清肝泄热熄风为法。生石决明、生龙骨、生珍珠母、钩藤平肝潜阳;怀牛膝引火下行;僵蚕、白蒺藜平肝熄风;生石决明、决明子、车前子、夏枯草清肝泄热明目;黄芩清热泻火;生白芍、石斛、生地、丹皮养阴清热;丹参凉血活血;泽泻渗湿泄热。《本草纲目》中曰:"夏枯草治目珠疼至夜则甚者神效,或用苦寒药点之反甚者,亦神效,盖目珠连目本,肝系也,属厥阴之经,夜甚及点苦寒药反甚者,夜与寒亦阴故也。夏枯草禀纯阳之气,补厥阴血脉,故治此如神,以阳治阴也。"

十、脑鸣

脑鸣者有虚实两端,虚者多为肾精亏虚,阴虚阳亢,心脾两虚,而致髓窍失养;实者多为气郁化火、痰湿上蒙、风寒外袭、风热上扰、瘀血阻窍等阻滞脑窍所致,临证亦可见虚实夹杂。肾精亏虚者予补肾益脑为法;阴虚阳亢者以滋阴潜阳为法;心脾两虚者以补益心脾、宁心安神为法;风寒外袭者予祛风宣窍为法;风热上扰者以疏散风热、清利头目为法;瘀血阻窍者予活血化瘀通窍为法;痰浊上蒙者予化痰浊开窍为法。

案　鲍某某,男,56 岁。2019 年 1 月 15 日初诊:脑鸣,头晕恶心,夜寐不佳,入睡困难,腰酸软,舌红苔薄,脉细数。

证属阴虚阳亢,治以滋阴潜阳。

拟方如下:

煅磁石(先煎)30 g	生龙牡(各、先)30 g	钩藤 12 g	天麻 10 g	夏枯草 15 g
白蒺藜 9 g	生地 12 g	熟地 10 g	怀牛膝 10 g	生白芍 12 g
炒黄柏 10 g	山萸肉 10 g	女贞子 15 g	五味子 9 g	丹参 15 g

5 剂,水煎服,每日 1 剂。

2020 年 2 月 3 日二诊:脑鸣,头晕时作,夜寐不佳,治守上方,去生牡蛎、炒黄柏,加知母 9 g、"茯神 10 g、柏子仁 12 g、合欢皮 10 g、石菖蒲 9 g、炙黄芪 15 g,7 剂。

按:该患者年过五旬,肾精渐亏,脑鸣、头晕、不寐、腰酸乃肾阴亏于下,虚阳扰于上之表现,治疗以滋肾阴、填精髓、潜虚阳为法。以生熟地、白芍、山萸肉、女贞子、五味子滋肾,以钩藤、天麻、白蒺藜、磁石、龙牡潜阳,夏枯草、黄柏泻热,另佐一味丹参活血化瘀,改善脑循环。

医案选粹：

一、中风

中风的根本病机为正气亏虚,脏腑阴阳失调,痰阻血瘀,阳化风动,血随气逆,脑脉痹阻,血溢脉外,发为中风,为本虚标实之证。根据患者有无神志不清而分为中经络与中脏腑。中经络者治以平肝熄风、化痰祛瘀通络为法;中脏腑者分闭证与脱证,予以活血化瘀、熄风化痰开窍、回阳固脱等法;恢复期虚实夹杂,治以扶正祛邪为法。临证治疗应明辨虚实、病位深浅、病情轻重。

（一）中脏腑

辨中脏腑当辨闭证与脱证,闭证多属实证,邪气内闭清窍,可见神志昏迷,牙关紧闭,口噤不开,肢体僵硬;脱证多属虚证,五脏真阳散脱,阴阳即将离决,常见神志昏聩无知,目合口开,四肢松懈瘫痪。闭证当辨阳闭、阴闭,根据有无夹热而分阳闭与阴闭。阳闭者痰火瘀热,身热面赤,气粗鼻鼾,痰声拽锯,便秘溲黄,苔黄腻舌绛干,甚则卷缩脉弦滑数;阴闭者痰浊瘀阻,面白唇紫,痰涎壅盛,四肢不温,苔白腻。

案　张某某,男,78岁。2020年4月29日初诊:脑出血,中风,中脏腑,神昏烦躁,言语不清,痰声辘辘,质稠,右侧肢体偏瘫,僵硬,舌短缩苔黄,脉弦滑。

证属中风,中脏腑,肝风挟痰阻窍,治以清肝熄风、化痰开窍。

拟方如下:

生石决明^(先煎)30g	生龙牡^(各、先)30g	钩藤12g	天麻10g	夏枯草15g
僵蚕9g	胆南星10g	石菖蒲9g	生地15g	生白芍12g
羚羊角粉^(冲服)0.6g	淡竹茹12g	麦冬15g	川贝^(另煎)6g	炒黄芩10g

7剂,水煎服,每日1剂。

2020年5月6日二诊:药后症情好转,治守上方,改淡竹茹10g,加郁金10g。7剂。

2020年5月12日三诊:症情好转,羚羊角粉缺货,予换羚羊角片,治守上方,去羚羊角粉,加羚羊角片^(先煎)1.5g、熊胆粉^(冲服)1支、制大黄^(后入)6g。7剂。

2020年5月18日四诊:症情大减,神渐清,人工牛黄到货,舌短缩苔黄,脉弦滑。

生石决明^(先煎)30g	生龙牡^(各、先)30g	钩藤12g	天麻10g	夏枯草15g
僵蚕9g	胆南星10g	石菖蒲9g	生地15g	生白芍12g

羚羊角片^(先煎)1.5g　淡竹茹10g　　　　麦冬15g　　郁金10g　　　　制大黄^(后入)6g

川贝^(另煎)6g　　　炒黄芩10g　　　　人工体外培育牛黄^(冲服)1支

7剂,水煎服,每日1剂。

2020年5月26日五诊:神志渐清,右侧肢体不利,治守上方,去僵蚕、羚羊角片、郁金、大黄,改淡竹茹9g、麦冬12g,加地龙12g、生黄芪20g,7剂。

2020年6月5日六诊:症情大减,神志清楚,回答切题,右侧肢体僵硬,偏瘫,证属气虚血滞,络脉痰阻,治守上方,去生石决明、川贝、白芍、淡竹茹,改生黄芪40g,加桃红^(各)9g、当归9g、川芎9g、赤芍12g,7剂。

按:该患者中脏腑之阳闭,乃肝风挟痰阻窍所致,风阳痰火上扰,蒙蔽清窍,治以辛凉开窍化痰、清肝熄风为法。以羚角钩藤汤合安宫牛黄丸加减,腑气不通者以桃仁承气汤加减,方中可加石决明、龟板、白芍育阴潜阳,或加僵蚕、全蝎、地龙以增熄风之力,热重加丹皮、栀子,痰多加胆南星、鲜竹沥、天竺黄。该患者予清肝熄风、化痰开窍之法加减治疗四次后,肝风痰热大减,神志清,由中脏腑转为中经络。酌减清肝熄风之品,合补阳还五汤,以生黄芪、当归、川芎、赤芍、地龙、桃仁、红花等益气养血通络。

（二）中经络

中经络治疗以通络为要,以平肝熄风、化痰祛瘀通络为治法,风邪中络者以祛风养血通络为主,肝阳暴亢,风阳上扰者以平肝熄风、清热泻火为法,阴虚风动者治以育阴潜阳、熄风通络为法。随病程进展,肝风、痰火等邪气大减,而正虚之象渐显,或为气虚血瘀或为阴虚风动,治疗重点亦转为补气养血、活血化瘀通络或育阴潜阳、熄风通络为主。

案一　朱某某,男,53岁。2019年10月15日初诊:脑出血后遗症期。刻诊:步履欠稳,言语欠利,舌暗淡苔薄腻,脉细涩。

证属气虚血瘀痰凝,治以益气活血、化痰熄风通络。

生黄芪40g　　当归9g　　　川芎9g　　　赤芍12g　　　地龙15g

桃仁9g　　　红花9g　　　石菖蒲9g　　胆南星9g　　　生龙牡^(各,先)30g

钩藤12g　　　天麻10g　　　僵蚕9g　　　怀牛膝10g

7剂,水煎服,每日1剂。

按:气血内虚,遇有劳倦内伤,恼怒忧思,嗜食厚味等,引起脏腑阴阳失调,气血逆乱,直冲犯脑,脑脉痹阻或血溢脑脉之外而致中风,中经络者多为本虚标实。而后遗症期侧重在本虚,且以气虚为多见,缓则治本,以扶正为主,然标实亦存在,乃瘀、痰等阻络而成,治以治本为主,辅以治标。以益气活血化瘀,熄风化痰通络为主,以补阳还五汤加减,重用黄芪补气,配当归养血,合赤芍、桃红、地龙、川芎活血化瘀,菖蒲、胆南星化痰开窍,龙牡、钩藤、天麻、僵蚕熄风通络,牛膝活血通络,壮腰膝。

案二　郑某,男,55岁。2019年11月1日初诊:中风,中经络,言语含糊不清,头晕,步履欠稳,口干,烦躁,夜寐不佳,易醒,醒后难复入睡,舌红苔薄,脉弦滑。

证属肝风痰浊,治以平肝潜阳、熄风化痰。

拟方如下:

生珍珠母^(先煎)30 g	生龙牡^(各,先)30 g	钩藤 12 g	天麻 10 g	生地 12 g
夏枯草 15 g	僵蚕 9 g	生白芍 12 g	炒黄芩 10 g	怀牛膝 10 g
碌茯神 10 g	柏子仁 12 g	胆南星 9 g	石菖蒲 9 g	麦冬 15 g

5 剂,水煎服,每日 1 剂。

2019 年 11 月 6 日二诊:症情好转,言语、睡眠皆有改善,耳鸣,治守上方,加山萸肉 10 g、丹参 15 g,5 剂。

2019 年 11 月 11 日三诊:症情大减,言语清,头不晕,步履稳,夜尿频,偶疲劳,舌干,治守上方,去胆南星,加女贞子 15 g,5 剂。

2019 年 11 月 16 日四诊:症情好转,言语清,步履稳,耳鸣,盗汗时作,舌红苔薄,脉弦滑。

生珍珠母^(先煎)30 g	生龙牡^(各,先)30 g	钩藤 12 g	天麻 10 g	生地 12 g
夏枯草 15 g	僵蚕 9 g	生白芍 12 g	炒黄芩 10 g	怀牛膝 10 g
碌茯神 10 g	柏子仁 12 g	胆南星 9 g	石菖蒲 9 g	麦冬 15 g
山萸肉 10 g	丹参 15 g	女贞子 15 g	浮小麦 30 g	

5 剂,水煎服,每日 1 剂。

2019 年 11 月 21 日五诊:症情渐安,治守上方,去黄芩,加炒黄柏 10 g,5 剂。

2019 年 11 月 26 日六诊:症情安,治守上方,加知母 6 g,7 剂。

2019 年 12 月 3 日七诊:症情安,治守上方,去浮小麦,7 剂。

按:肝阳上亢化风,扰动清窍致头晕,步履欠稳,入中舌脉则言语含糊不清,不灵活,肝阳上扰心神则烦躁,寐不佳。治以平肝熄风,佐以化痰通窍之品,二诊症即缓解,肝风得清,肝肾阴虚之本渐显而现耳鸣,夜尿频,渐佐以山萸肉、女贞子等,三诊中风之症尽消。

案三 钱某某,女,51 岁。2020 年 7 月 15 日初诊:左下肢静脉曲张合并溃疡,溃疡处出血而致出血性休克,缺氧缺血性脑病。刻诊:左侧肢体活动不利,麻木,僵硬,肌力差,精神尚可,舌淡红苔薄,脉细。

证属气虚血瘀,治以补气养血、活血通络。

拟方如下:

生黄芪 60 g	当归 10 g	川芎 9 g	赤芍 12 g	桃仁 9 g
红花 9 g	地龙 15 g	天麻 10 g	桑枝 30 g	桂枝 6 g
威灵仙 15 g	胆南星 9 g	生牡蛎^(先煎)30 g		

7 剂,水煎服,每日 1 剂。

按:患者大量失血,气血亏虚,气血不运,瘀于脉络,发为中风,治以补气养血、活血通络为法,补阳还五汤为经典名方,临证加减化裁用之,每多效验。重用黄芪,大补脾胃之气,气旺血行;当归养血活血,化瘀而不伤血;川芎、赤芍、桃仁、红花活血化瘀;地龙通经活络;威灵仙祛风湿、通络止痛;桑枝祛风湿、利关节,主治关节酸痛麻木;桂枝辛温,温经通脉,利于气血通行;胆南星化痰熄风;牡蛎、天麻平肝潜阳。

案四　朱某某,男,62 岁。2001 年 1 月 23 日初诊:中风后遗右侧偏瘫月余,1 个月前突发中风,昏迷,右侧肢体偏瘫无力,口干欲饮,头昏涨痛,夜寐不宁,舌红嫩苔光边黄腻,脉弦细滑数。

证属气虚血瘀、阴虚肝亢,治以育阴熄风、益气通络。

拟方如下:

生龙牡(各,先)30 g	钩藤 12 g	天麻 6 g	僵蚕 9 g	生地 14 g
玄参 18 g	蜈蚣 1 条	当归 9 g	川芎 9 g	桃红(各)9 g
地龙 12 g	炮山甲(先煎)6 g	桑枝 30 g	生黄芪 50 g	炙远志 10 g
赤白芍(各)10 g				

7 剂,水煎服,每日 1 剂。

2001 年 1 月 31 日二诊:药后症情好转,舌苔渐复,治守上方进出,改生地 12 g、生黄芪 70 g、赤芍 12 g,去玄参、白芍,5 剂。

2001 年 2 月 8 日三诊:代诉,右手指已能活动,纳旺神佳,言语已清,治以益气养阴、活血通络。

生龙牡(各,先)30 g	钩藤 12 g	天麻 6 g	僵蚕 9 g	生地 14 g
玄参 18 g	蜈蚣 1 条	当归 9 g	川芎 9 g	桃红(各)9 g
地龙 15 g	桑枝 30 g	生黄芪 90 g	炙远志 10 g	桑寄生 15 g
赤白芍(各)10 g				

5 剂,水煎服,每日 1 剂。

2001 年 2 月 16 日四诊:症情好转,治守上方,改生黄芪 100 g、桃红(各)10 g、赤芍 15 g、生地 9 g,去钩藤、天麻、僵蚕,加炮山甲 5 g,5 剂。

2001 年 2 月 21 日五诊:中风后遗右侧肢体偏瘫不用,口干欲饮,舌红苔薄,脉弦细,治以益气通络。

生黄芪 100 g	当归 9 g	川芎 9 g	桃红(各)9 g	炮山甲(先煎)5 g
地龙 15 g	赤芍 15 g	桑枝 30 g	桑寄生 15 g	石菖蒲 6 g
蜈蚣 1 条	生地 10 g	钩藤 10 g		

5 剂,水煎服,每日 1 剂。

2001 年 2 月 26 日六诊:代诉,右脚已能行走,足跟部活动稍差,治以益气通络补肾为法,治守上方,改当归 10 g、钩藤 12 g,加川牛膝 10 g、杜仲 10 g,4 剂。

2001 年 3 月 2 日七诊:药后症情好转,舌红苔薄黄,脉弦细,治以益气通络补肾。

生黄芪 120 g	当归 10 g	川芎 9 g	桃红(各)9 g	炮山甲(先煎)5 g
地龙 15 g	赤芍 15 g	桑枝 30 g	石菖蒲 9 g	川牛膝 10 g
蜈蚣 1 条	生地 10 g	杜仲 10 g	桑寄生 15 g	狗脊 10 g

5 剂,水煎服,每日 1 剂。

2001 年 3 月 7 日八诊:代诉,症情见好转,治守上方,改桃红(各)10 g、赤芍 12 g,加知母 6 g、胆南星 6 g,去石菖蒲,4 剂。

2001 年 3 月 10 日九诊:行走较前自如,手活动不佳,夜寐不宁,舌红苔薄黄,脉弦细,治以益气活血通络。

生黄芪 120 g	当归 10 g	川芎 10 g	赤芍 15 g	蜈蚣 1 条
炮山甲^(先煎)6 g	桃红^(各)10 g	狗脊 10 g	炙远志 10 g	石菖蒲 9 g
桑寄生 15 g	桑枝 30 g	钩藤 9 g	知母 6 g	

5 剂,水煎服,每日 1 剂。

2001 年 3 月 15 日十诊:代诉,症情好转,治守上方,改狗脊 9 g,去钩藤,4 剂。

2001 年 3 月 20 日十一诊:中风后遗右侧肢体活动不利,舌红苔白腻,脉弦细,治以益气通络。

生黄芪 120 g	当归 9 g	川芎 9 g	赤芍 12 g	桃红^(各)9 g
蜈蚣 1 条	炮山甲^(先煎)5 g	桑枝 30 g	桑寄生 15 g	石菖蒲 9 g
胆南星 6 g	地龙 15 g	怀牛膝 10 g		

4 剂,水煎服,每日 1 剂。

2001 年 3 月 24 日十二诊:代诉,症情好转,治守上方,4 剂。

2001 年 3 月 31 日十三诊:近日身软疲乏,纳食尚可,舌红苔薄白,脉弦细,治以益气活血通络,佐以化湿和中。

生黄芪 120 g	当归 10 g	川芎 9 g	桃红^(各)9 g	炮山甲^(先煎)4 g
蜈蚣 1 条	地龙 12 g	法半夏 6 g	桑寄生 15 g	枸杞子 15 g
胆南星 6 g	石菖蒲 9 g	赤芍 12 g	怀牛膝 10 g	

5 剂,水煎服,每日 1 剂。

2001 年 4 月 4 日十四诊:药后症情好转,舌红苔薄白,脉弦细,治以益气活血通络,治守上方,改地龙 15 g,去法半夏、枸杞子,加桑枝 30 g,4 剂。

2001 年 4 月 13 日十五诊:代诉,扶拐杖已能自行行走,余无不适主诉,舌红苔薄黄,脉弦细,治以益气通络为法。

生黄芪 120 g	当归 9 g	川芎 9 g	赤芍 12 g	桃红^(各)9 g
炮山甲^(先煎)4 g	蜈蚣 1 条	桑枝 30 g	石菖蒲 9 g	胆南星 6 g
地龙 15 g	怀牛膝 10 g			

4 剂,水煎服,每日 1 剂。

按:该患者中风后 1 个月余,既有一侧肢体偏瘫痿软无用之气虚血瘀之证,又有口干欲饮,头晕涨,舌红苔光边黄腻脉弦细滑数之阴虚肝亢之证,治以育阴熄风、益气活血通络为法。以补阳还五汤为主方益气活血通络,镇肝熄风汤为主方育阴潜阳熄风,二方相合加减化裁,共奏益气活血、育阴熄风之效。二诊时阴虚之象即大减,四诊时阴虚肝亢、肝风之象大减,五诊时以气血不足、气虚血瘀为主证,故以益气活血通络为法,六诊时即可下地行走,唯足软乏力,肾气不足,增以益肾之品。前后加减十四次,十五诊时已可扶拐杖自行行走。补阳还五汤以大剂量黄芪为君药,大补脾胃元气,使气旺血行,瘀去络通,但黄芪用量当从小剂量开始,观察患者情况后再逐步增加用量,该患者由 50 g 逐步增加至 120 g。

二、面瘫

《灵枢·经筋》中曰:"卒口僻,急者目不合,热则筋纵,目不开,颊筋有寒,则急引颊移口;有热则筋弛纵缓不胜收,故僻。"面瘫多由正气不足,络脉空虚,感受风邪,面部经筋失养,肌肉纵缓不收所致,以实证或虚实夹杂为多见,治以祛风通络、调和气血为要。初期急性期多为风邪中络,或风寒或风热,随病情进展,或挟湿、挟痰、挟瘀,久病入里,脏腑受损,出现气血不足、肝肾阴虚等证。根据虚实寒热,气虚、阴虚、挟瘀、挟痰辨证论治。久病入络,多瘀,病情进展后期常在辨证论治基础上加以活血化瘀之品。

案一　朱某某,女,20岁。2019年1月2日初诊:面瘫6天,右侧口眼歪斜,右面部疼痛,舌淡苔薄,脉浮。

证属风邪袭络,治以祛风通络、调和气血。

拟方如下:

白芷9g	防风9g	羌活6g	全蝎3g	僵蚕9g
白附子9g	当归9g	川芎9g	制香附9g	赤芍12g

5剂,水煎服,每日1剂。

2019年1月7日二诊:症情较前明显改善,右眼可闭合,可做吹口哨动作,口干,治守上方,加生地12g,丹参15g,5剂。

按:机体正气不足,络脉空虚,卫外不固,虚邪贼风乘虚而入,经气被阻,而致经筋失养发病,风邪乃罪魁祸首,或夹痰、寒、热,治以祛风通络、调和气血为法。该患者突发口眼歪斜乃风痰阻络,面部疼痛乃经气被阻,气血不和,治以牵正散为主方化裁祛风化痰,当归、川芎养血和营行气,香附行气止痛,二诊症情大减,予生地、丹参养阴和营。

案二　程某某,男,17岁。2019年2月18日初诊:口眼歪斜10天,左面部麻木,口角右歪,左眉不能上抬,舌淡红苔薄白,脉浮。

证属风邪袭络,治以祛风化痰、行气活血。

拟方如下:

白附子9g	全蝎3g	僵蚕9g	当归9g	川芎9g
羌活9g	白芷9g	防风9g	丹参15g	制香附10g
赤芍12g				

7剂,水煎服,每日1剂。

按:面瘫之病初期以祛风通络为主,根据不同分型或祛风散寒或祛风清热,后期以益气活血、疏通经络为主。常用方剂初期以牵正散为主,后期以补阳还五汤为主。本病分四期,面瘫早期(发展期)服药效果最好,治疗以祛风为主,此期不做针刺治疗,只宜面部常规艾灸,1周以后方可以普通针灸配合艾灸,刺激量不宜过大。静止期(发病7~10天),恢复期(发病20天以上),后遗症期(发病3个月以上),该患者发病10天,属中期,且有面部麻木等血不养筋之症,故予祛风化痰同时配以行气活血之品,如丹参、赤芍、香附。

案三　程某某,女,57 岁。2020 年 5 月 6 日初诊:面瘫 20 余日,右侧鼻唇沟变浅,右面部痛,咽痒,咳嗽,干咳无痰,舌红有裂纹苔薄,脉弦细。

证属阴虚风动,治以育阴熄风。

拟方如下:

全蝎 3 g	僵蚕 9 g	白附子 9 g	当归 10 g	赤芍 12 g
生地 12 g	防风 9 g	白芷 9 g	羌活 5 g	桔梗 9 g
苦杏仁 9 g	木蝴蝶 9 g	乌梅 9 g	炒黄芩 9 g	生甘草 4 g
丹参 15 g				

5 剂,水煎服,每日 1 剂。

2020 年 5 月 11 日二诊:症情大减,咳止,治守上方,去桔梗、苦杏仁、木蝴蝶、乌梅、生甘草,加川芎 9 g、生龙骨(先煎)30 g、钩藤 12 g,改羌活 6 g,5 剂。

2020 年 5 月 16 日三诊:症情好转,治守上方,加生牡蛎(先煎)30 g,5 剂。

2020 年 5 月 21 日四诊:症情明显好转,患侧变浅鼻唇沟渐深,口角歪斜渐回正,口干,咽痒,舌红有裂纹苔薄,脉细数。

全蝎 3 g	僵蚕 9 g	白附子 9 g	当归 10 g	赤芍 12 g
生地 12 g	防风 9 g	白芷 9 g	羌活 6 g	麦冬 12 g
炒黄芩 9 g	川芎 9 g	钩藤 12 g	丹参 15 g	生龙骨(先煎)30 g
生牡蛎(先煎)30 g				

5 剂,水煎服,每日 1 剂。

2020 年 5 月 26 日五诊:口苦,舌红有裂纹苔薄,脉细,治守上方,去白芷,改麦冬 15 g,5 剂。

按:面瘫二十余日,日久正虚,且患者年近六旬,肝肾本虚,肝肾阴虚不敛阳,虚风上扰,面部经络失和,经筋失养发为面瘫,治以育阴潜阳、熄风通络为法。初诊时有咽痒、咳嗽等阴虚不润、肺气不利之症,辅以养阴利咽止咳之品,如桔梗、苦杏仁、木蝴蝶、乌梅、生甘草,二诊时咳止,去润肺止咳利咽之品,着重育阴熄风。

案四　叶某某,男,41 岁。2009 年 7 月 31 日初诊:今晨起口眼歪斜,右面部麻木,目流泪,舌红苔薄,脉弦细。

证属风中经络,治以祛风通络、养血和营。

拟方如下:

生龙牡(各,先)30 g	钩藤 12 g	天麻 10 g	全蝎 3 g	僵蚕 9 g
白附子 6 g	防风 9 g	羌活 9 g	白芷 9 g	当归 9 g
川芎 9 g	赤白芍(各)10 g	制香附 6 g	细辛 2 g	炒黄芩 6 g
生地 12 g				

5 剂,水煎服,每日 1 剂。

2009 年 8 月 4 日二诊:治守上方,改全蝎 4 g、僵蚕 10 g、白芷 6 g、制香附 10 g,加丹参 15 g,5 剂。

2009 年 8 月 10 日三诊:药后口眼歪斜、麻木悉好转,舌红苔薄,脉弦细,治以祛风通络,治守上方,加桃红^(各)6 g,改生地 10 g、制香附 6 g,去丹参,5 剂。

2009 年 8 月 14 日四诊:症情渐消,舌红苔薄,脉弦细。

生龙牡^(各、先)30 g	钩藤 12 g	天麻 10 g	全蝎 4 g	僵蚕 10 g
白附子 6 g	防风 9 g	羌活 9 g	白芷 6 g	当归 9 g
川芎 10 g	赤白芍^(各)10 g	制香附 6 g	细辛 2 g	炒黄芩 6 g
生地 12 g	桃红^(各)9 g			

5 剂,水煎服,每日 1 剂。

2009 年 8 月 19 日五诊:症情好转,治守上方,去细辛、制香附,加蜈蚣 1 条,5 剂。

2009 年 8 月 24 日六诊:面瘫渐愈,治以养血祛风通窍为法。

生龙牡^(各、先)30 g	钩藤 12 g	天麻 10 g	当归 9 g	川芎 9 g
赤白芍^(各)10 g	桃红^(各)6 g	全蝎 3 g	僵蚕 9 g	白附子 6 g
蜈蚣 1 条	白芷 9 g	防风 10 g	羌活 9 g	生地 12 g

5 剂,水煎服,每日 1 剂。

按:面瘫之疾,是由各种原因导致的面部经络气血不和,经筋失养所致,治疗以祛风通络、养血和营为总原则,祛风、化痰、活血、行气、通络为常用治法。虫类药通窜之力最强,每每配合使用,如全蝎、僵蚕、蜈蚣等;祛风药多辛温散,其走窜之力亦强,如防风、白芷、羌活,可辛散上行、祛风散邪、解郁热、燥湿;气血不和,则筋脉失养,故于通络基础上,配以养血和营之品,如当归、白芍等,以滋养筋脉;祛风通络、化痰活血等品常辛温燥,为防伤阴,常佐一二养阴之品,如生地等;若内风较显,常佐一二重镇潜阳熄风之品,如生龙牡、钩藤等,以平熄内风。全方多法并用,虚实兼顾,风熄络通瘀散营和,则面部气血调和,筋脉得养。

三、面肌痉挛

面肌痉挛与面瘫的病因病机大致相同,皆为邪入面部经络,气血不和,经络痹阻,筋脉失养所致。

案　程某某,男,55 岁。2019 年 10 月 7 日初诊:左面肌痉挛 1 个月,左面部肌肉眴动,口角右歪,夜寐耳鸣,舌红苔薄,脉弦细。

证属营卫不和,治以调和营卫、祛风止痉。

拟方如下:

全蝎 3 g	僵蚕 9 g	白附子 9 g	当归 10 g	炒白芍 15 g
川芎 9 g	白芷 9 g	防风 6 g	党参 6 g	生龙牡^(各、先)30 g
钩藤 12 g	天麻 10 g	生地 12 g	夏枯草 15 g	

7 剂,水煎服,每日 1 剂。

按:该患者素体脾胃虚弱,运化乏源,气血不足,且年近六旬,肝肾渐亏,阴血不足,筋脉失养,虚风上扰头面,头面经筋失养而见面部肌肉眴动,口角歪斜,夜寐耳鸣亦为虚阳上扰之症,治以调和营卫、祛风止痉为法。以牵正散祛风化痰通络,生龙牡、钩藤、天麻、夏枯草潜阳熄风,与牵正散相合增强祛风之力,当归、白芍、党参益气养血和营,川芎、白芷、防风祛风通络,生地养阴清热,佐辛温燥之品,以防伤阴。

四、帕金森病

帕金森病属中医"颤证"范畴,常见证型为阴虚风动、痰热风动、气血亏虚、髓海不足、阳气虚衰。初期以实证为主,以风、火、痰、瘀为标,后期耗伤正气,以阴虚、气血不足、阳虚为本。孙一奎于《赤水玄珠》中言该病"此病壮年鲜有,中年以后乃有之,老年尤多"。临床本病好发于中老年人,中老年人脏腑功能日渐衰退,气血津液不足,肢体筋脉失于濡养而拘挛或震颤。脾为后天之本,主运化,主肌肉、四肢,脾虚不运,气血生化乏源,肢体肌肉筋脉失于濡养而震颤不用,脾虚日久,累及肝肾,肝肾阴虚,虚阳上亢化风,虚风内动而见震颤,又脾虚不运,水湿内停,聚而成痰,痰郁化火,痰火动风,痰阻日久,气血不畅,郁而成瘀,痰瘀互结,阻滞经脉,筋脉失养等。故本病与脾、肝、肾关系密切,病理因素涉及风、痰、瘀、虚。纯实证、纯虚证者少见,多为本虚标实、虚实夹杂之证。

案 张某,女,61 岁。2019 年 11 月 28 日初诊:手抖,表情淡漠,面具脸,腰酸,咳嗽偶作,舌红苔薄,脉弦细。

证属肝肾阴虚,治以滋补肝肾、熄风和络。

拟方如下:

生珍珠母(先煎)30 g	生龙牡(各、先)30 g	钩藤 12 g	天麻 10 g	夏枯草 15 g
僵蚕 9 g	苏叶 6 g	苦杏仁 9 g	桔梗 9 g	生地 12 g
生白芍 15 g	山萸肉 10 g	桑寄生 15 g	怀牛膝 10 g	女贞子 15 g
炙黄芪 20 g	炒黄芩 8 g			

5 剂,水煎服,每日 1 剂。

2019 年 12 月 17 日二诊:手抖好转,治守上方,5 剂。

2019 年 12 月 23 日三诊:手抖、表情淡漠均有改善,舌红苔薄脉弦细。

生珍珠母(先煎)30 g	生龙牡(各、先)30 g	钩藤 12 g	天麻 10 g	夏枯草 15 g
僵蚕 9 g	苏叶 6 g	苦杏仁 9 g	桔梗 9	生地 12 g
生白芍 15 g	山萸肉 10 g	桑寄生 15 g	怀牛膝 10 g	女贞子 15 g
炙黄芪 20 g				

5 剂,水煎服,每日 1 剂。

2019 年 12 月 30 日四诊:颈项肩痛,余症大减,治守上方,加当归 10 g,5 剂。

2020 年 1 月 7 日五诊:头晕时作,面部表情渐丰富,手抖大减,治守上方,5 剂。

按:该患者年逾六旬,肝肾渐亏,气血不足,筋脉失养,治以滋肾敛阳、熄风和络为法。以生珍珠母、生龙牡、钩藤、天麻平肝潜阳熄风;夏枯草清肝泻火;僵蚕化痰熄风,生地、生白芍、女贞子、山萸肉滋肾养阴;桑寄生、怀牛膝补肝肾,且怀牛膝可引火下行;炙黄芪、当归益气养血,行滞通痹;患者偶有咳嗽等肺系症状,佐以苏叶、苦杏仁、桔梗疏风化痰止咳,疗兼症。

五、小脑萎缩

小脑萎缩,病位在脑,脑为髓海,肾主骨生髓,故关键在肾,肾精不足,气血亏虚,髓海不充,或气血不运,或痰湿瘀阻,脉络不通,脑失所养而致小脑萎缩。临床纯实证者少,多为虚证或虚实夹杂证,治疗关键在于补肾填精、益气活血、健脑开窍为法。

案　程某某,男,57 岁。2020 年 3 月 23 日初诊:小脑萎缩,夜寐多梦,呓语,言语略迟钝,手抖,性生活不满意,乏力,舌红苔薄,脉细弱。

证属肾精不足,治以益肾填精、健脑开窍。

拟方如下:

生龙牡^(各、先)30 g	钩藤 12 g	生地 12 g	熟地 10 g	山萸肉 10 g
枸杞子 15 g	炙黄芪 18 g	天麻 9 g	僵蚕 9 g	生白芍 12 g
怀牛膝 10 g	桑寄生 15 g	当归 9 g	茯神 10 g	炒枣仁 12 g
石菖蒲 9 g				

5 剂,水煎服,每日 1 剂。

2020 年 3 月 27 日二诊:治守上方,改炙黄芪 25 g,5 剂。

2020 年 4 月 2 日三诊:言语不流畅,睡眠改善,乏力手抖,治守上方,改炙黄芪 30 g,加夏枯草 12 g,7 剂。

按:脑为髓海,肾为骨之髓,小脑萎缩治疗的关键在于补肾益气、活血健脑、豁痰开窍,故主要治法为填髓补精、化瘀通络、补气血。该患者肾精不足,髓海空虚,阴不敛阳,虚阳上扰,心神被扰而寐多梦,呓语,清窍失养,故而言语迟钝,阴精不能濡养筋脉而手抖,性生活不满意、乏力乃肾精亏虚之证,治以补肾填精、益气活血、健脑开窍为法。以生熟地、山萸肉、枸杞子、生白芍、怀牛膝、桑寄生滋补肝肾之精,怀牛膝可引血下行,生龙牡、钩藤、天麻、夏枯草平降虚浮之阳,僵蚕祛风,炙黄芪、当归、茯神、炒枣仁益气养血安心神,石菖蒲化痰开窍。

六、痿病

痿病由各种原因导致肌肉筋脉失养,出现肢体痿软无力,甚至不用。与肝、肾、肺、胃关系密切,有虚证、实证及虚实夹杂者,临证以热证与虚证为多见,热者以湿热与虚热为多见,虚者多为气与精血亏虚,气虚不运易生痰湿瘀血,故常夹痰、夹湿、夹瘀。

案一　夏某某,男,70 岁。"格林巴列",身软乏力,进食梗阻感,夜寐不佳,易醒,形瘦,口干,头晕,舌红苔薄,脉细弱。

证属脾肾不足,治以益气健脾、滋肾起痿。

拟方如下:

炙黄芪 45 g	党参 10 g	茯神 10 g	桑寄生 15 g	怀牛膝 10 g
狗脊 10 g	知母 9 g	当归 10 g	女贞子 15 g	炒白芍 15 g
地龙 15 g	生地 12 g	威灵仙 12 g	木瓜 15 g	生龙牡^(各、先)30 g
钩藤 12 g	柏枣仁^(各)15 g			

7剂,水煎服,每日1剂。

按:"格林巴列"属中医"痿病"范畴,病机重点在脾胃,湿热困脾,久则伤及中气,而致脾虚湿热,虚实互见,湿热流注于下,伤及肾阴,肾精不能濡养肌肉筋骨,筋脉失养而致肢体痿软无力。脾胃为后天之本,气血生化之源,肝主筋,主运动,肝肾同源。故本病与脾胃、肾、肝关系密切,主要治则为滋补肝肾、益气健脾、清热利湿、润燥舒筋、活血通络、布精起痿。以炙黄芪、党参补脾益气;当归、白芍养血和营;知母、生地滋阴清热,桑寄生、牛膝、狗脊、女贞子、白芍滋补肝肾;生龙牡、钩藤潜降虚浮之阳;威灵仙、木瓜、地龙,祛湿、活血、通络;柏枣仁、茯神养心安神,以安被虚火扰动之心神。

案二 杨某某,女,25岁。2020年3月2日初诊:重症肌无力,眼睑下垂,言语不清,吞咽困难,口干不甚喜饮,夜寐不佳,舌淡红苔白,脉濡细。

证属气虚湿阻,治以益气健脾、升阳化湿。

拟方如下:

炙黄芪30g	党参10g	茯苓10g	生白术10g	桔梗9g
苍术6g	生地12g	当归10g	山药15g	菟丝子12g
桑寄生15g	仙灵脾10g	炙甘草6g	柴胡3g	陈皮6g

5剂,水煎服,每日1剂。

按:重症肌无力属中医"痿证"范畴。"治痿独取阳明",此阳明指中焦脾胃,脾胃为后天之本,气血生化之源,脾主肌肉、四肢,脾胃气虚,运化乏力,水湿内停,气血生化不足,肌肉失于濡养而乏力,脾虚湿停,水湿困阻阳气亦可致无力。该患者口干不甚喜饮提示体内湿停,正常津液不能上呈,故而口干而不喜饮,治以健脾升阳、化湿为法。以炙黄芪、党参、炙甘草、生白术温运中焦;仙灵脾、菟丝子温肾阳,补火生土,温肾阳以暖脾阳;茯苓、苍白术健脾渗湿;淮山药脾肾双补,桑寄生肝肾双补;柴胡、陈皮、桔梗行气,升提,一可升阳,二可载药上行。全方肝脾肾同补,精气血并调,升阳化湿,气得补,湿得化,阳得升,而筋脉肌肉得养。

案三 洪某某,男,34岁。2020年4月24日初诊:重症肌无力,腰酸腿软,胸闷乏力,舌红苔薄,脉细。

证属脾肾气虚,治以温补脾肾。

拟方如下:

炙黄芪30g	炒白术9g	炙甘草5g	苍术6g	当归10g
党参10g	熟地10g	山萸肉10g	枸杞子15g	桑寄生15g
菟丝子12g	山药12g	怀牛膝10g	茯神10g	杜仲10g
陈皮9g				

5剂,水煎服,每日1剂。

2020年5月4日二诊:嗳气,治守上方,改苍术9g,加苏梗9g、制半夏6g,去杜仲,5剂。

2020年5月11日三诊:腰膝酸,动则汗出,治守上方,去半夏、苏梗,加防风3g、浮小麦30g,5剂。

按:该病的病因病机主要从五脏六腑、气血经络等方面考虑,与脾、胃、肾、肝关系密切,以脾、肾最为关键。正气亏虚是发病前提,湿浊、瘀、毒是反复不愈、肌肉萎废不用的病理基础。脾胃为后天之本,气血生化之源,脾主肌肉,脾气亏虚,气血乏源,肢体失养则乏力、肢软、肌痿;脾气主升,脾虚则运化水谷之力下降,另外还会使先天之精更加亏虚,造成元气不足,脾胃受损,不运水湿,湿浊内聚成痰,痰湿滞于经脉,肢体筋脉失养。脾喜燥恶湿,外来湿邪侵袭经脉,营卫运行不畅,或饮食不节,损伤脾胃,湿热内生,浸淫经脉,致气血运行不畅,筋脉失养。故治疗应注重补中益气,健脾运中,脾虚及肾,当脾肾同补,以增强补中益气、养骨生髓之力,兼有湿热者,注重清利湿热,痰浊上逆者,注重祛湿化痰。

该患者较之前例,除脾虚证显外,尚有明显肾虚之象,如腰酸腿软,治疗当脾肾双补,先后天并调。脾喜燥恶湿,脾虚易致湿内生,内湿又易困阻脾阳,故补脾除健脾益气外,尚须醒脾,常用陈皮、苍术、白术等品。前例患者以眼睑下垂无力为主,病位在上,本例患者以腰腿肌肉无力为主,病位在下,故前例患者予以柴胡、桔梗等品以升提阳气,载药上行,本例患者予以怀牛膝引药下行。

七、痹症

痹症是感受风寒湿热毒等邪引起的肢体、关节疼痛、麻木、酸楚、重着、活动障碍的总称。该病的主要病机是"痹而不通",乃气血痹阻,经脉不通,关节失养。治疗总则以"宣通"为法,气血通畅,营卫和,则痹痛自除。临证当辨虚实寒热,一般而言,新病多实,久病多虚,亦多见虚实夹杂者。实者包括风湿热痹、风寒湿痹、顽痹,虚者包括气血虚、阳虚与阴虚。风湿热痹治以清热利湿、祛风通络为法,使风散热清湿去;风寒湿痹,辛而温之,以温阳散寒、通络止痛为法;顽痹乃痰瘀胶结,治以活血化瘀、化痰通络为法;虚痹治以补益肝肾气血阴阳为法。风寒湿热诸邪往往不单独来袭,常"先后杂至",相互夹杂侵袭人体,辨证须分清主次,突出重点,明辨寒多少、热多少、湿多少,则治疗侧重主次不同。另,经脉痹阻日久,易生瘀血、痰浊等有形病理产物,痰瘀留滞关节,痹阻经脉,更加加重痹阻程度,故临证治疗痹症,尤其久病之痹症,当虑及痰与瘀,以化痰祛瘀为要,常辅以虫类,如乌梢蛇、蜈蚣、全蝎、露蜂房等祛风搜剔力强者,以通利关节。

(一)风湿热痹

案一 刘某,女,37岁。1998年5月16日初诊:双手关节灼痛变形,遇寒及阴雨天气尤甚,活动不利,口干欲饮,烦躁不寐,舌红苔黄,脉弦数。查抗O>600 IU/ml,RF阳性。

证属风湿热痹,治以清热化湿、蠲痹通络。

拟方如下:

生石膏(先煎)30g	知母10g	桂枝15g	银花藤(各)18g	焦山栀12g
丹皮10g	生地12g	地龙12g	桑枝30g	生甘草4g

乌梢蛇 12 g　　　威灵仙 12 g　　制乳香 10 g　　防己 12 g

4 剂,水煎服,每日 1 剂。

1998 年 5 月 20 日二诊:双手关节灼痛变形,烦躁不宁,微发热(37.6℃),双手活动不利,舌红苔黄,脉弦细数,治以清热解毒、化湿通络。

生石膏^(先煎) 45 g　　水牛角^(先煎) 30 g　　知母 10 g　　银翘^(各) 18 g　　焦山栀 12 g

丹皮 10 g　　　生地 15 g　　　桑枝 30 g　　威灵仙 15 g　　制乳香 10 g

炒薏苡仁米 30 g　　地龙 15 g　　　生甘草 5 g　　防己 15 g　　乌梢蛇 12 g

4 剂,水煎服,每日 1 剂。

1998 年 5 月 25 日三诊:药后身热渐退,关节灼痛好转,效不更方,乌梢蛇 15 g,5 剂。

1998 年 5 月 30 日四诊:关节仍肿痛,晨起活动不利,心烦不宁,口干欲饮,舌红苔黄,脉弦细数,治以清热化湿、通络宣痹。

生石膏^(先煎) 40 g　　知母 10 g　　　桂枝 10 g　　银花藤 30 g　　防风 9 g

焦山栀 10 g　　丹皮 9 g　　　炒薏苡仁米 30 g 白芥子 9 g　　威灵仙 12 g

制乳香 10 g　　乌梢蛇 15 g　　地龙 15 g　　　蜈蚣 2 条　　防己 15 g

桑枝 30 g　　　生地 15 g　　　生甘草 5 g

5 剂,水煎服,每日 1 剂。

1998 年 6 月 5 日五诊:症情有减轻,治守上方,改生石膏^(先煎) 30 g、威灵仙 15 g、生地 12 g、知母 12 g,加秦艽 10 g、露蜂房 6 g,去银花藤、焦山栀、丹皮,7 剂。

1998 年 6 月 13 日六诊:双手关节肿痛,遇阴雨天气尤甚,屈伸不利,舌红苔薄黄,脉弦细,治以清热化湿、通络宣痹。

桂枝 12 g　　　知母 12 g　　　丹皮 10 g　　防己 15 g　　防风 10 g

乌梢蛇 15 g　　蜈蚣 2 条　　白芥子 9 g　　炒薏苡仁米 30 g 木瓜 15 g

威灵仙 15 g　　制乳香 10 g　　露蜂房 6 g　　桑寄生 15 g　　生甘草 4 g

地龙 15 g　　　秦艽 10 g

7 剂,水煎服,每日 1 剂。

1998 年 6 月 21 日七诊:关节肿痛渐好转,晨起仍有僵硬屈伸不利,舌红苔薄,脉弦细,治以化湿通络、蠲痹补肾。

桂枝 12 g　　　炒白芍 12 g　　制川乌^(先煎) 6 g　防己 15 g　　防风 10 g

乌梢蛇 15 g　　蜈蚣 2 条　　炒薏苡仁米 30 g 木瓜 15 g　　羌独活^(各) 10 g

桑寄生 15 g　　当归 10 g　　秦艽 12 g　　鹿含草 15 g　　生甘草 4 g

露蜂房 6 g　　　知母 9 g　　　白芥子 9 g

10 剂,水煎服,每日 1 剂。

1998 年 10 月 5 日八诊:自续上方 30 余剂,病症已消,要求成药巩固。

制川草乌^(各) 15 g　羌独活^(各) 20 g　桂枝 30 g　　防风 30 g　　细辛 10 g

乌梢蛇 30 g　　蜈蚣 6 条　　露蜂房 20 g　白芥子 30 g　　秦艽 30 g

当归 30 g　　　桑寄生 40 g　熟地 30 g　　党参 30 g　　苍白术^(各) 30 g

鹿含草 45 g　　木瓜 30 g　　知母 30 g

上药研末为丸,6g,2次/日,口服。

按:风湿热痹,关节灼痛,口干欲饮,烦躁不寐,苔黄脉弦数,提示热重于湿,以白虎加桂枝汤、犀角地黄汤清热解毒、通络止痛;桑枝祛风湿、利关节;防己祛风清热除湿止痛;威灵仙祛风湿通络止痛,三者合用,祛风除湿、通络利关节之力增;银花藤清热解毒通络;地龙清热熄风通络;乌梢蛇性走窜,搜风,透关节,通经络,治顽痹;蜈蚣熄风通络止痛;露蜂房祛风、止痛;乳香辛散走窜,入血分与气分,行血中气滞,化瘀止痛,全方共奏清热解毒、祛风除湿、活血通络之功。虫类等动物药走窜之力强,非草本药材所能及,每于风湿顽痹中可显奇效。善于运用"取象比类"思维,对于肢体经络病,常随证选用各种藤类、枝类药物,最擅通利关节,如银花藤、络石藤、桑枝等。久病入络,多痰瘀,关节畸形,屈伸不利,辅以活血祛瘀、化痰散结之品,如乳香、地龙、白芥子等。三诊之后症缓,热大减,渐减清热解毒之力,去水牛角,减石膏用量。六诊时去石膏,以清化湿热、化痰消瘀、通络宣痹为法,渐增化湿通络、补脾益肾之力,以固本扶正。

案二　王某某,女,18岁。2019年10月22日初诊:右踝关节疼痛,局部皮肤红,天气变化时症显,查抗O 283.3IU/mL,尿酸、RF无异常,舌红苔薄腻,脉弦滑。

证属湿热下注,治以清热除湿、通络宣痹。

拟方如下:

炒黄柏10g	苍术9g	川牛膝10g	桂枝10g	秦艽10g
银花藤30g	络石藤15g	防己10g	海风藤15g	当归10g
制乳香10g	威灵仙15g	伸筋草15g	细辛2g	

5剂,水煎服,每日1剂。

2019年10月28日二诊:症情好转,治守上方,改细辛3g,加木瓜12g,5剂。

2019年11月5日三诊:肿痛灼热大减,治守上方,改细辛2g,加赤苓15g,5剂。

按:风湿阻滞经络,郁积化热,影响气血运行,关节局部红肿热痛,治以清热除湿、祛风活血、通络止痛,热甚者以白虎加桂枝汤加减,湿重者以宣痹汤加减,四妙散用于湿热下注者。该患者下肢踝关节红肿痛,乃湿热下注,以四妙散为主方加减化裁,辅以祛风湿、通经络之品。

(二)风寒湿痹

案一　郭某某,男,63岁。2020年3月25日初诊:左手臂麻木酸痛,活动不利,活动后胸痛,舌淡红苔薄,脉沉细,查EKG:窦性心律,左室劳损。

证属风寒湿痹,治以祛风散寒、化湿通络。

拟方如下:

羌活9g	桂枝10g	细辛3g	防风9g	当归10g
制乳香10g	片姜黄9g	威灵仙15g	伸筋草15g	蜈蚣1条
秦艽10g	天麻10g	寻骨风12g		

5剂,水煎服,每日1剂。

按:左上肢麻痛,且活动后胸痛,当首先排除心脏因素可能。排除了心脏因素后定位于肢体经络,风寒湿邪侵袭经络,致气血痹阻不畅而出现肢体麻木酸痛,活动不利,治以祛风散寒、化湿通络为法。羌活、桂枝、防风、秦艽、细辛祛风散寒胜湿;威灵仙、伸筋草、寻骨风祛风除湿、通络止痛;蜈蚣熄风通络止痛,走窜力强,通利关节;当归、乳香、片姜黄养血活血、行气止痛,气血行则风寒湿邪易除,痹痛易消。痛在上肢者多用羌活、桂枝、葛根、威灵仙、片姜黄等,在下肢者多加牛膝、木瓜、续断等。全方温而不燥,通而不伤。

案二 吴某某,男,38岁。2019年4月9日初诊:左肩背连及左上肢疼痛,指端麻木,舌红苔薄,脉细涩。谷丙转氨酶84.8 IU/L、尿素氮9.2 mmol/L。职业:厨师。

证属风寒湿痹,治以祛风散寒、活血通络。

拟方如下:

羌活9g	桂枝9g	威灵仙15g	伸筋草15g	当归9g
制乳香10g	秦艽10g	桑寄生15g	防风9g	片姜黄9g
细辛2g	葛根15g	垂盆草18g	炒麦芽10g	

5剂,水煎服,每日1剂。

按:患者职业厨师,长期久站,左手持重锅、颠勺,久则劳损筋肉,风寒湿邪乘虚而入,痹阻经脉,气血运行不畅,不通则痛。予祛风散寒、活血通络为法,另,上肢痹痛多用羌活、桂枝、葛根、威灵仙、片姜黄。肝功能谷丙转氨酶略高,佐一味垂盆草清热解毒。

案三 朱某某,女,55岁。2018年9月14日初诊:双手指间关节肿痛,伴晨僵,握拳不固,查风湿、类风湿(—),舌暗苔根部略腻,脉沉弦。

证属风寒湿痹,治以祛风散寒、化湿通络。

拟方如下:

羌活9g	苍术9g	桂枝10g	秦艽10g	细辛3g
当归10g	制乳没(各)10g	片姜黄9g	威灵仙15g	伸筋草15g
寻骨风10g	木瓜12g			

5剂,水煎服,每日1剂。

2018年9月19日二诊:症情好转,治守上方,加葛根15g,5剂。

2018年9月30日三诊:指关节痛有缓解,腰酸,舌暗苔根部略腻,脉沉弦。

羌活9g	苍术9g	桂枝10g	秦艽10g	细辛3g
当归10g	制乳香10g	片姜黄9g	威灵仙15g	伸筋草15g
寻骨风10g	木瓜12g	葛根15g	川芎9g	桑寄生15g

5剂,水煎服,每日1剂。

2018年10月8日四诊:治守上方,去川芎,加防风9g,5剂。

2018年10月15日五诊:夜间关节僵,舌暗苔白脉细,治守上方,去葛根,加薏仁30g,制附子(先煎)5g,5剂。

按:风、寒、湿三气杂至,气血瘀滞,关节肿胀、僵硬、疼痛,治以祛风散寒、化湿通络为法。寒邪痹阻,气滞血瘀,夜间痛甚,晨僵,辅以乳香、没药、片姜黄等活血行气止痛之品;

治风先治血,血行风自灭,佐以当归以养血和血;寒偏盛,阳气旺则寒散络通,佐以助阳之制附子;脾旺能胜湿,佐以健脾之品,如苍术、薏仁米等。

案四　汪某,女,41 岁。2019 年 5 月 14 日初诊:双膝滑膜炎,膝关节肿胀,麻木,不任久立,足跟痛,天气变化则加重,舌淡红苔薄白,脉沉细。

证属肾虚寒湿,治以补肾益脾、祛风除湿。

拟方如下:

独活 9 g	桑寄生 15 g	川牛膝 10 g	赤苓 18 g	防己 10 g
苍术 10 g	桂枝 10 g	细辛 3 g	当归 10 g	制乳香 10 g
秦艽 10 g	狗脊 10 g	杜仲 10 g	威灵仙 15 g	伸筋草 15 g
寻骨风 12 g				

5 剂,水煎服,每日 1 剂。

2019 年 5 月 20 日二诊:积液消,症情缓解,治守上方,去当归,加山萸肉 10 g,5 剂。

按:正气不足,脾肾亏虚,复感外邪,水湿停聚关节,聚而为积液,可见关节肿胀,筋脉失养而关节疼痛麻木,足跟痛乃肾气不足之象,治以补肾益脾、祛风除湿、通络止痛为法。虚则补之,以独活寄生汤为主方配以祛风除湿,通络止痛之品,独活辛苦微温,善下行,除下焦与筋骨之间风寒湿痹,可除久痹;桑寄生、川牛膝、狗脊、杜仲补肝肾、强筋骨,且桑寄生可除风湿,川牛膝可引血下行,通利关节;秦艽、威灵仙、伸筋草、寻骨风祛风湿、利关节;赤苓、防己、苍术健脾、利湿;桂枝、细辛,辛温散,可温经通络散寒;当归、乳香养血、活血、止痛。全方有补益、有温通、有利湿、有活血、有通络,则脾肾得补,水湿得散,经络得通,肿痛自消。

案五　赵某某,男,50 岁。2018 年 10 月 27 日初诊:腰痛,活动后加重,俯仰受限,腰椎 CT 示腰突,舌淡红苔薄,脉沉细。

证属肾虚寒湿,治以补肾、散寒、化湿。

拟方如下:

独活 9 g	桑寄生 15 g	桂枝 10 g	细辛 3 g	当归 10 g
制乳香 10 g	秦艽 10 g	威灵仙 15 g	蜈蚣 1 条	杜仲 10 g
川牛膝 10 g	狗脊 10 g	寻骨风 10 g	苍术 9 g	

7 剂,水煎服,每日 1 剂。

按:“风寒湿三气杂至,合而为痹”,强调外邪风寒湿邪致痹,又“正气存内,邪不可干”“邪之所凑,其气必虚”,强调只有身体正气不足,外邪才有可乘之机,临床中各种腰突、腰肌劳损等腰痛,证型最多的就是肾虚寒湿。素体正虚或劳损过度而致肾虚,外邪才易侵入。治疗以祛风湿、止痹痛、补肝肾、和气血为法,常用经典名方独活寄生汤临证以该方为基础,随症加减,用之皆效。独活为君,善祛下焦与筋骨间风寒湿邪,臣以细辛、秦艽、桂枝、威灵仙、寻骨风,共祛风寒湿邪,以杜仲、桑寄生、牛膝、狗脊补益肝肾、强筋壮骨,当归养血,乳香活血止痛,苍术燥湿,蜈蚣通络止痛。

（三）寒痹

案 胡某某,女,65 岁。2018 年 10 月 12 日初诊:双手遇寒(冷水等)则皮肤变红、痒,得温缓解,口干,舌淡红苔白,脉沉。

证属寒痹,治以散寒通络、祛风止痒。

拟方如下:

桂枝 10 g	苍术 10 g	防风 9 g	赤苓 15 g	细辛 3 g
当归 10 g	川芎 9 g	赤芍 10 g	威灵仙 15 g	生甘草 4 g
地肤子 15 g	僵蚕 9 g			

5 剂,水煎服,每日 1 剂。

2018 年 10 月 17 日二诊:痒好转,查抗 O、ESR、RF 无异常,治守上方,改桂枝 12 g,加制附子(先煎)5 g,去生甘草,5 剂。

2018 年 10 月 23 日三诊:口干,治守上方,加丹皮 10 g,5 剂。

2018 年 10 月 29 日四诊:口干,双手红、痒,舌淡红苔白,脉沉。

桂枝 12 g	苍术 10 g	防风 9 g	赤苓 15 g	细辛 3 g
当归 10 g	川芎 9 g	赤芍 10 g	威灵仙 15 g	丹参 15 g
地肤子 15 g	僵蚕 9 g	丹皮 10 g		

5 剂,水煎服,每日 1 剂。

2018 年 11 月 2 日五诊:双手皮肤瘙痒,治守上方,去丹参,加白鲜皮 15 g、荆芥 9 g,5 剂。

2018 年 11 月 8 日六诊:上方加丹参 15 g,5 剂。

2018 年 11 月 19 日七诊:上方改细辛 2 g,加白蒺藜 9 g,5 剂。

2018 年 11 月 24 日八诊:双手指关节痛,遇寒痛甚,舌淡红苔白,脉沉。

桂枝 12 g	苍术 10 g	防风 9 g	赤苓 15 g	细辛 3 g
当归 10 g	川芎 9 g	赤芍 10 g	威灵仙 15 g	丹参 15 g
地肤子 15 g	僵蚕 9 g	丹皮 10 g	白鲜皮 15 g	
荆芥 9 g	丹参 15 g	白蒺藜 9 g		

5 剂,水煎服,每日 1 剂。

2018 年 11 月 30 日九诊:上方去白鲜皮,加制附子(先煎)5 g,5 剂。

2018 年 12 月 6 日十诊:症情好转,治守上方,去僵蚕,加制乳香 9 g,5 剂。

2018 年 12 月 11 日十一诊:口干,心慌时作,治守上方,去制附子,5 剂。

2018 年 12 月 18 日十二诊:便溏,怕冷,舌淡红苔白,脉沉。

桂枝 12 g	苍术 10 g	防风 9 g	赤苓 15 g	细辛 3 g
当归 10 g	川芎 9 g	赤芍 10 g	威灵仙 15 g	丹参 15 g
地肤子 15 g	丹皮 10 g	白蒺藜 9 g	制附子(先煎)5 g	
荆芥 9 g	丹参 15 g			

5 剂,水煎服,每日 1 剂。

2019 年 1 月 2 日十三诊:症情好转,治守上方,去白蒺藜,加片姜黄 9 g,5 剂。

2019 年 1 月 9 日十四诊：症情好转，治守上方，5 剂。

2019 年 1 月 14 日十五诊：症情渐安，口干，治守上方，去赤苓，5 剂。

按：患者所患之疾西医病名为“雷诺综合征”，每多因寒冷刺激或情绪刺激而发病。中医认为其病因病机主要为寒邪客于经脉，随着病情发展，寒凝血瘀，血液瘀滞，瘀久化热，热毒壅滞，则血败化腐。初期寒为主，治以温经散寒；中期瘀为主，治以活血化瘀；后期虚为主，治以益气养血和营，各期均重视血脉瘀阻之病机，佐以活血化瘀法。该患者目前寒湿阻络，治以散寒通络、祛风止痒，以桂枝、细辛、附子温经散寒止痛，苍术、赤苓、地肤子、白鲜皮祛湿清热止痒，当归、丹参、赤芍养血和营，前后加减近 3 月，症渐安。

（四）虚痹

案　叶某某，女，41 岁。2020 年 4 月 13 日初诊：双腿、肩关节午夜疼痛不适，身软，头晕，面色无华，舌淡苔薄，脉沉细弱。

证属气血虚痹，治以补益气血、散寒化湿通络。

拟方如下：

当归 10 g	生黄芪 20 g	制乳香 10 g	熟地 10 g	鸡血藤 30 g
羌独活（各）9 g	桑寄生 15 g	仙灵脾 10 g	桂枝 10 g	苍术 9 g
细辛 3 g	秦艽 10 g	威灵仙 15 g	伸筋草 15 g	木瓜 15 g
寻骨风 12 g				

7 剂，水煎服，每日 1 剂。

按：该患者素体气血不足，筋骨失养，故而全身酸软疼痛，面色无华，头晕，身软，舌淡脉沉细，乃气血虚弱之象，治以调补气血为主，辅以散寒化湿通络。以黄芪桂枝五物汤合独活寄生汤为主方加减化裁，黄芪桂枝五物汤出自《金匮要略》，可益气温经、和血通痹。然此方补血力不足，故合独活寄生汤，以熟地、当归养阴血，桑寄生、仙灵脾补肝肾、强筋骨，羌独活、细辛、秦艽、威灵仙祛风湿、止痹痛，以达益肝肾、补气血、祛风湿、止痹痛之效。二方相合，并佐以养血活血、舒筋通络之品，如乳香、鸡血藤、伸筋草、木瓜、寻骨风，以增通络止痛之效。

八、痛风

案一　陈某某，男，64 岁。2019 年 2 月 28 日初诊：痛风，左足拇指内侧红肿痛，拒按，舌红苔黄，脉数。

证属湿热下注，热重于湿，治以清热利湿。

拟方如下：

生石膏（先煎）30 g	炒黄柏 10 g	川牛膝 10 g	苍术 9 g	银花藤 30 g
秦艽 10 g	土茯苓 15 g	威灵仙 15 g	络石藤 18 g	丹皮 10 g
赤芍 15 g	防己 10 g	萆薢 10 g	赤苓 12 g	

10 剂，水煎服，每日 1 剂。

按：痛风属中医“痹症”“历节”范畴，辨证首辨寒热，偏于寒者以散寒为主，偏于风者以祛风为主，偏于热者以清热为主，偏于湿者以化湿为主。临证急性发作期多为湿热痹阻,流注关节而出现踝、腕、趾、指等部位红肿热痛,治疗主要以清热利湿、祛风除湿为法,并根据湿与热之偏盛而治疗各有侧重。慢性期当扶正祛邪并用,痛风结石形成,肿痛、麻木不仁等当祛风散寒,除湿通络。再根据病变部位不同而佐用不同引经药,在上肢者,加桂枝、羌活、桑枝等,在下肢者加牛膝、木通、车前子等,同时适当佐用行气活血、通经络、利关节之品。

该患者足趾内侧红肿热痛,乃湿热下注,且热重于湿,治以清热利湿、通络止痛为法。生石膏辛甘寒,清热泻火力强而不燥,合三妙,增清热利湿之效;防己泻火行水;萆薢利湿去浊、祛风除痹;赤苓行水,利湿热;土茯苓除湿利关节;秦艽、威灵仙祛风湿,通络止痛,与三妙相合,增除湿利关节之力;丹皮、赤芍清热凉血;银花藤、络石藤以藤通经络、利关节。

案二 余某,男,42岁。2019年4月18日初诊:双踝关节肿胀痛,局部灼热感尚不显,易便溏,素有痛风病史,舌红苔黄厚,脉数。

证属湿热下注,湿重于热,治以清热利湿。

拟方如下:

炒黄柏10g	苍术10g	川牛膝10g	土茯苓15g	赤苓15g
防己10g	萆薢10g	威灵仙15g	伸筋草15g	络石藤18g
秦艽10g	桂枝9g	桑寄生15g	银花藤30g	制乳香10g

7剂,水煎服,每日1剂。

按:三妙散为代表方剂,以此方加减化裁。土茯苓解毒、除湿、利关节,《本草正义》中曰:"土茯苓,利湿去热,能入络,搜剔湿热之蕴毒";萆薢祛风除痹、利湿去浊;威灵仙祛风除湿、通络止痛,此三者为痛风常用药组。佐一味桂枝以温通经脉,使全方不至于过于寒凉凝滞。该患者湿热下注,而湿重于热,故而以肿胀痛为主,而红热不显,治以清热利湿、利湿通络为主。

九、头痛

头为神明之府,五脏六腑之气皆上注于头,病位在头,与五脏六腑关系密切,特别是与肝、脾、肾关系尤为密切。致病因素不外外感与内伤两大类,其病机为邪阻经络,清窍不利;或精血不足,脑失所养。故临证头痛分外感头痛与内伤头痛两大类。外感头痛以外感风寒与外感风热为多见,"伤于风者,上先受之",风邪每多挟寒或挟热上袭,侵扰清窍,壅滞经络,发为头痛;外感头痛,多实证,且多兼见表证。内伤头痛,病程长,多为虚证或虚实夹杂证,以肝阳上亢、肝肾阴虚、气血不足、痰浊蒙窍、瘀血阻窍为多见。临证治疗首辨外感与内伤,且根据头痛主要部位之不同而分经论治,分别予以不同引经药,如少阳头痛用柴胡、黄芩、川芎;阳明头痛用白芷、石膏、葛根、知母;太阳头痛用羌活、防风、蔓荆子;太阴头痛用苍术;少阴头痛用细辛;厥阴头痛用吴茱萸、藁本。治头痛擅用风药,取其轻清上扬、发散之性,利于散邪及引药上行达头面。对于顽固头痛,反复难愈者,常用搜剔、活血、祛风、通利关节性强之蜈蚣、僵蚕等虫类药。

（一）内伤头痛

案一　姚某某,女,32 岁。2019 年 2 月 21 日初诊:头痛,头晕,遇风则前额头痛,形瘦,面萎黄,乏力,月经量少,大便尚调,舌淡红苔薄,脉细。

证属气血不足,治以益气养血、祛风止痛。

拟方如下:

炙黄芪 18 g	党参 10 g	茯苓 10 g	当归 10 g	炒白芍 12 g
熟地 10 g	川芎 9 g	丹参 15 g	白芷 9 g	细辛 3 g
炙甘草 4 g	僵蚕 9 g	防风 6 g		

5 剂,水煎服,每日 1 剂。

按:头痛分为内伤头痛与外感头痛,后者常由于风寒、风热感冒所致,必兼表证。内伤头痛则寒热虚实分证论治,内伤头痛多为虚证或虚实夹杂,常见有痰饮、瘀血、肝阳上亢、气血不足等。痰浊蒙窍以半夏白术天麻汤为主方,瘀血阻窍用通窍活血汤加减,肝阳上亢以天麻钩藤饮为主方,气血不足者加味四物汤加减化裁。

该患者气血不足,清窍失养发为头痛头晕。血虚生风,遇风来袭,外风引动内风则作头痛,形瘦,面色萎黄,全身乏力为气血不足,不能濡养所致。月经量少乃气血不足,冲脉不盛,治以益气养血、祛风止痛为法。以炙黄芪、党参、茯苓、炙甘草甘温补气,当归、炒白芍、熟地滋养阴血,与前述补气药共用,以达益气养血、补虚之功。对于虚证头痛,气血亏虚、肝肾阴虚、肾精不足、中气不足等导致的清窍失养者,必存在风阳上扰,故临证治疗,于各种补虚之法同时,佐以养肝体、熄风通窍之品。补虚同时,佐以行气通络之品,使补而不滞,经络气血通畅则痛易除,正如《兰室秘藏·头痛门》中述:"血虚头痛,当归、川芎为主",即有补有行,补而不滞,血得充,气得行,气血调,经络通,痛则止,故伍以川芎、白芷、细辛、防风以祛风通络止痛。川芎活血行气、祛风止痛;白芷祛风通窍止痛,且为阳明经引经药,该患者头痛以前额痛为主,乃阳明头痛,白芷,一药两用,一举两得;细辛,辛温,祛风通窍止痛;僵蚕祛风止痛;防风祛风胜湿止痛。临证用药须注意,行气之品不可过于温燥,以免伤阴动风。

案二　张某某,女,54 岁。2019 年 3 月 23 日初诊:头掣痛,身痛,身软,口干,烘热,胸闷喜叹,情绪低落,夜不寐,腰酸软,舌红苔黄,脉细数。

证属肝经郁热,肝肾阴虚,治以解郁清热、补益肝肾。

拟方如下:

生龙牡^(各,先)30 g	知母 9 g	焦山栀 6 g	柴胡 4 g	生熟地^(各)10 g
合欢皮 10 g	郁金 9 g	当归 9 g	炒白芍 10 g	怀牛膝 10 g
僵蚕 9 g	柏枣仁^(各)12 g	女贞子 15 g	麦冬 12 g	茯神 10 g

7 剂,水煎服,每日 1 剂。

2019 年 4 月 2 日二诊:药证相适,治守上方,去僵蚕,加白蒺藜 9 g,7 剂。

按:情志不畅,肝气郁结,肝郁化火生风,风阳上扰头面清窍发为头痛、掣痛。火热伤阴而见口干、烘热、腰膝酸软等肝肾阴虚之症,火热扰神则夜寐不宁,治以疏肝解郁清热,佐以补益肝肾为法。生龙牡平肝潜阳;僵蚕熄风通络止痛;柴胡、郁金、合欢皮疏肝解郁;白蒺藜平肝解郁祛风,引药上行;知母、焦山栀清热泻火;怀牛膝引火下行;生熟地、当归、炒白芍、女贞子、麦冬滋肝肾、养阴血;茯神、柏枣仁养心安神。全方疏肝清肝、滋阴养血,滋肝肾以敛上亢之肝阳,养血以柔肝体、养心神,佐以祛风通络止痛,以达清肝熄风治标,滋阴养血柔肝缓急,引经药物通窍,标本缓急兼顾而收全效。

案三 杨某某,男,76 岁。2019 年 6 月 5 日初诊:后头痛 2 月余,后头部隐隐作痛,不连颈项,头晕,夜寐尚可,舌红有裂纹苔部分剥脱,脉细。

证属阴虚风动,治以补益肝肾、熄风通络。

拟方如下:

生龙牡^(各,先)30 g	钩藤 12 g	天麻 9 g	夏枯草 15 g	生地 12 g
女贞子 15 g	怀牛膝 10 g	炒黄芩 9 g	生白芍 12 g	僵蚕 9 g
丹参 15 g	川芎 6 g			

5 剂,水煎服,每日 1 剂。

按:患者年逾七旬,肝肾亏虚,阴虚不敛阳,虚风内动,上扰清窍,发为头痛,隐隐而作乃虚痛特点,舌红有裂纹苔部分剥脱脉细乃阴虚之象。治以补益肝肾、熄风通络为法,以生地、女贞子、生白芍滋肝肾之阴;生龙牡、钩藤、天麻平肝潜阳熄风;夏枯草、炒黄芩清热;僵蚕祛风,丹参凉血活血;川芎血中之气药,善行气活血止痛。阴得补,风得熄,火得清,络得通,痛自止。

案四 洪某某,女,35 岁。2019 年 8 月 3 日初诊:头痛,且以左侧头痛为主,劳累后及月经前后易发,易疲劳,月经量少,夜寐不佳,多梦,舌淡苔薄,脉弦细。

证属血虚肝旺,治以平肝养血祛风。

拟方如下:

生龙骨^(先煎)30 g	钩藤 10 g	僵蚕 9 g	当归 10 g	炒白芍 12 g
川芎 9 g	丹参 9 g	柴胡 4 g	生地 12 g	熟地 10 g
炙黄芪 18 g	党参 9 g	茯神 10 g	炒枣仁 12 g	

7 剂,水煎服,每日 1 剂。

2019 年 8 月 13 日二诊:症情好转,治守上方,改丹参 15 g,7 剂,水煎服,每日 1 剂。

按:阴血不足,肝体失养,肝阳化风,上扰清窍导致头痛发作,劳累后气血更耗而易发,女子月经前肝气有余,升散太过,肝阳易亢,故而经前头痛易发,经后经血更虚,风阳上亢发为头痛。寐多梦乃阴血不足,心神失养所致,月经量少,乏力易疲劳乃血虚之象,治以养血平肝熄风为法。当归、白芍、生地、熟地滋阴养血柔肝体;炙黄芪、党参益气以生血;茯神、炒枣仁养心安神;生龙骨、钩藤平肝熄风;佐一味僵蚕,虫类药搜剔力强,擅祛风通窍;龙骨、钩藤可增平肝熄风之力;川芎、柴胡疏肝行气;丹参、生地凉血活血,一则凉润,防祛风药物过于温燥伤阴,二则养血可安心神,三则活血通络。

案五 徐某某,男,52 岁。2019 年 10 月 7 日初诊:巅顶头痛,痛则恶心、汗出,头晕沉,耳鸣,舌红苔薄,脉弦滑,既往甲亢病史。

证属肝风痰浊,治以平肝熄风、化痰泄浊。

拟方如下:

吴茱萸 3 g	制半夏 9 g	茯苓 10 g	泽泻 12 g	苍术 9 g
生白术 10 g	炒枳壳 9 g	川芎 9 g	丹参 15 g	藁本 9 g
细辛 2 g	僵蚕 9 g	天麻 9 g		

5 剂,水煎服,每日 1 剂。

2019 年 10 月 11 日二诊:治守上方,去苍术,加生龙骨^(先煎)30 g、钩藤 12 g、生白芍 12 g,5 剂。

2019 年 10 月 16 日三诊:症情好转,治守上方,5 剂。

2019 年 10 月 22 日四诊:巅顶痛减,耳鸣未减,舌红苔薄,脉弦滑。

吴茱萸 3 g	制半夏 6 g	茯苓 10 g	泽泻 12 g	苍术 9 g
炒枳壳 9 g	川芎 9 g	丹参 15 g	藁本 6 g	煅磁石^(先煎)30 g
僵蚕 9 g	天麻 9 g	生龙骨^(先煎)30 g	钩藤 12 g	生地 12 g

5 剂,水煎服,每日 1 剂。

2019 年 10 月 29 日五诊:治守上方,去制半夏,5 剂。

2019 年 11 月 8 日六诊:头痛大减,耳鸣缓解,治守上方,加党参 10 g,5 剂。

2019 年 11 月 15 日七诊:痛缓,治守上方,去生地,改藁本 9 g、吴茱萸 2 g,加炙黄芪 20 g,5 剂。

2019 年 11 月 20 日八诊:头痛反复,耳鸣,舌红苔薄,脉弦滑。

吴茱萸 2 g	茯苓 10 g	泽泻 12 g	苍术 9 g	炒黄芩 6 g
丹参 15 g	煅磁石^(先煎)30 g	夏枯草 15 g	怀牛膝 10 g	生地 12 g
僵蚕 9 g	天麻 9 g	生龙骨^(先煎)30 g	钩藤 12 g	

5 剂,水煎服,每日 1 剂。

2019 年 12 月 2 日九诊:药后症情好转,治守上方,去泽泻,5 剂。

2019 年 12 月 9 日十诊:治守上方,去吴茱萸,5 剂。

2019 年 12 月 16 日十一诊:头痛,治守上方,加川芎 9 g、藁本 6 g,5 剂。

2019 年 12 月 30 日十二诊:头痛止,耳鸣,舌红苔薄,脉弦滑。

熟地 10 g	山萸肉 10 g	女贞子 12 g	吴茱萸 2 g	五味子 6 g
苍术 9 g	川芎 6 g	藁本 6 g	怀牛膝 10 g	生地 12 g
丹参 15 g	煅磁石^(先煎)30 g	钩藤 12 g	僵蚕 9 g	生龙骨^(先煎)30 g

5 剂,水煎服,每日 1 剂。

2020 年 4 月 17 日初诊:厥阴头痛,上次复诊后头痛未作,近日头痛复作,恶心欲呕,耳鸣,舌红苔薄,脉弦滑。

吴茱萸 3 g	制半夏 9 g	茯苓 10 g	泽泻 12 g	生白术 10 g
炒枳壳 9 g	川芎 9 g	丹参 15 g	藁本 9 g	细辛 2 g

| 僵蚕 9 g | 天麻 9 g | 煅磁石^(先煎)20 g | | |

5 剂,水煎服,每日 1 剂。

2020 年 4 月 21 日二诊:乏力,治守上方,加党参 10 g,5 剂。

2020 年 4 月 27 日三诊:头痛时作,耳鸣,头晕沉,治守上方,改细辛 3 g,加白芷 9 g,5 剂。

2020 年 5 月 18 日四诊:头痛止,耳鸣仍作,治守上方,加五味子 9 g,5 剂。

2020 年 5 月 25 日五诊:头痛未作,耳鸣尚作,乏力,舌红苔薄,脉弦。

吴茱萸 3 g	制半夏 9 g	茯苓 10 g	泽泻 12 g	生白术 10 g
炒枳壳 9 g	川芎 9 g	丹参 15 g	藁本 9 g	细辛 3 g
僵蚕 9 g	天麻 9 g	煅磁石^(先煎)20 g 党参 10 g		白芷 9 g
五味子 9 g	炙黄芪 18 g			

5 剂,水煎服,每日 1 剂。

2020 年 6 月 12 日六诊:治守上方,5 剂。

2020 年 6 月 17 日七诊:治守上方,去炙黄芪、五味子,加苍术 6 g,5 剂。

2020 年 6 月 26 日八诊:头痛未作,耳鸣时作,舌红苔薄,脉弦。

吴茱萸 3 g	制半夏 9 g	茯苓 10 g	泽泻 12 g	生白术 10 g
炒枳壳 9 g	川芎 9 g	丹参 15 g	藁本 9 g	细辛 3 g
僵蚕 9 g	天麻 9 g	煅磁石^(先煎)20 g 党参 10 g		白芷 9 g

5 剂,水煎服,每日 1 剂。

2020 年 7 月 6 日九诊:症情尚可,治守上方,加炙黄芪 15 g,5 剂。

按:《伤寒论》中曰:"干呕,吐涎沫,头痛者,吴茱萸汤主之",《兰室秘藏·头痛门》中曰:"厥阴头项痛,或吐痰沫,厥冷,其脉浮缓,吴茱萸汤主之"。肝经与督脉交会于巅顶,巅顶痛属于足厥阴肝经痛,多从肝论治。

肝寒犯胃,脾胃运化失司,水饮不化,痰浊随肝风上扰清窍发为巅顶头痛,伴恶心欲呕,治以平肝熄风、化痰泄浊通窍为法。临证常以吴茱萸汤合半夏白术天麻汤为主方加减化裁。吴茱萸辛苦热,辛开苦降,入肝脾胃肾经,可温肾暖肝驱寒和胃降逆止呕,为君药;制半夏、茯苓、泽泻、苍白术、天麻、枳壳、炙黄芪、党参补脾燥湿,化痰熄风;生龙骨、钩藤、天麻、煅磁石平肝潜阳熄风;丹参、川芎、细辛活血行气通络;"高巅之上,唯风药可达",僵蚕善搜剔,祛风力强;白芷祛风止痛;厥阴经引经药藁本、细辛引诸药直达病所。守原治法前后加减处方数次后,肝风痰浊大减,头痛止,而肝肾不足之耳鸣渐显,故渐佐以滋肝肾之品,如山萸肉、女贞子、熟地、五味子等,而后症情安,未再复诊。次年四月厥阴头痛复作,仍以平肝熄风、化痰泄浊通窍之法治之,三诊后头痛即止,前后调整数次后症情渐安。

(二)外感头痛

案一 江某某,女,74 岁。2019 年 11 月 8 日初诊:头两侧、前额痛,影响睡眠,面颊红赤,涕稠,舌红苔薄,脉浮数。

证属风热上扰,治以疏风清热。

拟方如下:

生龙牡^(各,先)30 g	钩藤 12 g	生地 12 g	僵蚕 9 g	柴胡 5 g
蔓荆子 10 g	白芷 9 g	薄荷^(后入)5 g	银花 12 g	蒲公英 20 g
炒黄芩 10 g	全蝎 3 g	川芎 9 g	生白芍 12 g	丹参 15 g

5 剂,水煎服,每日 1 剂。

按:外感头痛乃由外邪侵犯头面而致,治疗以辛散为主。"治上焦如羽,非轻不举",故多选用轻清升散之品,疏散风邪,清利头目,再根据风邪挟寒、挟热、挟湿之不同而分证论治。外感风热之邪,上扰清窍,发为头痛,面颊红赤、涕稠、脉浮数均为热之象,治以疏风清热为法。薄荷、银花疏风散热;蒲公英、炒黄芩加重清热之力;生地、生白芍、丹参养阴清热、凉血活血,防热邪伤阴;全蝎、僵蚕虫类药搜剔祛风通窍;生龙牡、钩藤平肝熄风;柴胡、蔓荆子、白芷引经,引诸药达病所;川芎活血行气祛风止痛。蔓荆子善达头目,祛风胜湿,"主头面诸风疾之药也",川芎"上行头目,下行血海,能散肝经之风"。全方一以疏散风热,二以养阴潜降熄风,佐以清利头目。

案二　吴某,男,49 岁。2020 年 6 月 1 日初诊:头痛,以前额、巅顶及太阳穴涨痛为主,遇寒则作,口干,舌淡红苔薄白,脉浮紧。

证属风寒袭络,治以疏风散寒。

拟方如下:

白芷 9 g	细辛 3 g	柴胡 5 g	蔓荆子 9 g	川芎 10 g
丹参 15 g	炒黄芩 5 g	生地 12 g	生龙骨^(先煎)30 g	僵蚕 9 g
全蝎 3 g	藁本 6 g	生甘草 4 g		

5 剂,水煎服,每日 1 剂。

2020 年 6 月 8 日二诊:近日遇寒后头痛两次,治守上方,去生甘草,改细辛 2 g,加苍术 6 g,5 剂。

2020 年 6 月 12 日三诊:口干,乏力,巅顶痛,舌淡红苔薄白,脉浮紧。

白芷 9 g	细辛 2 g	柴胡 5 g	蔓荆子 9 g	川芎 10 g
丹参 15 g	炒黄芩 5 g	生地 12 g	生龙骨^(先煎)30 g	僵蚕 9 g
全蝎 3 g	藁本 6 g	生黄芪 15 g		

5 剂,水煎服,每日 1 剂。

2020 年 6 月 22 日四诊:口干,乏力,治守上方,改炒黄芩 9 g、丹参 20 g、生黄芪 18 g,加生牡蛎^(先煎)30 g,5 剂。

按:风邪挟寒,凝滞血脉,络脉不通,不通则痛,发为头涨痛,且遇寒则作。治以疏散风寒为法,川芎茶调散乃经典名方,升散中寓清降,集祛风止痛于一方,疏风止痛而不温燥,对于风寒袭络之头痛每以此方为主方加减化裁。白芷、细辛解表散寒、祛风止痛;川芎祛风活血止痛;僵蚕、全蝎虫类药,搜剔力强,擅于祛风通络止痛;藁本辛温,散寒除湿止痛,为足厥阴肝经引经药;蔓荆子轻浮上行,为太阳头痛引经药;柴胡、黄芩为少阳经引经药,疏肝清热;生龙牡平肝潜阳;黄芪益气,温补,有助寒散;丹参、生地凉血活血,以敛肝阳。全方有升散有潜降,有温有清,祛风止痛而不温燥。

医论撮要：

对于肿瘤，中医古医籍里即有相关记载，如"岩""瘤"。岩指体内肿块，表面高低不平，质地坚硬，宛如岩石；瘤，《圣济总录》中言："瘤之为义，留滞而不去也。"前者描述肿瘤的质地形态，后者描述其病因病机。

中医强调"邪之所凑，其气必虚""壮人无积，虚则有之"。肿瘤多是在正虚的基础上产生的，其迅速发展又反过来进一步耗伤人体正气，影响脏腑功能，从而产生各种诸如血瘀、痰凝等病理产物。这些病理产物一经形成，又作为病理性致病因素作用于人体，互为因果，恶性循环，故而病情迁延，不易治愈。

对于各型肿瘤，均应重视扶正固本法的应用。肿瘤患者大多数为本虚标实之候，不可不顾机体正气，一味予以攻伐驱邪，如《素问·六元正纪大论》中云："大积大聚，其可犯也，衰其大半而止"，又如李东垣之观点"养正积自消"，故治疗不可大肆攻伐，治疗方法当以扶正固本，驱邪抗癌为务，扶正与驱邪又当辨证应用。一般而言，癌症早期机体正气尚盛，多属正盛邪轻之候，治疗当以攻为主，或兼以扶正，或先攻后补，即以驱邪扶正治法；中期正气多已受损，但正气尚能与邪气抗争，治当攻补兼施；晚期多正气衰弱，治当扶正为主，或兼以驱邪，或先补后攻，即扶正以驱邪。所谓扶正固本法即补法，包括补气养血、健脾养胃、补肾益精等，以增强机体抗病、防病及适应能力。

热毒壅滞是肿瘤发生发展的重要原因之一，故清热解毒散结法是肿瘤治疗的重要方法之一，临证在各部位肿瘤辨证论治基础上常佐以此法，以利肿瘤消散。

肿瘤的辨证包括辨病与辨证，辨病即定位，判定病变脏腑，辨证即辨性，辨别寒热虚实、气血阴阳。肿瘤患者多虚实夹杂，当辨清标本轻重缓急，虚为何虚，虚多少，实为何实，实多少。

有形之肿块，不论良性恶性，其形成必有诱因，或因痰热，或因血瘀，或因气滞，故凡能造成此者皆为诱因，如饮食不节，膏粱厚味，腥膻发物，情志抑郁忧思等。故临床对于前来就诊者，不论患何疾，均嘱其注意日常饮食起居及情志调畅等,尤其对于肿瘤患者,必叮嘱其规律作息,调畅情志,心情舒畅,饮食清淡,忌海鲜、牛羊肉等腥膻发物及辛辣刺激等食物,以避免诱发因素持续作用人体,导致疾病进一步发展。

医案选粹:

一、肺癌

病发于肺,与肺、脾、肾关系密切,热、毒、瘀、痰、虚、实为其基本病理因素,常因虚致病,因虚生痰、化瘀,痰瘀与肿瘤毒邪胶结发为肿瘤,乃本虚标实之证,虚者多见气阴两虚、阴虚、气虚,实者多为痰浊、瘀血、郁热、邪毒。临证治疗以扶正祛邪为要,且分期而治,根据不同分期,本虚标实侧重不同而治法各有侧重。初期正虚不甚,以驱邪为主,佐以扶正;中期正渐伤而邪为衰,治以扶正祛邪并进;后期正气大伤,以扶正为主,或佐以驱邪;术后放化疗后以健运脾胃、固护正气为主,以补攻伐所伤之正及减轻药物所带来的毒副作用;欲行放化疗等攻伐之法前,以扶正为主,提高机体耐攻伐之力。气阴两虚者常用黄芪、太子参、白术、沙参、麦冬;阴虚者常用南北沙参、麦冬、百合;气虚者常用黄芪、党参、白术。扶正以扶助肺、脾、肾三脏功能为主,驱邪以行气化痰散结、清热解毒散结、化瘀散结等法,常用浙贝、半夏、薏仁米、瓜蒌、天龙、山慈菇、夏枯草、白花蛇舌草、藤梨根、半枝莲、猫爪草、石见穿。擅用化痰药,一则气虚痰郁乃肺部肿瘤主要病机之一,益气化痰是主要治法之一;二则化痰药多辛、苦,辛能散能行,苦能降泄,苦辛可利于血脉通畅,辛散消滞,有痰无痰者均可适当佐以化痰药,如半夏、浙贝等,以达化痰散结消瘀滞之效。

案一　洪某某,男,65岁。2018年12月19日初诊:右肺小细胞肺癌术后化疗后。刻诊:痰稠,偶咳,口苦,口干,舌灼,脘腹隐痛,烧灼感,纳不馨,精神可,二便调,舌红苔黄,腻脉滑。

证属气阴不足、痰浊阻滞,治以益气养阴、化痰散结。

拟方如下:

桑白皮10g	苦杏仁10g	苍术9g	薏仁米30g	炒黄芩9g
茯苓10g	桔梗9g	麦冬12g	南沙参12g	白花蛇舌草30g
半枝莲15g	藤梨根30g	山慈菇9g	石见穿12g	炒谷芽10g
太子参12g	瓜蒌皮12g	橘红9g		

7剂,水煎服,每日1剂。

2018年12月27日二诊:药证相适,治守上方,去桔梗,加制半夏9g,7剂。

2019年1月2日三诊:口干唇灼,治守上方,去苍术,10剂。

按:肺癌的病因为痰浊、热毒等外邪乘正气虚时侵肺,邪积胸中,成形而有块。正气不足或为气虚,或为阴虚,或二者兼虚,有形之邪或由气滞血瘀或痰浊凝结等凝结成肿块,治疗当辨清正虚多少、邪实多少,正虚为何虚邪实为何邪,方可用药准确。

该患者证属气阴不足,痰浊阻滞,治疗当以益气养阴、化痰散结抗肿瘤为法。以太子参、麦冬、南沙参益气养阴;桑白皮、苦杏仁、桔梗、瓜蒌皮、橘红宣肺气、化痰止咳;苍术、茯苓、薏仁米、制半夏燥湿化痰结;半枝莲、藤梨根、白花蛇舌草、石见穿、山慈姑清热解毒、化痰散结、抗肿瘤;炒谷芽健运中焦,既可消除中焦胃脘症状,又利于痰浊消散。阴虚易生肺热,佐一味炒黄芩清热泻火。

案二 贺某某,男,60岁。2019年1月4日初诊:肺癌术后化疗后。刻诊:精神尚可,偶感乏力,面色萎黄,大便偏稀,舌红苔薄,脉细。素有糖尿病病史。

证属肺脾不足,治以益气养血、化痰散结。

拟方如下:

炙黄芪20g	党参10g	茯苓10g	炒白术9g	炒枳实10g
当归10g	炒白芍12g	熟地10g	败酱草30g	白花蛇舌草30g
半枝莲18g	藤梨根30g	山慈姑10g	木香9g	焦山楂10g
薏仁米30g				

20剂,水煎服,每日1剂。

按:肿瘤患者多由素体正虚,感邪而成形,尤其术后放化疗后,攻伐之力甚大,驱邪同时正气亦大伤,此时治疗更要注意扶助正气,补益气血,只有正气恢复才能耐受攻伐,故药多选芪、参、术、归、芍之类,同时根据邪正虚实程度加以白花蛇舌草等清热解毒抗肿瘤之品,对于兼症,随症加减。以炙黄芪、党参、茯苓、白术、当归、白芍、熟地益气养血扶正,败酱草、白花蛇舌草、半枝莲、藤梨根、山慈姑清热解毒散结抗肿瘤,炒枳实、败酱草、木香理中焦。

案三 胡某某,男,75岁。2019年4月21日初诊:右肺鳞癌放疗后。刻诊:偶咳,痰白,夹血丝,口干,乏力,舌红苔薄,脉细数。

证属阴虚灼络,治以养阴清热、化痰散结。

拟方如下:

生地12g	南沙参12g	麦冬15g	太子参12g	桑白皮10g
苦杏仁9g	炙冬花9g	黛蛤散(包煎)18g	桔梗6g	瓜蒌仁12g
藕节炭30g	炒枳壳9g	白花蛇舌草30g	半枝莲15g	藤梨根20g
生甘草4g				

7剂,水煎服,每日1剂。

2019年5月10日二诊:咳减轻,腹胀,矢气频,治守上方,加焦六曲10g,5剂。

2019年5月16日三诊:药证相适,咳嗽缓解,口干,乏力,舌红苔薄,脉细数。

生地12g	南沙参12g	麦冬15g	太子参12g	桑白皮10g
苦杏仁9g	炙冬花9g	黛蛤散(包煎)18g	桔梗6g	瓜蒌仁12g
藕节炭30g	炒枳壳9g	白花蛇舌草30g	半枝莲15g	藤梨根20g
生甘草4g	焦六曲10g	乌梅9g		

7剂,水煎服,每日1剂。

2019年5月21日四诊:咳不畅,治守上方,加白前6g,5剂。

按:中医认为用作放疗之射线乃热毒之邪,最易伤阴,故放疗后患者很大一部分呈阴伤或气阴不足之象。该患者放疗后,阴液大伤,阴虚内热,灼伤肺络而痰带血丝,乏力口干乃气阴不足之象,治以养阴清热,化痰散结为法。以生地、南沙参、麦冬、太子参益气养阴清热润肺;桑白皮、苦杏仁、桔梗、瓜蒌仁、炙冬花、白前宣肺止咳化痰;白花蛇舌草、半枝莲、藤梨根清热解毒,散结抗肿瘤;藕节炭、黛蛤散清热凉血止血;焦六曲、炒枳壳运中;乌梅收敛肺气,防宣散太过;生甘草清热解毒,调和诸药。

二、肝癌

肝癌多由脏腑气血亏虚,湿热、瘀毒蕴结于肝,形成有形积滞而发病,病机的关键在于:肝失疏泄,调畅失职,则气血运行不畅,气滞、血瘀而见胁痛,胁下肿块;肝失疏泄,胆汁分泌排泄异常而出现黄疸、纳差;肝失疏泄,横逆犯脾胃而出现脾胃运化失常,气血生化乏源,而身软乏力,水湿停聚成痰,湿郁化热,痰热蕴结而胁痛,胁下肿块;肝失疏泄,影响肺脾肾运化水液,出现腹水、水肿,气滞、血瘀、湿热蕴结于肝而出现一系列临床表现。肝癌病位在肝,与胆、脾、胃、肾关系密切,多为本虚标实,虚实夹杂之证。早期多肝郁气滞、肝郁脾虚,随病情进展,出现湿热蕴结、瘀血阻滞,病变日久,晚期正虚,多见肝肾阴虚。临证治疗以扶正祛邪为法,标本兼治,须辨明虚实多少而治疗侧重不同,驱邪不伤正,补虚不忘驱邪,以恢复肝疏泄功能,则气血运行通畅,湿热瘀利于消散。扶正治本常用健脾益气、滋补肝肾、养血柔肝等法,驱邪治标常以疏肝理气、清热利湿散结、活血化瘀消积为法。在辨证论治基础上,适当选用一些经现代药理研究具有抗肝癌作用之品,如白花蛇舌草、半枝莲、重楼等。随证选用具有软坚散结之品,如夏枯草、海藻、生牡蛎等,以助有形痰瘀积聚消散。

案一 方某某,男,49岁。2019年10月7日初诊:肝癌,恶心,背酸痛,偶感乏力,夜尿频,舌暗红苔薄腻,脉濡细数。

证属阴虚湿热,治以清热利湿散结,佐以滋肝肾、养气血。

拟方如下:

生牡蛎(先煎)30 g	炙鳖甲(先煎)10 g	生地 12 g	当归 10 g	炒白芍 12 g
茯神 10 g	制半夏 9 g	山萸肉 10 g	山药 12 g	炙黄芪 30 g
茵陈 15 g	青皮 9 g	半边莲 15 g	白花蛇舌草 30 g	藤梨根 30 g
夏枯草 12 g	山慈姑 10 g	焦六曲 10 g		

7剂,水煎服,每日1剂。

按:肝癌基本驱邪治法有清热解毒,活血化瘀,软坚散结。根据不同分期,正虚与邪实关系而佐以参芪扶正之属,白花蛇舌草、藤梨根、山慈姑等抗肿瘤之属。中焦脾胃受影响者,辅以和中之半夏、陈皮、焦六曲等。有形之肿块非一日而成,单纯草本药材消散力弱,故常合牡蛎、鳖甲等软坚散结力强之血肉有情之品。湿热之邪蕴久易伤阴,出现肝肾阴虚、气血不足,佐以生地、炒白芍、山萸肉、山药滋补肝肾,当归、炙黄芪益气养血。

案二 吴某某,男,65岁。2020年1月14日初诊:于外院(2019年12月2日浙江大学医学院附属邵逸夫医院)查 CT 示右肝团影结节,考虑肝癌。刻诊:口干,纳食尚可,舌红苔黄腻,脉弦数。

证属肝经湿热蕴结,治以疏肝清热、利湿散结、扶正固本。

拟方如下:

柴胡 6 g	炒黄芩 9 g	茵陈 18 g	虎杖 15 g	白花蛇舌草 30 g
半枝莲 18 g	山慈姑 10 g	藤梨根 30 g	天龙 6 g	茯苓 15 g
薏仁米 30 g	夏枯草 15 g	生黄芪 18 g	莪术 10 g	佩兰 10 g
青皮 9 g	炒麦芽 10 g	制半夏 9 g		

7 剂,水煎服,每日 1 剂。

按:肝癌素有"癌中之王"之称,愈后多不佳,发病多虚实夹杂,本虚标实,不可追求速效而一味攻伐,当虑及正虚之根本。该患者一派肝经湿热之象,治以疏肝清热、利湿散结为法,佐以扶正。

三、胃癌

肿瘤多为本虚标实之证,虚者乃气血阴阳不足,诸虚之中脾虚最为关键。脾胃虚弱是胃癌患者的基本病理基础。脾胃虚弱,一则气血运化乏源,各脏腑、肢体官窍失于滋养而功能降低;二则脾胃运化乏力,水湿内停,生湿生痰,阻滞气机,气滞血瘀而成瘀滞,郁而化火,火热伤阴等,故而易夹杂痰、瘀、湿、热、气阴不足等而成虚实夹杂之证。临证治疗,以健脾益气为本,根据不同分期,不同证型,辅以理气、化浊、消瘀、化痰、散结、清热解毒等法。坚持辨病与辨证相结合,整体调节与局部抗肿瘤相结合,辨证论治。在扶正祛邪基础上,佐以具有清热解毒、化痰消!抗肿瘤之品,如山慈姑、白花蛇舌草、半枝莲、藤梨根、莪术、天龙等,以达改善症状、消除病邪、减少正气耗伤之效。

案一 刘某某,男,68 岁。2018 年 12 月 24 日初诊:胃癌术后化疗后,症情尚可,纳食一般,大便尚调,舌淡红苔薄白,脉细。

证属脾胃气虚,治以健脾益气、散结抗肿瘤。

拟方如下:

炙黄芪 18 g	党参 10 g	茯苓 10 g	法半夏 9 g	炒枳实 10 g
白花蛇舌草 30 g	半枝莲 15 g	藤梨根 30 g	莪术 10 g	山慈姑 10 g
天龙 5 g	薏仁米 30 g	炒白术 9 g	当归 10 g	夏枯草 10 g
焦山楂 10 g				

7 剂,水煎服,每日 1 剂。

按:癌症患者,大多本虚标实,治疗以扶正祛邪为要。早期机体正气尚盛,多为正盛邪轻之候,治疗以驱邪为主,或兼以扶正,或先攻后补;中期正气多已受损,但正气尚能与邪抗争,治疗以攻补兼施为法;晚期多正气衰弱,治疗以扶正为主,或兼以驱邪,或先补后攻。补法包括补气养血,健脾养胃,补肾益精等,临证辨证施治。临床肿瘤患者常常中西结合,对于放化疗过程中出现的各种胃肠道症状及体质虚弱,白细胞降低,中医药可发挥其神奇作用。该患者胃癌术后化疗疗程已结束,口服中药控制,症情尚安,可扶正与祛邪兼施,即健运脾胃,畅运中焦与抗癌同步进行。以炙黄芪、党参、茯苓、炒白术、当归益气健脾,补益气血;法半夏、炒枳实、薏仁米、焦山楂畅运中焦,复脾升胃降;白花蛇舌草、半枝莲、藤梨根、山慈姑、夏枯草、莪术、天龙清热解毒,消积抗肿瘤。

案二　李某某,男,85 岁。2019 年 11 月 14 日初诊:贲门癌,脘腹痞闷,身软,纳食尚可,舌红苔黄根稍腻,脉弦细。

证属气虚痰结,治以益气通痞、助运散结。

拟方如下:

制半夏 9 g	苏梗 9 g	炒枳实 10 g	薤白 6 g	旋覆花^(包煎)9 g
海藻 15 g	白花蛇舌草 30 g	半枝莲 18 g	藤梨根 30 g	山慈姑 10 g
天龙 5 g	莪术 10 g	炙黄芪 20 g	太子参 15 g	当归 10 g
制大黄^(后入)8 g	炒谷芽 10 g	焦六曲 10 g	夏枯草 12 g	

14 剂,水煎服,每日 1 剂。

按:贲门癌中医属"噎膈"范畴,发病之机在于机体正气本虚,痰气血瘀结聚而发病即气虚痰瘀毒滞。患者年逾八旬,年老体弱,脾胃气虚,运化失司,痰湿内生,阻滞气机,脾升胃降失调,而见痞闷不适,苔腻提示内有痰浊,治以补虚行气化痰消！散结为法。以旋覆代赭汤为主方加减化裁,该患者胃气上逆症不甚显,故去重镇降逆之代赭石,仅以旋覆花、制半夏降逆化痰;苏梗、枳实、薤白行气,复脾胃气机升降,助痰浊散;炒谷芽、焦六曲、制大黄畅运中焦;炙黄芪、太子参、当归益气养血;海藻、夏枯草、白花蛇舌草、半枝莲、藤梨根 、山慈姑、天龙、莪术清热解毒、化痰散结、消积抗肿瘤。

四、食管癌

食管癌属中医"噎膈"范畴,《黄帝内经》中曰:"饮食不下,膈咽不通,食则呕"。噎膈病位在食管,由胃气所主,六腑以降为和,不降则滞,反升则逆,基本病机为胃气虚弱,胃气不降,痰阻气逆。肝主疏泄,调畅气机,忧思恼怒,肝失调达,一则横逆犯脾胃,影响中焦脾胃运化,水湿不运,易生痰浊;二则气机不畅,气血运行不畅而致气滞血瘀。故本病虽由胃所主,但与肝、脾关系密切。治疗以疏肝理气、化痰散结消！、益气健脾为基本法则,并根据不同时期,虚实不同而分期论治。早期多实证,多为气滞、痰凝、血瘀,后期耗伤正气而出现气阴亏虚,夹痰、夹瘀、气滞等虚实夹杂之证。临证中常见证型有痰气交阻型、痰瘀互结型、气虚阳微型、气阴亏虚型,初期多为痰气交阻型,后期多见痰瘀互结型,随病情进展,正气大伤则见气虚阳微型与气阴亏虚型。

案一　李某某,男,67 岁。2019 年 10 月 31 日初诊:食管贲门癌术后 1 月余,术后病理示:食管胃交接部分中分化腺癌,部分黏液腺癌,癌组织侵及胃浆膜下层,神经侵犯(＋)、脉管癌栓(＋)、淋巴结见癌转移(6/10)、小弯(6/9)。刻诊:身软,进食不畅,尚不梗阻,纳食尚可,舌红苔薄腻,脉滑。

证属痰气交阻,治以理气化痰、降逆散结。

拟方如下:

制半夏9g	沙枳实10g	茯苓10g	薏仁米30g	苏梗10g
苍术6g	炙黄芪20g	当归10g	党参10g	白花蛇舌草30g
半枝莲18g	藤梨根30g	山慈姑10g	莪术10g	炒谷芽10g
焦六曲10g	夏枯草12g	陈皮9g	天龙5g	

5剂,水煎服,每日1剂。

按:食管癌中医常见证型为痰气交阻,痰瘀互结,气阴亏虚,气虚阳微。该患者进食不畅,尚未梗阻,证属痰气交阻,治以理气化痰、降逆散结为主,佐以益气健脾、畅运中焦。制半夏燥湿化痰;茯苓、薏仁米、苍术、陈皮理气化痰祛湿;苏梗理气,使郁滞之气上行宣通;党参、炙黄芪、当归健脾益气养血;炒枳实、炒谷芽、焦六曲畅运中焦,以利痰湿化;白花蛇舌草、半枝莲、藤梨根、夏枯草、山慈姑、莪术、天龙清热解毒、化痰散结消!,抗肿瘤。全方有辛散有温通,有行有补,气机畅,痰浊消,噎膈止。

案二 陈某某,男,60岁。2007年7月3日初诊:胸膈痞闷,纳呆,微恶寒,嗳气,舌红苔薄黄根部稍腻,脉弦滑。

证属痰湿蕴阻,治以苦辛通降,化湿和中。

拟方如下:

苏梗9g	法半夏9g	藿佩(各)9g	炒枳实9g	川朴9g
茯苓10g	焦山楂12g	炒薏苡仁米30g	陈皮9g	旋覆花(包煎)9g
川连4g	瓦楞子(先煎)20g	蒲公英15g		

4剂,水煎服,每日1剂。

2007年7月9日二诊:症情好转,治守上方进出。

法半夏9g	茯苓10g	藿佩(各)10g	炒枳实9g	川朴9g
焦山楂12g	炒薏苡仁米30g	陈皮9g	川连3g	瓦楞子(先)20g
炒二芽(各)10g	党参9g	蒲公英18g		

4剂,水煎服,每日1剂。

2007年7月13日三诊:胸膈痞闷,进食不畅,嗳气,纳呆,昨日呕吐鲜血一口,舌红苔薄,脉弦滑。

1.胃镜(拒)。

2.
制半夏9g	陈皮9g	苏梗9g	川连4g	茯苓9g
制香附10g	蒲公英18g	旋覆花(包煎)9g	川朴9g	
太子参10g	焦山楂10g	瓦楞子(先煎)20g		

5剂,水煎服,每日1剂。

3.随诊。

2007年7月18日四诊:症情好转,治守上方,加炒二芽(各)10g,5剂。

2007年7月23日五诊:治守上方,加威灵仙12g,5剂。

2007年7月28日六诊:进食梗阻不畅,嗳气,舌红苔薄,脉弦细滑,证属痰气交阻,治以理气化痰和中为法。

制半夏 9g　　　陈皮 9g　　　　苏梗 9g　　　　川连 4g　　　　茯苓 10g

威灵仙 18g　　　制香附 9g　　　蒲公英 15g　　　旋覆花^(包煎)9g　　川朴 9g

瓦楞子^(先煎)20g　太子参 12g　　生甘草 4g

5 剂,水煎服,每日 1 剂。

2007 年 8 月 3 日七诊:胃镜检查示"食管下段癌",进食梗阻,嗳气,呕吐痰涎,苔薄质红,脉弦细,证属痰气交阻,治以理气化痰、降逆散结为法。

制半夏 9g　　　陈皮 10g　　　苏梗 9g　　　　川连 4g　　　　茯苓 10g

白花蛇舌草 18g 川朴 9g　　　旋覆花^(包煎)9g　　藤梨根 30g　　　制香附 9g

山慈姑 10g　　　威灵仙 15g　　太子参 10g　　　炒枳实 9g　　　炒二芽^(各)10g

莪术 6g

5 剂,水煎服,每日 1 剂。

2007 年 8 月 7 日八诊:病史同前,治守上方。

制半夏 9g　　　陈皮 9g　　　　炒枳实 10g　　　川朴 9g　　　　苏梗 9g

茯苓 10g　　　　白花蛇舌草 18g 旋覆花^(包煎)9g　　藤梨根 30g　　　制香附 9g

山慈姑 10g　　　威灵仙 18g　　太子参 10g　　　莪术 9g　　　　炒二芽^(各)10g

5 剂,水煎服,每日 1 剂。

2007 年 8 月 13 日九诊:症情好转,能进食,治守上方,加半枝莲 15g、延胡索 10g,7 剂。

2007 年 8 月 20 日十诊:症情尚平,治守上方,改威灵仙 25g,加胆南星 6g,7 剂。

2007 年 8 月 27 日十一诊:症情好转,守上方进出。

制半夏 9g　　　陈皮 9g　　　　炒枳实 9g　　　川朴 10g　　　旋覆花^(包煎)10g

苏梗 9g　　　　藤梨根 30g　　白花蛇舌草 18g 山慈姑 10g　　莪术 9g

威灵仙 20g　　太子参 10g　　胆南星 6g　　　茯苓 10g　　　半枝莲 15g

7 剂,水煎服,每日 1 剂。

2007 年 9 月 3 日十二诊:症情好转,治守上方,加生甘草 3g,7 剂。

2007 年 9 月 10 日十三诊:食管癌,进食梗阻不畅,呕吐,多涎,舌淡红苔薄白,脉弦细,治以理气化痰、降逆散结为法。

制半夏 10g　　陈皮 9g　　　　炒枳实 10g　　　川朴 10g　　　茯苓 10g

胆南星 9g　　　旋覆花^(包煎)10g 苏梗 10g　　　山慈姑 10g　　威灵仙 20g

藤梨根 30g　　莪术 9g　　　　白花蛇舌草 18g 浙贝 10g　　　半枝莲 15g

7 剂,水煎服,每日 1 剂。

2007 年 9 月 17 日十四诊:治守上方。

制半夏 10g　　陈皮 9g　　　　炒枳实 10g　　　川朴 9g　　　　茯苓 10g

胆南星 10g　　旋覆花^(包煎)10g 苏梗 9g　　　　山慈姑 10g　　威灵仙 20g

藤梨根 30g　　莪术 9g　　　　白花蛇舌草 20g 夏枯草 12g　　海藻 10g

7 剂,水煎服,每日 1 剂。

2007 年 9 月 24 日十五诊:食管癌,进食偶有梗阻呕吐,多涎,苔薄质红,脉弦细,治以

221

理气化痰、降逆散结为法。

制半夏10g	陈皮9g	炒枳实9g	川朴9g	茯苓10g
胆南星10g	旋覆花^(包煎)10g	苏梗9g	山慈姑10g	威灵仙20g
藤梨根30g	莪术9g	白花蛇舌草20g	半枝莲15g	海藻12g

7剂,水煎服,每日1剂。

按:患者初诊时并无噎膈症状,以胸膈痞闷,纳呆,嗳气等湿蕴中焦症状为主,治以化湿和中,行气通痞为法。二诊痞闷缓解,三诊出现进食不畅,予以胃镜检查,遭拒,予理气化痰、降逆散结为治法,少佐益气之品,前后加减数次。于七诊时胃镜报告提示食管下段癌,在理气化痰、降逆散结基本治法基础上,辨证与辨病相结合,辅以白花蛇舌草、藤梨根、山慈姑、莪术、半枝莲清热解毒抗肿瘤,海藻、夏枯草、胆南星化痰散结抗肿瘤。

五、胰腺癌

古医籍中医临床并无胰腺癌之名,根据表现症状,如腹内结块、黄疸、腹痛、胁痛、呕吐、便溏、身软乏力等主症者,本病可分别归属于"癥瘕积聚""黄疸""胁痛""腹痛"等范畴。本病的发生是由肝气不畅、郁而化火、脾胃失调、脾胃虚弱、湿浊内生、阻遏气机、郁久化热、湿热瘀结而成,其核心病机为湿热蕴结,与肝、脾关系密切,属本虚标实之证。早中期以实证及虚实夹杂为主,多见湿热蕴结、气滞血瘀;晚期癌毒不断耗损正气,本虚标实,以正虚为本,出现气血不足、气阴不足、脾肾阳虚而兼湿热蕴结。治疗以清热化湿、活血散结之法驱邪,以健脾益气、益气养阴、温补脾肾之法扶正,以扶正治法贯穿始终,适时予以辨证驱邪,辨病抗肿瘤。

案 余某某,男,64岁。2020年3月19日初诊:胰腺癌肝胆转移化疗后。刻诊:身软,口干,面目黄染,下肢水肿,舌红有裂纹苔中剥脱脉细数。

证属气阴不足、湿热蕴结,治以益气养阴、清热化湿、解毒散结。

拟方如下:

炙黄芪20g	太子参15g	生地12g	麦冬15g	炙鳖甲^(先煎)10g
茵陈18g	白花蛇舌草30g	半枝莲18g	藤梨根30g	山慈姑10g
茯苓15g	青皮9g	当归10g	炒白芍12g	炒麦芽12g
虎杖15g

5剂,水煎服,每日1剂。

按:该患者以黄疸及身软、口干为主要症状,此乃气阴不足,湿热蕴结之证,舌有裂纹苔中剥脱乃伤阴之象,湿热蕴结,胆汁外溢则肌肤面目黄染。湿热蕴久,耗伤气阴,而见身软,口干,舌有裂纹苔剥脱,治以益气养阴、清热解毒、化湿散结为法。以炙黄芪、太子参益气;生地、麦冬、当归、白芍养阴;茵陈、虎杖清热利湿;白花蛇舌草、半枝莲、藤梨根、山慈姑清热解毒;青皮、炒麦芽行气;茯苓健脾渗湿;炙鳖甲软坚散结。

六、结直肠癌

本病为正虚为本,以气虚、气阴两虚为主,由湿热邪毒瘀结肠道而成。临证治以扶正补虚、祛邪解毒抗肿瘤为法,具体应分期辨证论治。术后化疗后脾胃大伤,治以健脾和胃为主,以减轻胃肠道反应;化疗前以健脾补肾为法,以提高机体正气、抗攻伐之力;术后平稳阶段,以扶正祛邪抗肿瘤并进;晚期痰浊、瘀血、癌毒互结,胶结难化,治以扶正为主,辅以化痰软坚散结、化瘀消!之法。临证用药当注意,本病虚以脾胃虚为主,扶助脾胃之气应贯穿始终,适当选用清热解毒抗肿瘤之品,不可过度攻伐,以免更伤脾胃。

(一)直肠癌

案 孔某某,男,65 岁。2018 年 10 月 15 日初诊:直肠癌术后化疗后,夜间口干,形瘦,面萎黄,大便次数多,近日咳嗽咽痛,舌红苔薄,脉细。

证属气虚毒结,治以益气健脾、解毒散结。

拟方如下:

炙黄芪 20 g	党参 10 g	茯苓 10 g	炒白术 9 g	焦山楂 10 g
肉豆蔻 6 g	补骨脂 9 g	制大黄(后入)4 g	木香 9 g	炒枳实 10 g
当归 10 g	生地 12 g	白花蛇舌草 30 g	半枝莲 18 g	藤梨根 30 g
炒黄芩 10 g	桔梗 9 g			

7 剂,水煎服,每日 1 剂。

2018 年 10 月 27 日二诊:夜寐腹泻 2～3 次,口干,治守上方,改肉豆蔻 9 g,加五味子 6 g,7 剂。

按:对于各型肿瘤,均应善于运用"扶正固本法"。癌症患者大多数为本虚标实之候,治疗以扶正固本、抗癌祛邪为法,根据分期不同,扶正与祛邪各有侧重。以炙黄芪、党参、茯苓、白术、当归、生地之属,益气健脾养血扶正;以白花蛇舌草、半枝莲、藤梨根祛邪抗癌;又患者病位在肠,"六腑以通为用",以大黄、木香、枳实顺应通降特性;肉豆蔻、补骨脂、焦山楂温中涩肠止泻;黄芩、桔梗清热化痰止咳治兼症。

(二)结肠癌

案 吴某某,女,76 岁。2007 年 10 月 7 日初诊:结肠癌术后,口干欲饮,纳食正常,便细不爽,舌红苔光,脉弦细数。

证属阴虚毒结,治以养阴清热、解毒散结。

拟方如下:

生地 10 g	麦冬 12 g	玄参 12 g	太子参 10 g	玉竹 12 g
川连 3 g	炒枳实 9 g	白花蛇舌草 15 g	银花 15 g	女贞子 12 g
炒二芽(各)10 g	石斛 12 g			

7 剂,水煎服,每日 1 剂。

2007 年 10 月 15 日二诊:头昏涨,口干欲饮,舌红苔光,脉弦细,治以平肝潜阳、养阴清热为法。

生龙牡(各,先)30 g	钩藤 12 g	天麻 9 g	生地 10 g	知柏(各)5 g
女贞子 12 g	麦冬 12 g	玄参 12 g	玉竹 12 g	石斛 12 g
生白芍 12 g	白花蛇舌草 15 g	炒二芽(各)10 g	炒枳实 6 g	白蒺藜 9 g

5 剂,水煎服,每日 1 剂。

2007 年 10 月 22 日三诊：头昏眩，涨痛，口干，继守前法、前方。

生龙牡(各,先)30 g　钩藤 12 g　　天麻 10 g　　　生地 10 g　　　知柏(各)6 g

女贞子 10 g　　麦冬 12 g　　玉竹 12 g　　　石斛 12 g　　　夏枯草 12 g

生白芍 12 g　　炒二芽(各)10 g　炒枳实 9 g　　白蒺藜 9 g

6 剂，水煎服，每日 1 剂。

2007 年 10 月 29 日四诊：口干欲饮，腰灼痛，舌红苔光，脉弦细数，治守前方加减进出。

生龙牡(各,先)30 g　钩藤 10 g　　生地 12 g　　　女贞子 12 g　　麦冬 15 g

枸杞子 12 g　　玄参 15 g　　玉竹 12 g　　　石斛 15 g　　　生白芍 10 g

夏枯草 12 g　　白花蛇舌草 15 g　炒二芽(各)10 g　太子参 10 g

5 剂，水煎服，每日 1 剂。

2007 年 11 月 6 日五诊：阴虚，口干欲饮，腰酸痛，舌红苔光，脉弦细，治以养阴清热为法。

生龙牡(各,先)20 g　钩藤 10 g　　生地 12 g　　　女贞子 15 g　　麦冬 15 g

枸杞子 12 g　　玄参 15 g　　玉竹 12 g　　　石斛 15 g　　　生白芍 10 g

夏枯草 12 g　　白花蛇舌草 18 g　炒二芽(各)10 g　　太子参 12 g　　茯苓 10 g

藤梨根 20 g

7 剂，水煎服，每日 1 剂。

2007 年 11 月 13 日六诊：症情好转，治守上方进出。

生龙牡(各,先)20 g　钩藤 12 g　　生地 12 g　　　女贞子 15 g　　麦冬 15 g

枸杞子 12 g　　玄参 15 g　　玉竹 12 g　　　石斛 15 g　　　生白芍 10 g

夏枯草 12 g　　白花蛇舌草 20 g　炒二芽(各)10 g　　太子参 12 g　　茯苓 10 g

藤梨根 30 g　　川连 3 g　　　红藤 20 g

5 剂，水煎服，每日 1 剂。

2007 年 11 月 20 日七诊：阴虚津亏，口干，舌红苔光，脉弦细。

生龙牡(各,先)20 g　钩藤 10 g　　生地 12 g　　　麦冬 15 g　　　玄参 15 g

玉竹 12 g　　　石斛 15 g　　　白花蛇舌草 18 g　炒二芽(各)10 g　　太子参 10 g

茯苓 10 g　　　陈皮 9 g　　　生甘草 4 g　　　藤梨根 20 g　　红藤 20 g

6 剂，水煎服，每日 1 剂。

2007 年 11 月 27 日八诊：苔渐复，治守上方，去生龙牡，加法半夏 5 g，7 剂。

2007 年 12 月 4 日九诊：症情尚平，治守上方，去茯苓，加 " 茯神 10 g，7 剂。

2007 年 12 月 11 日十诊：口干欲饮，纳食尚可，舌红苔前部剥脱，脉弦细，治以养阴清热为法。

生龙牡(各,先)20 g　兰地 12 g　　麦冬 15 g　　　玄参 15 g　　　玉竹 12 g

石斛 15 g　　　白花蛇舌草 18 g　炒二芽(各)10 g　太子参 10 g　　茯苓 10 g

陈皮 9 g　　　生甘草 4 g　　　藤梨根 20 g　　红藤 20 g　　　败酱草 15 g

莪术 6 g

7剂,水煎服,每日1剂。

2007年12月25日十一诊:症情好转,治守上方,加炒扁豆9g、陈皮9g,去生龙牡,7剂。

2008年1月8日十二诊:气阴亏虚,身软,口干欲饮,舌红苔前部剥脱,脉弦细,治以养阴生津益气为法。

太子参12g	生地12g	麦冬12g	玉竹12g	石斛12g
玄参12g	红藤20g	藤梨根30g	白花蛇舌草18g	炒枳实9g
茯苓10g	炒扁豆9g	炒二芽10g	莪术6g	

7剂,水煎服,每日1剂。

2008年1月22日十三诊:夜寐口干,舌红绛苔剥脱,脉弦细,治以益气养阴生津为法。

太子参12g	生地12g	麦冬15g	玉竹12g	石斛12g
玄参12g	红藤20g	藤梨根30g	白花蛇舌草20g	炒枳实9g
茯苓10g	女贞子12g	川连3g	炒二芽10g	莪术6g

7剂,水煎服,每日1剂。

2008年2月26日十四诊:口干欲饮,目水肿,舌红苔黄间剥脱,脉弦细。

太子参12g	生地12g	麦冬12g	玉竹12g	石斛12g
红藤30g	藤梨根30g	白花蛇舌草18g	炒枳实9g	茯苓10g
川连3g	大腹皮10g	莪术6g		

7剂,水煎服,每日1剂。

2008年3月19日十五诊:便溏,日行2次,口干,舌红苔薄间剥脱,脉弦细,治以健脾养阴、清热散结。

太子参12g	麦冬12g	玉竹12g	红藤20g	藤梨根30g
白花蛇舌草18g	茯苓10g	莪术8g	川连3g	炒枳实9g
大腹皮10g	肉豆蔻5g	炒扁豆9g		

7剂,水煎服,每日1剂。

2008年4月1日十六诊:大便已成形,口干,舌红绛苔前部剥脱,脉弦细,治以益气养阴、清热散结为法。

太子参12g	麦冬12g	玉竹12g	北沙参10g	茯苓10g
炒扁豆9g	藤梨根30g	白花蛇舌草20g	山慈姑10g	大腹皮10g
红藤20g	炒枳实9g	肉豆蔻6g	川连4g	

7剂,水煎服,每日1剂。

2008年4月15日十七诊:治守上方,加石斛12g,7剂。

2008年4月29日十八诊:口干,大便尚成形,舌红苔薄前部剥脱,脉弦细。

太子参12g	麦冬12g	玉竹12g	石斛12g	茯苓10g
炒扁豆10g	藤梨根20g	白花蛇舌草18g	山慈姑10g	红藤20g
大腹皮10g	川连4g	北沙参10g	肉豆蔻5g	

7剂,水煎服,每日1剂。

2008年5月13日十九诊:口干欲饮,舌红绛苔光,脉弦细,治以养阴生津为法。

太子参12g	麦冬12g	生地10g	玉竹12g	石斛12g
茯苓10g	藤梨根20g	白花蛇舌草18g	红藤18g	炒扁豆9g
陈皮6g	大腹皮10g	炒二芽(各)10g		

7剂,水煎服,每日1剂。

2008年5月27日二十诊:口干欲饮,舌红绛苔光,脉弦细,治以养阴清热。

生地12g	石斛12g	麦冬12g	太子参10g	玉竹12g
川连4g	炒枳实9g	白花蛇舌草18g	藤梨根20g	银花15g
茯苓10g	炒二芽(各)10g	玄参12g	半枝莲15g	

7剂,水煎服,每日1剂。

2008年6月11日二十一诊:症情尚安,治守上方,加北沙参10g,7剂。

2008年6月24日二十二诊:治守上方,加女贞子12g,7剂。

2008年7月15日二十三诊:阴津亏虚,舌红绛苔光,脉弦细数,治以养阴生津、清热消肿。

生地12g	石斛12g	麦冬12g	玉竹12g	玄参15g
川连4g	炒枳实9g	白花蛇舌草18g	藤梨根30g	银花15g
茯苓10g	炒二芽(各)10g	半枝莲18g	太子参10g	

7剂,水煎服,每日1剂。

2008年10月7日二十四诊:结肠癌术后,口干欲饮,便溏,日一行,舌红苔光,脉弦细,治以健脾益津为法。

太子参12g	生地10g	麦冬12g	玉竹12g	玄参12g
北沙参10g	银花12g	茯苓10g	炒扁豆10g	白花蛇舌草18g
藤梨根20g	半枝莲15g	炒二芽(各)10g	川连3g	炒枳实9g

7剂,水煎服,每日1剂。

2008年10月21日二十五诊:药证相适,治守上方,改川连2g,加炒白术6g,7剂。

2008年11月4日二十六诊:症情尚安,治守上方,加肉豆蔻6g,7剂。

2008年11月18日二十七诊:脾胃阴虚。

太子参12g	生地10g	麦冬12g	玉竹12g	北沙参12g
银花12g	茯苓10g	炒扁豆10g	白花蛇舌草18g	藤梨根20g
半枝莲15g	川连2g	炒枳实6g	益智仁6g	炒二芽(各)10g

7剂,水煎服,每日1剂。

2008年12月2日二十八诊:药证相适,上方改川连4g,7剂。

2008年12月16日二十九诊:症情尚安,治守上方,改川连3g,加薏仁米18g,7剂。

2008年12月30日三十诊:脾阴虚,口干便溏,舌红苔前部剥脱,脉弦细。

| 太子参12g | 生地10g | 麦冬12g | 玉竹12g | 北沙参12g |
| 银花12g | 茯苓10g | 炒扁豆9g | 白花蛇舌草18g | 藤梨根30g |

半枝莲 15 g　　　炒二芽^(各)10 g　　川连 3 g　　　　炒枳实 9 g　　　　益智仁 6 g

炒薏苡仁米 20 g

7 剂,水煎服,每日 1 剂。

2009 年 3 月 10 日三十一诊:复查血白细胞,血小板低,口干,头摇,便溏,舌红苔薄,脉弦细,治以健脾益阴、消肿为法。

太子参 15 g　　　炒黄芩 15 g　　麦冬 12 g　　　北沙参 12 g　　　玉竹 12 g

川连 4 g　　　　当归 9 g　　　　女贞子 12 g　　鸡血藤 30 g　　　白花蛇舌草 18 g

半枝莲 15 g　　　藤梨根 30 g　　益智仁 6 g　　　炒薏苡仁米 20 g　炒扁豆 10 g

金钱草 15 g

7 剂,水煎服,每日 1 剂。

2009 年 3 月 17 日三十二诊:口干,身软,舌红苔光,脉弦细。

太子参 15 g　　　茯苓 10 g　　　麦冬 12 g　　　炒扁豆 9 g　　　炒枳实 9 g

银花 15 g　　　　白花蛇舌草 18 g 玉竹 12 g　　　藤梨根 30 g　　　益智仁 6 g

当归 9 g　　　　女贞子 12 g

7 剂,水煎服,每日 1 剂。

2009 年 4 月 8 日三十三诊:药证相适,治守上方,加半枝莲 15 g,7 剂。

2009 年 4 月 23 日三十四诊:便已成形,治以益气养阴、清热理肠为法。

太子参 15 g　　　麦冬 12 g　　　玉竹 10 g　　　白花蛇舌草 20 g 半枝莲 15 g

藤梨根 30 g　　　炒薏苡仁米 20 g 茯苓 10 g　　　女贞子 12 g　　　银花 12 g

红藤 20 g　　　　益智仁 6 g　　　炒扁豆 10 g　　炒枳实 6 g

7 剂,水煎服,每日 1 剂。

2009 年 5 月 7 日三十五诊:症情渐安,治守上方,加北沙参 10 g,7 剂。

按:该患者口干欲饮,舌红苔光,便细不爽,乃脾胃阴虚、肠道失濡之证,治以益气养阴、清热理肠为法,少佐清热解毒抗肿瘤之品。二诊出现阴虚阳亢,虚阳上亢而致眩晕,故佐平肝潜阳之法,予生龙牡、钩藤、天麻、夏枯草、白蒺藜等。十诊后虚浮之阳渐潜降,故去平肝潜阳之品,继续以益气养阴、清热理肠为治法。十五诊时出现便溏等肠道湿热之证,故在益气养阴基础上,佐以清热理肠运中之法。十八诊时肠道湿热大清,继续予益气养阴清热为法。肿瘤之疾,总属本虚标实之候,治以扶正祛邪并进,然须明辨虚实标本之异,分期之不同,症状之不同,而治法侧重各不同。

七、肾癌

　　肾癌病位在肾,与肝、脾关系密切,肝脾两伤、肝肾亏虚,气血津液运化失常,生湿酿痰结瘀,郁久化火,火毒痰瘀互结成积发为本病,多虚实夹杂。肝脾肾虚为本,气滞痰凝、血瘀蕴毒为标,早期正气尚充足,痰凝血瘀毒邪尚不深重,治以驱邪抗肿瘤为要,少佐以补虚扶正;随病情发展,痰湿瘀血结聚,毒邪日盛,正气渐衰,肝脾肾不足,治以驱邪扶正并重;晚期正虚,肝脾肾亏虚,气血虚弱,邪气尚盛,治以扶正为主,佐以驱邪。整个治疗过程中牢记肾虚为发病之根本,根据不同时期、不同证型辨证论治,驱邪而不忘扶正。临证肾癌术后,多见脾肾亏虚,湿浊毒邪尚存,治以健脾益肾固本,佐以祛湿化浊为标。临证用药忌峻补峻泻,当平补缓攻,不宜过于辛热或苦寒,亦不宜过于滋腻,常用补益脾肾之品有太子参、黄芪、生地、山萸肉、淮山药、菟丝子、杜仲等,常用祛湿化浊之品有茯苓、泽泻、薏仁米、白术等。同时随证佐用清热解毒、化痰散结抗肿瘤之品,如白花蛇舌草、半枝莲、藤梨根、山慈姑、莪术等。

案 唐某,男,12岁。2019年3月2日初诊:左肾上腺神经母细胞瘤伴淋巴结转移术后化疗后,刻诊:纳差,形瘦,面色萎黄,腹泻,舌淡苔薄,脉弱指纹淡。

证属脾胃虚弱,治以健脾益气、化湿运中。

拟方如下:

太子参4g	炙黄芪6g	当归3g	炒白芍3g	茯苓3g
炒白术3g	生地3g	制半夏2g	木香3g	焦山楂4g
焦六曲3g	炒谷芽3g	肉豆蔻2g		

4剂,水煎服,每日1剂。

2019年3月15日二诊:药后腹泻渐止,治守上方,去生地、肉豆蔻、半夏,加扁豆3g、炒薏苡仁10g,4剂。

2019年3月19日三诊:腹泻止,肠鸣,舌淡苔薄,脉弱指纹淡。

太子参5g	炙黄芪8g	当归3g	茯苓3g	山药4g
炒白术3g	木香3g	焦山楂4g	扁豆3g	炒薏苡仁10g
焦六曲3g	炒谷芽3g	肉豆蔻2g		

4剂,水煎服,每日1剂。

按:小儿先天脾胃不足,运化力弱,加之患肿瘤、手术后化疗,经攻伐治疗后正气大伤,脾胃更虚,运化乏源而形瘦面黄,运化失职而纳差、腹泻,当下之急宜益气健脾、畅运中焦,以恢复其脾胃功能,待正气恢复。肾癌病位在肾,以肝脾肾虚为根,其核心为肾虚,故补脾益肾宜贯穿整个治疗过程。患者目前脾胃较弱,故不宜过于滋补,宜健运中焦脾胃为要,以太子参、炙黄芪、炒白术、茯苓、当归、白芍健脾胃,养气血;制半夏、焦山楂、焦六曲、炒谷芽、木香、肉豆蔻、扁豆、薏仁米化湿运中助消化;少佐一二益肾之品,以生地、山药益脾肾,而不碍胃,影响脾运。

八、膀胱癌

膀胱癌根据其临床表现而属中医"尿血""淋证""癃闭"等范畴。本病病位在膀胱,与脾、肾关系密切,为本虚标实,虚实夹杂之证。脾肾亏虚是根本,湿热瘀毒为标,肾气亏虚,膀胱失司而水液稽留成瘀成浊,脾气亏虚,失于健运,湿热内生,蕴结膀胱,湿热瘀毒蕴结胶着不化而成癌肿。湿热为主表现为淋证,湿热灼伤血络则尿血,脾肾亏虚,膀胱失司可见癃闭。故临证治疗当兼顾标本虚实,分期分阶段辨证用药,膀胱癌病邪易热化,治法主要以补益脾肾为前提,辅以清热利湿、活血化瘀等法。对于术后脾肾气虚,气化失司,膀胱失约者,以温补脾肾为主;膀胱灌注化疗后多出现尿频、尿急、尿灼热刺痛等热淋症状,以补益肝肾为基础,佐以清热利湿之法,尿血者佐以清热凉血止血之品,如白茅根、小蓟、石韦等;晚期正气大伤,以补益脾肾、补益气血、扶助正气为主。补益脾肾之品常以党参、黄芪、白术、茯苓、女贞子、旱莲草、山萸肉、生地、菟丝子、补骨脂等平补脾肾,既不过于温燥又不过于滋腻。

案 程某某,男,62岁。2019年11月19日初诊:膀胱癌术后复发。刻诊:尿血,腰酸,精神尚可,面色萎黄,舌淡红苔薄白,脉细。

证属脾肾亏虚、湿热蕴结,治以补益脾肾、清热利湿。

拟方如下:

炙黄芪20g	党参10g	茯苓10g	炒白术9g	炙甘草5g
当归10g	炒白芍12g	生地12g	熟地10g	山萸肉10g
旱莲草15g	小蓟18g	白花蛇舌草30g	半枝莲30g	藤梨根30g
白茅根30g	石韦15g	侧柏炭30g	炒黄柏9g	

5剂,水煎服,每日1剂。

按:该患者膀胱癌术后复发,以血尿为主要临床症状,邪毒侵袭,损伤正气,脾肾亏虚,水湿内生,郁而化热,湿热瘀毒胶结于膀胱,损伤血络而尿血,正如《金匮要略》中云:"热在下焦者,则尿血",治疗以补益脾肾固本,清热利湿、凉血止血治标,佐以清热解毒抗肿瘤之品。以炙黄芪、党参、茯苓、白术、炙甘草益气健脾,通阳化气,以增运化水湿之力;生地、熟地、山萸肉、旱莲草滋肾;小蓟、白茅根、石韦、侧柏炭清热、凉血、止血;炒黄柏清泻下焦之热;当归、白芍养血、和血;白花蛇舌草、半枝莲、藤梨根清热、解毒、抗肿瘤。全方既补益脾肾治本,又清利下焦膀胱湿热,直接作用病灶,佐以凉血、止血之品。本病为本虚标实之证,且患者术后复发,故补虚固本不忘抗肿瘤,佐以清热、解毒、抗癌之品。全方有补有泻,标本兼顾。

九、腹膜瘤

腹膜原发性肿瘤较少见,多为腹腔继发性肿瘤,由腹内或其他器官原发癌转移至腹膜形成结节性肿块或腹水。晚期因大量腹水和增大之肿块而出现腹胀,以及消瘦、乏力等恶病质表现。治疗以扶正气、散肿结为法,攻而不伤正,以提高机体正气,控制肿瘤生长速度,延缓病情发展。

案 张某某,男,52岁。2019年10月5日初诊:腹膜瘤术后2年余,腹腔继发性肿瘤,不完全性肠梗阻(术后发现肿瘤晚期,腹腔内无间隙,放弃进一步手术及置管热疗等治疗)。刻诊:腹胀,进食梗阻感,恶心,大便日行1~2次,精神尚可,偶感乏力,舌红苔薄,脉细。

证属气虚痰结,治以益气运中、消痞散结。

拟方如下:

炙黄芪20g	制半夏9g	炒枳实10g	川朴9g	制大黄^(后入)6g
茯苓10g	生白术9g	当归10g	大腹皮10g	莪术10g
白花蛇舌草30g	半枝莲18g	藤梨根30g	山慈菇10g	夏枯草12g
薏仁米30g	天龙5g	焦六曲10g		

14 剂,水煎服,每日 1 剂。

2019 年 10 月 21 日二诊:神疲乏力,治守上方,加陈皮 9 g、威灵仙 15 g,14 剂。

2019 年 11 月 5 日三诊:症情尚可,腹胀大减。

炙黄芪 20 g	制半夏 9 g	炒枳实 10 g	川朴 9 g	制大黄^(后入)6 g
茯苓 10 g	生白术 9 g	当归 10 g	大腹皮 10 g	莪术 10 g
白花蛇舌草 30 g	半枝莲 18 g	藤梨根 30 g	山慈姑 10 g	夏枯草 12 g
薏仁米 30 g	天龙 5 g	焦六曲 10 g	陈皮 9 g	薤白 6 g

14 剂,水煎服,每日 1 剂。

2019 年 11 月 25 日四诊:腹胀恶心,治守上方,改薤白 9 g,14 剂。

2019 年 12 月 23 日五诊:梗阻感有缓解,治守上方,改制大黄^(后入)4 g,加干姜 2 g,14 剂。

按:正气亏虚,脾胃运化乏力,肠道传导失司而见腹胀,进食梗阻,恶心,运化失司而致水湿痰饮瘀内生,痰瘀毒邪蕴结腹部,阻滞气机,更加影响脾胃运化,而成恶性循环,正愈虚,邪愈盛。治疗以益气扶正,畅运中焦,消痞散结抗肿瘤并进。炙黄芪,甘温,最善补脾益气,且经现代药理研究,黄芪具有增强和调节免疫力、抗病毒、抗癌等作用;制半夏、陈皮、茯苓、白术、薏仁米、焦六曲健运中焦,炒枳实、川朴、制大黄、大腹皮通降腑气,顺应胃气通降之特性,以除腹胀;少佐干姜、薤白,取其通阳散结、行气之效;威灵仙,辛咸温,辛可发散,咸可软坚,温可通化,可行气、化痰、消肿;佐以莪术、天龙、白花蛇舌草、半枝莲、藤梨根、山慈姑、夏枯草以清热解毒、消!化痰、散结、抗肿瘤。

十、甲状腺癌

甲状腺癌属中医"石瘿""瘿病"范畴,乃正气亏虚,脏腑功能失调,气滞、痰凝、血瘀、邪毒结聚于颈前而发为本病,与肝脾肾关系尤为密切,为虚实夹杂之证。早期以邪实为主,常见气滞、痰凝,气滞日久,影响气血运行而见痰瘀互结,术后耗伤气血,放疗之射线乃属热毒,易耗伤气津,且随病情进展,邪毒耗伤正气,而多见气阴两虚。临证治疗当分期论治、辨证论治,早期正气尚未大伤,以驱邪、抗肿瘤为主,常用清热解毒、化痰散结之品,如夏枯草、猫爪草、山慈姑、浙贝等;术后及放疗后,正气大伤,或脾胃气虚或气阴亏虚,治以扶正为主,常用黄芪、党参等益气,当归、白芍等养血,生熟地、山药、麦冬等滋阴,茯苓、白术、焦六曲等健脾、化湿、运中,一助痰湿化,二助脾胃健,使补而不滞;久病入络,血瘀痰凝,佐以消!、散结、抗肿瘤之品,如半枝莲、莪术等,另善用攻坚走窜之虫类药,如僵蚕、全蝎等,一则引经入络,二则行散走窜利于散结;注重疏肝理气治法,早期肝气郁结,以疏肝解郁理气为法,日久郁而化火,以清肝滋阴为法,气行则痰、瘀易散。

案 张某某,女,32 岁。2019 年 2 月 13 日初诊:右甲状腺癌术后半月余。刻诊:头晕沉,身软乏力,口干,术后病理示右甲状腺乳头状癌,淋巴结未见癌转移(0/23),查TSH:10.564,舌红苔薄白,脉弦细。

证属脾肾不足、肝郁痰结,治以补益脾肾、疏肝散结。

拟方如下:

炙黄芪18g	党参10g	茯苓10g	炒白术9g	当归10g
炒白芍12g	川芎6g	熟地10g	合欢皮10g	白蒺藜9g
枸杞子12g	柴胡4g			

5剂,水煎服,每日1剂。

2019年2月18日二诊:症情好转,前额胀,乏力,舌红苔薄白,脉弦细。

炙黄芪25g	党参10g	茯苓10g	炒白术9g	当归10g
炒白芍12g	川芎9g	熟地10g	合欢皮10g	白芷6g
枸杞子12g	柴胡4g	炙甘草5g		

5剂,水煎服,每日1剂。

2019年2月23日三诊:头晕沉、乏力,舌红苔薄白,脉弦细。

炙黄芪30g	党参10g	茯苓10g	炒白术9g	当归10g
炒白芍12g	川芎9g	熟地10g	合欢皮10g	白芷6g
枸杞子12g	柴胡4g	炙甘草5g	升麻3g	

5剂,水煎服,每日1剂。

2019年2月27日四诊:头晕、头重脚轻,步履欠稳,乏力,舌红苔薄白,脉弦细。

党参10g	茯苓10g	当归10g	天麻9g	白蒺藜9g
炒白芍12g	川芎6g	熟地10g	合欢皮10g	僵蚕9g
枸杞子12g	柴胡4g	生龙牡(各,先)30g	钩藤12g	

5剂,水煎服,每日1剂。

按:对于甲状腺癌,中医认为多由情志不畅、肝郁气滞、痰湿凝聚而致。早期以疏肝理气、健脾化痰、消瘿散结为主,中晚期由实转虚,治以健脾益气、养阴生血、扶正抗癌为法。该患者术后半月余,脾肾不足,而见身软乏力,口干,阴不敛阳而头晕,治以补益脾肾、益气养血为主,佐以疏肝、潜阳。以炙黄芪、党参、茯苓、白术、炙甘草益气健脾,熟地、枸杞子、当归、白芍补肾养精血,柴胡、川芎、合欢皮疏肝解郁行气,白蒺藜、生龙牡、钩藤、天麻、僵蚕潜肝阳。三诊时头晕沉,乏力,乃气血不足、清阳不升之象,予加大益气之黄芪用量,又加一味升麻以升提阳气。四诊时头仍晕,且步履欠稳,此乃阴不敛阳,虚阳上亢之证,故去升麻、白芷、白术、炙甘草、炙黄芪,辅以平肝潜阳之品。

十一、淋巴瘤

淋巴瘤属中医"痰核""瘰疬""阴疽""失荣"等范畴,与肝、脾、肾关系密切,其发病机制仍为正虚邪滞,正虚为气虚、阴虚、血虚,邪实以痰结、郁热、瘀滞、邪毒为主,其中痰是核心。正如《丹溪心法》中所说"凡人身上、中、下有块者,多是痰",故临证治疗多从肝脾肾入手,从痰论治,治疗不离痰,常用理气化痰、清热化痰、养阴化痰、化痰消!、软坚化痰等化痰之法,临床根据辨证择用。

案　黄某某,女,54岁。2019年7月23日初诊:淋巴瘤化疗后。刻诊:左颈部肿块,精神尚可,纳可,口干,烘热,不寐,入睡困难,思虑多,舌暗红苔薄,脉细弦数。

证属阴虚痰结,治以益气养阴、化痰散结。

拟方如下:

太子参 15 g	炙黄芪 15 g	生地 12 g	玄参 15 g	炙鳖甲^(先煎) 10 g
生牡蛎^(先煎) 30 g	夏枯草 15 g	白花蛇舌草 30 g	半枝莲 15 g	山慈姑 10 g
猫爪草 10 g	浙贝 10 g	当归 10 g	天龙 5 g	知母 9 g
女贞子 15 g	炒谷芽 10 g			

7 剂,水煎服,每日 1 剂。

按:肝气不舒,脾失健运,水液代谢失常,水湿内生,聚而成痰,痰浊上聚于颈部结块而成瘰疬,化疗后气津更伤,而见口干、烘热等气阴亏虚之证,治以益气养阴扶正,化痰散结,驱邪抗肿瘤。药用太子参、炙黄芪、当归、女贞子益气养阴;生地、玄参、知母养阴清热;夏枯草、猫爪草、浙贝清热化痰散结;白花蛇舌草、半枝莲、山慈姑、天龙清热解毒抗肿瘤;炙鳖甲、生牡蛎软坚散结;炒谷芽健脾和胃运中,以助痰化。全方有补有攻,养阴而不滋腻,不助生痰湿,化痰不温燥,不伤阴液,且清热化痰、软坚化痰多种化痰之法合用,配以和胃运中之品,可增化痰之效。

十二、滑膜肉瘤

滑膜肉瘤是恶性程度较高的软组织肉瘤,中医认为生于体表的肉瘤多由痰浊、瘀血、邪毒、气滞结聚于体表组织而成。肝、脾、肺、肾与水液代谢关系密切,故本病与肝、脾、肺、肾关系密切。有形之邪以行散为法,早期正虚不甚,以散有形之邪为主,行气散结法,常用青陈皮、制香附、木香等;化痰散结法,常用浙贝、海藻、昆布、夏枯草等;消!散结法,常用莪术、三棱等;清热解毒法,常用白花蛇舌草、半枝莲、猫爪草等;软坚散结法,常用生牡蛎、炙鳖甲等。

案 吴某某,女,51 岁。2019 年 2 月 22 日初诊:滑膜肉瘤术后肺转移。刻诊:精神尚可,偶感乏力,胸闷,舌红苔薄腻,脉弦细滑。

证属气虚痰结,治以益气健脾、化痰散结。

拟方如下:

太子参 15 g	玄参 12 g	生黄芪 30 g	猫爪草 10 g	天龙 6 g
白花蛇舌草 30 g	半枝莲 15 g	藤梨根 30 g	山慈姑 10 g	夏枯草 15 g
浙贝 10 g	郁金 10 g	当归 9 g	炒白芍 12 g	法半夏 9 g
苦杏仁 9 g	炒枳壳 9 g	炒苏子 9 g	茯苓 12 g	威灵仙 15 g
伸筋草 15 g				

7 剂,水煎服,每日 1 剂。

2019 年 3 月 12 日二诊:药证相适,治守上方,去枳壳,加茵陈 15 g,7 剂。

2019 年 3 月 28 日三诊:症情尚可,舌红苔薄腻,脉弦细滑,前方加减。

太子参 15 g	玄参 12 g	生黄芪 30 g	猫爪草 10 g	天龙 6 g
白花蛇舌草 30 g	半枝莲 15 g	藤梨根 30 g	山慈姑 10 g	夏枯草 15 g
浙贝 10 g	郁金 10 g	当归 9 g	炒白芍 12 g	法半夏 9 g
苦杏仁 9 g	茵陈 15 g	炒苏子 9 g	茯苓 12 g	海藻 15 g

7剂,水煎服,每日1剂。

按:痰浊内生是滑膜肉瘤的重要病机,病变脏腑责之于脾肾,肾虚脾弱,骨不得养,气血不和,痰浊内生,故治疗当以补益脾肾,以平补为宜。常以四君益气健脾,应用时常易党参为太子参,取其益气生津之性,配黄芪益气固表,因痰浊是核心病机,故配伍化痰散结之属,诸如夏枯草、海藻、浙贝等,另配伍具清热、解毒、抗肿瘤之效的中药,如白花蛇舌草、天龙、猫爪草等,加之该患者已出现肺转移,故应兼顾肺部病灶,予化痰止咳之品。

十三、脑瘤

脑瘤属中医"头痛""头风"等范畴,病位在脑,与肝、脾、肾关系密切,肾精不足,髓海空虚;脾失健运,气血不足,脑失所养;肝失疏泄,气机失调,津液代谢障碍,痰瘀阻窍,郁而化火,风火痰瘀虚上扰清窍,盘踞于脑中。本病乃正虚邪实之证,治疗应重视补虚与驱邪并进,常用补虚之法有补肾益精、益气养血、养血柔肝、养心安神等法,泻实之法有平肝潜阳、清肝泻火、祛风化痰、化痰消!等法。常配以重镇安神之品,如龙骨、牡蛎、磁石等矿物类药物;引经药如川芎、白芷等可引诸药达头面;走窜力强之虫类药,如地龙、蜈蚣等;清利头目、脑窍之品,如石菖蒲、炙远志、蔓荆子等。擅用风药,风药轻清升散,上行入头,一则"高巅之上,唯风药可到",可引诸药达头面;二则火郁发之,其升散之性有助郁热消散;三则疏散风邪。本病治疗于辨证论治基础上,辨病论治,整体治疗的同时重视局部治疗,以平肝潜阳、清肝泻火、祛风化痰、消!散结等法消散邪毒,再配以具有抗肿瘤作用的药物,如半枝莲、白花蛇舌草、莪术等,以增加清热解毒、散结抗肿瘤之效。对于常出现的伴随症状,常在辨证基础上随症加减用药,如头痛伴恶心呕吐者加制半夏、陈皮、淡竹茹等;不寐、烦躁者加炒枣仁、生珍珠母、茯神、夜交藤等;便秘者加制大黄、火麻仁等;头痛伴发热者加水牛角、生石膏等。

（一）垂体瘤

案　毕某某,女,46岁。2020年6月22日初诊:垂体瘤术后6个月,甲状腺全切术后3个月。刻诊:头抽痛,颈部僵,乏力,口干,舌红苔薄,脉细数。

证属气阴两虚,治以益气养阴、熄风化痰。

拟方如下:

生龙牡(各,先)30g	钩藤12g	天麻9g	夏枯草15g	僵蚕9g
生地12g	女贞子15g	生白芍12g	怀牛膝10g	葛根15g
威灵仙15g	炒黄芩9g	太子参15g	白花蛇舌草30g	半枝莲18g
藤梨根30g	麦冬15g			

5剂,水煎服,每日1剂。

2020年6月26日二诊:症情有改善,治守上方,5剂。

2020年7月2日三诊:汗多,乏力,口干,舌红苔薄,脉细数。

生龙牡(各,先)30g	钩藤12g	天麻9g	夏枯草15g	僵蚕9g
生地12g	女贞子15g	生白芍12g	怀牛膝10g	葛根15g
麦冬15g	炒黄芩9g	太子参15g	白花蛇舌草30g	半枝莲18g

藤梨根 30 g　　　生黄芪 18 g　　浮小麦 30 g

5 剂,水煎服,每日 1 剂。

2020 年 7 月 7 日四诊:汗出减少,治守上方,加威灵仙 15 g,5 剂。

2020 年 7 月 13 日五诊:症情好转,汗出止,腰酸胀,治守上方,加桑寄生 15 g、木瓜 15 g,去浮小麦,5 剂。

按:治疗本病不离风、不离痰。该患者气阴两虚,阴虚不敛阳,虚阳化风上扰清窍发为头痛,颈项失养而僵,气阴不足而见乏力,口干,治以益气养阴扶正,熄风化痰抗肿瘤治标。以太子参、生黄芪益气养阴;生地、女贞子、生白芍、麦冬养阴柔肝;生龙牡、钩藤、天麻平肝潜阳;夏枯草、黄芩、僵蚕清热熄风化痰;半枝莲、白花蛇舌草、藤梨根清热解毒抗肿瘤;葛根轻扬升散,升阳、升津,疗颈僵;威灵仙、桑寄生、怀牛膝、木瓜祛风通络。

(二)脑瘤

案　周某某,女,59 岁。2006 年 11 月 17 日初诊:颅脑肿瘤 7 年,近 10 天左侧头痛,灼热,拒按,口干欲饮,目胀,舌红苔黄,脉弦数。

证属肝阳化风,治以平肝熄风、清热通窍。

拟方如下:

生石决明(先煎)30 g　　生龙牡(各、先)30 g　　钩藤 12 g　　　天麻 10 g　　　夏枯草 15 g
炒黄芩 10 g　　　　川芎 10 g　　　　焦山栀 9 g　　　生地 12 g　　　玄参 15 g
丹参 15 g　　　　　生白芍 12 g　　　僵蚕 10 g　　　蜈蚣 1 条　　　蔓荆子 9 g
白蒺藜 9 g　　　　白花蛇舌草 18 g

5 剂,水煎服,每日 1 剂。

2006 年 11 月 22 日二诊:药后症情好转,效不更方,5 剂。

2006 年 11 月 27 日三诊:症情渐好转,治守上方,改生地 15 g,加羌活 4 g,5 剂。

2006 年 12 月 2 日四诊:头掣痛,目胀、花、涩,口干欲饮,舌红苔黄,脉弦细数,治以平肝熄风、养阴清热为法。

生石决明(先煎)30 g　　生龙牡(各、先)30 g　　钩藤 12 g　　　天麻 10 g　　　夏枯草 15 g
炒黄芩 12 g　　　　川芎 10 g　　　　焦山栀 9 g　　　生地 15 g　　　玄参 15 g
生白芍 12 g　　　　僵蚕 10 g　　　　蜈蚣 1 条　　　蔓荆子 9 g　　　白蒺藜 9 g
白花蛇舌草 20 g　　怀牛膝 10 g　　　女贞子 15 g

5 剂,水煎服,每日 1 剂。

2006 年 12 月 7 日五诊:症情好转,治守上方,去川芎,加丹参 15 g,5 剂。

2006 年 12 月 12 日六诊:颅脑肿瘤,头掣痛,口干欲饮,舌红苔黄燥,脉弦细,治以平肝熄风、养阴清热为法。

生石决明(先煎)30 g　　生龙牡(各、先)30 g　　钩藤 12 g　　　天麻 9 g　　　　夏枯草 15 g
炒黄芩 12 g　　　　焦山栀 9 g　　　生地 15 g　　　玄参 15 g　　　麦冬 15 g
赤白芍(各)12 g　　　僵蚕 9 g　　　　蜈蚣 1 条　　　浙贝 10 g　　　丹皮参(各)10 g
白花蛇舌草 20 g　　女贞子 15 g

5 剂,水煎服,每日 1 剂。

2006 年 12 月 16 日七诊：症情渐好转，治守上方，去浙贝，加羌活 6 g，川芎 9 g，5 剂。

2006 年 12 月 27 日八诊：头掣痛，麻木，入夜尤甚，口干欲饮，口臭，目花胀，舌红苔黄，脉细滑，治以平肝熄风、活血通络为法。

生珍珠母(先煎)30 g	生龙牡(各、先)30 g	钩藤 12 g	天麻 10 g	夏枯草 15 g
赤白芍(各)12 g	川芎 9 g	莪术 6 g	蜈蚣 1 条	炒黄芩 10 g
生地 15 g	白花蛇舌草 20 g	玄参 15 g	僵蚕 10 g	丹参 15 g
焦山栀 9 g	蔓荆子 9 g			

5 剂，水煎服，每日 1 剂。

2006 年 12 月 31 日九诊：头痛头昏，口干口臭，目花涩，舌红苔黄燥，脉细滑，治以平肝熄风、活血通络为法。

生珍珠母(先煎)30 g	生龙牡(各、先)30 g	钩藤 12 g	天麻 10 g	夏枯草 15 g
赤白芍(各)12 g	川芎 9 g	莪术 9 g	蜈蚣 1 条	炒黄芩 10 g
生地 15 g	白花蛇舌草 20 g	玄参 15 g	僵蚕 10 g	丹参 15 g
焦山栀 9 g				

5 剂，水煎服，每日 1 剂。

2007 年 1 月 5 日十诊：症情尚平，治守上方，加女贞子 12 g，6 剂。

2007 年 1 月 12 日十一诊：头昏涨痛，步履欠稳，口干欲饮，舌红苔黄，脉细，治以平肝潜阳、养阴清热为法。

生珍珠母(先煎)30 g	生龙牡(各、先)30 g	钩藤 12 g	天麻 10 g	夏枯草 15 g
生白芍 12 g	生地 12 g	川芎 6 g	莪术 6 g	蜈蚣 1 条
炒黄芩 12 g	白花蛇舌草 20 g	玄参 15 g	僵蚕 10 g	丹参 12 g
焦山栀 9 g				

5 剂，水煎服，每日 1 剂。

2007 年 1 月 17 日十二诊：治守上方，去生珍珠母、川芎，加生石决明(先煎)30 g、蔓荆子 9 g，改莪术 9 g、丹参 15 g，5 剂。

2007 年 1 月 22 日十三诊：头痛涨，口干欲饮，舌红苔薄黄，脉弦细，治以平肝熄风为法。

生珍珠母(先煎)30 g	生龙牡(各、先)30 g	钩藤 12 g	天麻 9 g	夏枯草 15 g
生白芍 12 g	生地 12 g	川芎 6 g	胆南星 9 g	莪术 10 g
蜈蚣 1 条	白花蛇舌草 20 g	玄参 15 g	僵蚕 9 g	丹皮 9 g
焦山栀 9 g	半枝莲 15 g			

5 剂，水煎服，每日 1 剂。

2007 年 1 月 26 日十四诊：病史同前，治守上方，去川芎，加海藻 15 g。10 剂。

2007 年 2 月 6 日十五诊：头痛涨，口干，舌红苔黄根部稍腻，脉弦细滑，治以平肝熄风、清热化痰为法。

| 生珍珠母(先煎)30 g | 生龙牡(各、先)30 g | 钩藤 12 g | 天麻 9 g | 炒黄芩 10 g |
| 焦山栀 10 g | 夏枯草 15 g | 生白芍 12 g | 生地 12 g | 胆南星 9 g |

莪术 9 g	蜈蚣 1 条	白花蛇舌草 20 g	玄参 15 g	僵蚕 9 g
丹皮 9 g	焦山栀 9 g	半枝莲 18 g	海藻 15 g	女贞子 15 g

5 剂,水煎服,每日 1 剂。

2007 年 2 月 13 日十六诊:头掣痛,口干欲饮,目花涩,舌红苔黄,脉弦细,治以平肝熄风、清热通窍为法。

生珍珠母^(先煎)30 g	生龙牡^(各、先)30 g	钩藤 12 g	天麻 10 g	炒黄芩 10 g
焦山栀 10 g	生地 15 g	玄参 15 g	生白芍 12 g	夏枯草 15 g
胆南星 9 g	蜈蚣 1 条	僵蚕 9 g	莪术 9 g	海藻 15 g
白花蛇舌草 20 g	半枝莲 18 g	川芎 9 g		

12 剂,水煎服,每日 1 剂。

2007 年 2 月 27 日十七诊:头掣痛,痛处固定,面色发绀,目花涩,口干欲饮,舌红苔黄,脉弦细,治以清热熄风、活血通窍为法。

生珍珠母^(先煎)30 g	生龙牡^(各、先)30 g	钩藤 12 g	天麻 9 g	炒黄芩 12 g
焦山栀 10 g	生地 12 g	玄参 18 g	赤白芍^(各)10 g 丹参 18 g	
夏枯草 15 g	胆南星 9 g	蜈蚣 1 条	僵蚕 10 g	莪术 10 g
白花蛇舌草 20 g	半枝莲 18 g	川芎 10 g		

7 剂,水煎服,每日 1 剂。

2007 年 3 月 6 日十八诊:头掣痛,咬物即作,口干欲饮,面色发绀,舌红苔黄腻,脉弦细,治以清热熄风、活血通窍为法。

生石膏^(先煎)30 g	生珍珠母^(先煎)30 g 生龙牡^(各、先)30 g 钩藤 12 g			炒黄芩 12 g
天麻 9 g	焦山栀 10 g	生地 15 g	赤白芍^(各)10 g 丹参 20 g	
川芎 10 g	夏枯草 15 g	蜈蚣 1 条	僵蚕 10 g	胆南星 10 g
蔓荆子 9 g	白花蛇舌草 20 g	防风 5 g	薏仁米 20 g	

7 剂,水煎服,每日 1 剂。

2007 年 3 月 13 日十九诊:药后头痛缓,面青色渐淡,舌红苔黄,脉弦细。

生石膏^(先煎)30 g	生珍珠母^(先煎)30 g 生龙牡^(各、先)30 g 钩藤 12 g			炒黄芩 12 g
天麻 9 g	生地 15 g	生白芍 12 g	僵蚕 9 g	丹参 18 g
川芎 9 g	夏枯草 15 g	蜈蚣 1 条	玄参 15 g	胆南星 6 g
白花蛇舌草 20 g	怀牛膝 10 g	女贞子 15 g		

8 剂,水煎服,每日 1 剂。

2007 年 3 月 20 日二十诊:身软,治守上方,去胆南星,加太子参 12 g,7 剂。

2007 年 3 月 28 日二十一诊:头掣痛,口干欲饮,面色青,舌红苔薄,脉弦细,治以平肝熄风、活血通络为法。

生珍珠母^(先煎)30 g	生龙牡^(各、先)30 g	钩藤 12 g	焦山栀 6 g	炒黄芩 12 g
天麻 9 g	生地 15 g	炒白芍 10 g	僵蚕 9 g	丹参 18 g
川芎 9 g	夏枯草 15 g	蜈蚣 1 条	玄参 15 g	白花蛇舌草 20 g
怀牛膝 10 g	女贞子 15 g	桃红^(各)6 g	赤芍 10 g	

8剂,水煎服,每日1剂。

2007年4月3日二十二诊:症情同前,治守上方,改焦山栀9g,去白芍,7剂。

2007年4月10日二十三诊:头掣痛,口干欲饮,面色青,舌红苔薄黄,脉弦细,治以平肝清热、养阴通窍化瘀为法。

代赭石^(先煎)30g　　生珍珠母^(先煎)30g　生龙牡^(各、先)30g　钩藤12g　　天麻10g

炒黄芩12g　　　焦山栀10g　　　赤白芍^(各)10g　　生地12g　　玄参15g

川芎10g　　　　蜈蚣1条　　　　夏枯草15g　　　丹参15g　　僵蚕10g

莪术8g　　　　　白花蛇舌草20g　桃仁10g

8剂,水煎服,每日1剂。

2007年4月19日二十四诊:药后头痛好转,口干,灼热,治守上方,去代赭石,加生石膏^(先煎)20g,7剂。

2007年4月26日二十五诊:头昏涨,面色发绀,口干,舌红苔薄黄,脉弦细,治以平肝清热、化瘀通络为法。

代赭石^(先煎)30g　　生龙牡^(各、先)30g　钩藤12g　　　天麻10g　　　炒黄芩12g

焦山栀9g　　　生地12g　　　赤芍15g　　　玄参15g　　　川芎9g

蜈蚣1条　　　丹参15g　　　夏枯草15g　　桃仁9g　　　生石膏^(先煎)25g

僵蚕9g　　　　莪术9g　　　　白花蛇舌草20g

10剂,水煎服,每日1剂。

2007年5月10日二十六诊:头涨痛,口干,治守上方,去桃仁,7剂。

2007年5月17日二十七诊:左侧头部掣痛,口干欲饮,舌红苔薄黄,脉弦细,治以平肝熄风、通络为法。

生珍珠母^(先煎)30g　生龙牡^(各、先)30g　钩藤12g　　　天麻10g　　　夏枯草15g

僵蚕9g　　　　川芎12g　　　生地12g　　　生白芍12g　怀牛膝10g

炒黄芩12g　　　玄参15g　　　蜈蚣1条　　　炒黄柏6g　　白花蛇舌草20g

蔓荆子9g

5剂,水煎服,每日1剂。

2007年5月22日二十八诊:治守上方,去炒黄柏,加丹参18g,5剂。

2007年5月29日二十九诊:病史同前,治守上方,改川芎6g,加女贞子12g,5剂。

2007年6月5日三十诊:头涨痛,入夜尤甚,口干欲饮,舌红苔黄,脉弦细滑,治以清热熄风、通络为法。

生石膏^(先煎)20g　　生珍珠母^(先煎)30g　生龙牡^(各、先)30g钩藤12g　　　天麻10g

夏枯草15g　　　僵蚕10g　　　川芎10g　　　生地12g　　　生白芍12g

炒黄芩12g　　　蜈蚣1条　　　白蒺藜9g　　　白花蛇舌草20g玄参15g

丹参15g

6剂,水煎服,每日1剂。

2007年6月12日三十一诊:服药后症情好转,治守上方,改生石膏^(先煎)25g,5剂。

2007年6月18日三十二诊:颅脑肿瘤,头涨痛,面色发绀,口干,舌红苔薄,脉弦细,治以平肝潜阳、通络散结为法。

生珍珠母^(先煎)30g	生龙牡^(各、先)30g	生石膏^(先煎)20g	炒黄芩12g	焦山栀10g
钩藤12g	夏枯草15g	生地10g	玄参15g	生白芍12g
蜈蚣1条	僵蚕10g	川芎9g	白花蛇舌草18g	莪术9g
天麻9g	蔓荆子9g			

7剂,水煎服,每日1剂。

2007年6月25日三十三诊:药后症情好转,治守上方,去莪术,加女贞子15g,6剂。

按:脑瘤归属中医"头痛""头风"范畴,与风关系极为密切。风又分虚实二端,或阴虚动风或血虚生风,实为肝阳化火生风,不论虚实,上扰头面清窍,挟痰浊、邪毒、瘀血,蕴结清窍,形成肿块。该患者左侧头痛,灼痛,拒按,乃热性疼痛,口干欲饮,目胀,舌红苔黄,脉弦数乃肝阳化风,风阳上扰清窍之证,治以平肝熄风、清热通窍为法。前后以生石决明、生龙牡、生珍珠母、代赭石重镇潜降,以潜上浮之肝阳;钩藤、天麻平肝熄风;夏枯草、炒黄芩、焦山栀清肝泻火;生地、玄参、生白芍、女贞子、麦冬养阴柔肝,一则助清热,二则涵敛肝阳;丹皮、丹参、赤芍凉血活血;川芎、蔓荆子、白蒺藜引药上行入脑;蜈蚣、僵蚕虫类药最擅走窜,熄风通络、散结止痛;白花蛇舌草、半枝莲清热解毒抗肿瘤;胆南星、浙贝、海藻化痰散结;久病入络,患者出现夜间头痛甚,刺痛,乃络脉瘀阻所致,予以莪术、桃仁、红花活血化瘀、消!散结;热较甚,加生石膏清热。守此病机,守法,守方,前后加减复诊七十余次,头痛有所缓解,病情平稳,肿瘤未进展。

十四、鼻咽癌

本病乃本虚标实之证,正气亏虚,脏腑功能失调,水液代谢失常,水湿内停成痰,气滞血瘀痰凝阻于鼻咽部而成肿块。不同病情阶段,病机各有不同,治疗亦各有侧重。放疗所用之射线中医认为乃热毒之邪,最易伤阴耗气,故鼻咽癌放疗后多表现为阴虚及气阴两虚之证,治疗以益气养阴、养阴清热为主。常用生地、玄参、太子参、麦冬、女贞子等,咽痛可加银花、大力子、蝉衣等,阴虚、津液不足易致血运不畅而出现瘀血内阻,常佐以凉血活血之品,如丹参、丹皮、赤芍等。化疗药物乃攻伐伤正之品,极易耗损人体气血,影响脾胃功能,易出现乏力、疲劳、纳差、恶心等表现和骨髓抑制情况,治以健脾益气、和胃运中、补益气血为法,常用黄芪、党参、茯苓、白术、补骨脂、鸡血藤、当归等。扶正同时,视情况而佐用清热解毒、化痰散结、消!抗肿瘤之品以驱邪,常用胆南星、夏枯草、白花蛇舌草、半枝莲、藤梨根、天龙等。头面孔窍之疾,每多随证佐以引经药,如辛夷花、苍耳子等,一则轻清通窍,二则引药入病灶。

案 王某某,男,32岁。2019年2月22日初诊:鼻咽癌放化疗后2年并多发骨转移。刻诊:身软疲劳,头晕,面色㿠白,消瘦,腰腿痛,纳尚可,舌淡红苔薄黄,脉细。

证属气血不足,治以益气养血、化痰散结。

拟方如下:

炙黄芪18g	党参10g	生地12g	麦冬10g	当归10g
炒白芍12g	鸡血藤30g	女贞子15g	制半夏9g	骨碎补15g

| 威灵仙 15 g | 伸筋草 15 g | 白花蛇舌草 30 g | 半枝莲 15 g | 藤梨根 30 g |
| 天龙 5 g | 夏枯草 12 g | 陈皮 9 g | 炒谷芽 10 g | |

5 剂,水煎服,每日 1 剂。

2019 年 2 月 28 日二诊:精神好转,寐不佳,治守上方,改炙黄芪 30 g,加山慈菇 10 g,15 剂。

按:该患者鼻咽癌放化疗后两年,且有骨转移、身软、疲劳等一派正气大亏、气血不足之象,治疗以扶正为主,辅以驱邪抗肿瘤。以炙黄芪、党参、当归、炒白芍、鸡血藤益气养血;生地、麦冬、女贞子滋阴;制半夏、陈皮、炒谷芽运中和胃,复中焦脾胃之气;白花蛇舌草、半枝莲、藤梨根、天龙、夏枯草清热解毒、化痰消!抗肿瘤;患者多发骨转移,出现腰腿痛,以骨碎补、威灵仙、伸筋草补肾壮骨、通络止痛。

十五、乳腺癌

该病属中医"乳岩""乳核"等范畴,《丹溪心法》中云:"妇人忧郁愁遏,时日积累,脾气消阻,肝气横逆,遂成隐核,不痛不痒,十年后方为疮疡,名曰乳岩",道其病因病机乃情志抑郁,肝气不畅,气滞血瘀痰凝,乳房为肝经循行所过之处,痰浊瘀血随经蕴结于此发而为病。故治疗每多从肝论治、分期论治,依本虚、痰浊、血瘀、气滞之侧重不同,而治法各有侧重。早期,正虚尚不甚,以疏肝解郁为主;中期,正气渐亏,痰凝血瘀毒结日盛,治以益气扶正与化痰消!散结并进;化疗后脾胃不和,纳食不馨,恶心、乏力等,治以健脾益气、和胃运中为主;晚期,正气大亏,气血两虚,肝肾亏虚,当以扶正为主,益气养血、补益肝肾等为法;术后上肢淋巴水肿是常见并发症,患者上肢水肿,严重者影响上肢功能,乃气血运行不畅,脉络瘀阻,水湿内停,治以益气化瘀利水为法,常用黄芪、党参、白术、茯苓、猪苓、车前子、桂枝等品。

临证随症情变化而调整方药的同时,紧抓肿瘤乃有形肿块之实质,将化痰消!软坚散结法贯穿始终,同时佐以清热解毒、散结消肿抗肿瘤之品,以期标本兼顾,使机体正气得固,邪毒肿瘤得以控制。

案一　吴某某,女,51 岁。2019 年 2 月 9 日初诊:乳癌术后化疗后。刻诊:食后胃脘胀痞不舒,嗳气,舌淡红苔薄腻,脉细。

证属脾胃不和,治以健脾和中散结。

拟方如下:

党参 10 g	茯苓 9 g	炒白术 9 g	制半夏 9 g	炒枳实 10 g
砂仁(后入) 5 g	青皮 9 g	当归 10 g	苏梗 9 g	半枝莲 15 g
茵陈 18 g	白花蛇舌草 18 g	藤梨根 20 g	炒谷芽 10 g	焦六曲 10 g

7 剂,水煎服,每日 1 剂。

按:患者化疗后胃肠反应较大,脾胃失和,运化失职,胃气当降不降,甚而上逆,而见胃脘胀痞,嗳气,治以益气健脾、和胃运中为法,佐以散结抗肿瘤。以党参、茯苓、白术健脾益气;制半夏辛开苦降,降逆止呕;砂仁化湿行气,青皮、苏梗行气,炒枳实破气消积,化痰除痞,诸行气药共助胃气通降;炒谷芽、焦六曲消食和胃运中;当归养血补虚;患者肝功能异常,故佐一味茵陈,以清热利湿保肝;半枝莲、白花蛇舌草、藤梨根清热解毒抗肿瘤。

案二 项某某,女,45 岁。2018 年 9 月 12 日初诊:右乳癌术后。刻诊:乏力易疲劳、夜寐欠佳,胸闷乳胀,右上肢肿胀感,舌红苔薄腻,脉弦细。

证属气虚肝郁痰结,治以疏肝解郁散结、益气养阴扶正。

拟方如下:

柴胡 4 g	当归 10 g	生地 12 g	炒白芍 12 g	茯神 10 g
赤苓 30 g	知母 6 g	合欢皮 10 g	柏子仁 12 g	夜交藤 30 g
党参 10 g	生黄芪 18 g	麦冬 12 g	白花蛇舌草 30 g	半枝莲 18 g
夏枯草 12 g				

7 剂,水煎服,每日 1 剂。

2018 年 9 月 19 日二诊:药证相适,治守上方,加青皮 6 g,7 剂。

2018 年 9 月 26 日三诊:症情尚可,精神好转,舌红苔薄腻,脉弦细。

柴胡 4 g	当归 10 g	生地 12 g	炒白芍 12 g	茯神 10 g
青皮 6 g	知母 6 g	合欢皮 10 g	柏子仁 12 g	夜交藤 30 g
党参 10 g	生黄芪 18 g	麦冬 12 g	白花蛇舌草 30 g	半枝莲 18 g
夏枯草 12 g				

7 剂,水煎服,每日 1 剂。

2018 年 12 月 5 日四诊:面部褐斑,治守上方,去青皮、麦冬,加枸杞子 12 g、制香附 6 g、炒枣仁 12 g,7 剂。

2018 年 12 月 12 日五诊:上方去香附,7 剂。

2018 年 12 月 19 日六诊:乏力,面萎,舌红苔薄,脉弦细。

柴胡 4 g	当归 10 g	生地 12 g	炒白芍 12 g	茯神 10 g
知母 6 g	合欢皮 10 g	柏子仁 12 g	夜交藤 30 g	女贞子 15 g
党参 10 g	生黄芪 18 g	白花蛇舌草 30 g 半枝莲 18 g	炒枣仁 12 g	
夏枯草 12 g	枸杞子 12 g			

7 剂,水煎服,每日 1 剂。

2019 年 1 月 3 日七诊:上方去生黄芪、枸杞子,加焦山栀 6 g、生珍珠母^(先煎)30 g,7 剂。

2019 年 3 月 21 日八诊:腹胀,寐尚可,治守上方,去党参、枣仁、女贞子,加炒枳实 10 g、青皮 9 g,7 剂。

按《素问·至真要大论》有云"坚者消之""结者散之""留者攻之",故乳腺癌治以疏肝解郁、行气散结为主,佐以益气养阴。以柴胡、青皮、制香附、合欢皮疏肝解郁理气;党参、黄芪益气;当归、白芍、麦冬、枸杞子、女贞子养阴柔肝;生地、知母、焦山栀清热;茯神、夜交藤、炒枣仁、生珍珠母养心安神;炒枳实行气通腑疗腹胀;赤苓行水,利湿热;夏枯草、白花蛇舌草、半枝莲清热解毒抗肿瘤。全方有补有攻,有治主症有疗兼症。

妇科肿瘤包括宫颈癌、子宫内膜癌、卵巢癌等。子宫、卵巢位居下焦，湿性趋下，湿热之邪或寒湿之邪易蕴结于下焦，加之女子以肝为先天，易肝气不畅，忧思恼怒，肝失疏泄，肝郁克脾，脾胃虚弱，水液运化失常，易生湿成痰，气滞血瘀，气滞郁久化热，湿、瘀、热滞留于下焦卵巢、子宫而成肿块。故本病为本虚标实之证，本虚以肝脾肾虚为主，标实以气滞、痰凝、血瘀、湿热、邪毒为标，治疗以扶正祛邪为大法，具体根据不同时期，本虚标实侧重不同而分阶段用药。初期，肝郁脾虚为多见，治疗以疏肝健脾、化痰散结为法；病久累及肝肾，而多见肝肾亏虚之证，且放化疗易耗伤阴液，而致肝肾阴虚，治疗以滋肝肾、清湿热、散毒邪为法。

一、输卵管癌

案　洪某某，女，66 岁。2019 年 4 月 9 日初诊：输卵管高级别浆液性癌术后 2 年，肾功能不全，近日查肌酐 236 μmol/L。刻诊：身软乏力，纳食不馨，夜寐不佳，多梦，面萎黄，舌淡红苔薄，脉细弱。

证属脾肾亏虚，治以健脾益肾、解毒散结。

拟方如下：

炙黄芪 30 g	党参 10 g	茯神 10 g	当归 10 g	炒白芍 12 g
生地 10 g	炒枣仁 15 g	柏子仁 12 g	白花蛇舌草 18 g	半枝莲 15 g
山萸肉 10 g	山药 12 g	玉米须 20 g	炒谷芽 10 g	

7 剂，水煎服，每日 1 剂。

按：患者输卵管癌术后两年，正气渐伤，脾肾不足，脾气亏虚，纳谷无味，运化乏源，机体失于滋养而身软乏力，面色萎黄，气血不足，心神失养而寐多梦，治以健脾益肾、益气养血、解毒散结，标本兼顾。以炙黄芪、党参、山药、当归、白芍、生地、山萸肉健脾益肾，益气养血；茯神、炒枣仁、柏子仁养心安神；玉米须淡渗利湿，化湿浊；炒谷芽消食和胃运中；半枝莲、白花蛇舌草清热解毒抗肿瘤。全方以扶正为主，佐以化浊，解毒抗肿瘤。

二、子宫癌

案　卢某某，女，39 岁。2019 年 1 月 28 日初诊：宫颈癌术后化疗后。刻诊：身软乏力，恶心，纳差，周身酸痛，便秘，口干，舌暗苔薄，脉细。

证属气血不足、脾胃失和，治以益气养血、健脾和胃。

拟方如下：

炙黄芪20 g	党参10 g	当归10 g	熟地10 g	生地12 g
炒白芍12 g	女贞子15 g	鸡血藤30 g	茯苓10 g	制大黄^(后入)6 g
制半夏9 g	炒白术9 g	焦六曲10 g	炒谷芽10 g	

7剂，水煎服，每日1剂。

2019年2月13日二诊：诸症好转，欲行下一疗程化疗，治守上方，加陈皮9 g、补骨脂6 g，7剂。

按：对于恶性肿瘤不同时期治疗侧重有所不同，早期以攻为主或兼以扶正；中期扶正为主，或兼以驱邪；对于化疗后以扶助机体正气为主，以改善骨髓抑制、免疫功能低下状况；化疗中以和中运脾为主，以改善化疗导致的恶心呕吐等胃肠道反应；化疗前以扶正为主，以提高机体耐受力；对于术后放化疗结束后当视情况扶正祛邪。该患者化疗后，气血不足，脾胃失和症状较显，治疗以补益气血、和胃运中、消除化疗不良反应为主。二诊时诸症缓解，欲行下一疗程化疗，故以扶助机体正气，提高耐受能力为主，加一味陈皮理气健脾和中，补骨脂补肾益精。现代药理研究证实补骨脂可促进骨髓造血，增强机体免疫及内分泌功能，每于化疗前佐用，以防化疗致骨髓造血障碍，出现白细胞降低等不良反应。

三、卵巢癌

案 黄某某，女，52岁。2019年7月22日初诊：卵巢癌术后复发腹腔、肝周转移化疗1个疗程后。刻诊：身软乏力，纳食无味，面色萎黄，大便偏稀，舌淡红苔白，脉细。

证属脾肾不足，治以健脾补肾。

拟方如下：

炙黄芪20 g	党参10 g	茯苓10 g	炒白术9 g	制半夏9 g
陈皮9 g	当归9 g	炒白芍10 g	熟地10 g	女贞子15 g
鸡血藤20 g	补骨脂9 g	薏仁米30 g	焦山楂10 g	焦六曲10 g
炒谷芽10 g	砂仁^(后入)5 g			

7剂，水煎服，每日1剂。

按：该患者化疗刚结束，脾肾不足症显，治以扶正为主，治以补脾肾，复脾胃健运，先天得充，后天得培，正气恢复方能奋起逐邪，不可一味攻伐驱邪，否则正伤，邪益盛。以炙黄芪、党参、茯苓、白术健脾益气；制半夏、陈皮、薏仁米、焦山楂、焦六曲、炒谷芽、砂仁畅运中焦；当归、炒白芍、熟地、女贞子、鸡血藤、补骨脂滋肾益精养血，全方共奏补气血、益脾肾、运中焦之效。

四、纤维组织细胞瘤

纤维组织细胞瘤是一种常见病，主要临床表现为皮肤肿物，属中医"痰核"范畴，多由脾胃运化失职，水湿不运，聚痰生湿，有形之痰结流聚于皮下而成。治疗以化痰散结为大法。根据不同分期，邪正虚实侧重不同，以及术后、化疗前后治疗重点不同。

案 汪某某,男,60 岁。2008 年 1 月 17 日初诊:背部多形性恶性纤维组织细胞瘤肺转移,术后近 2 年化疗后,恶心呕吐,嘈杂灼痛,身软,舌红苔黄,脉滑。

证属湿热中阻,治以苦辛清热、降逆和中。

拟方如下:

制半夏 9 g	陈皮 9 g	炒枳实 9 g	川朴 9 g	茯苓 10 g
代赭石^(先煎)18 g	瓦楞子^(先煎)20 g	旋覆花^(包煎)9 g	淡竹茹 9 g	苏梗 9 g
川连 4 g	蒲公英 15 g	生甘草 4 g	生姜 3 片	炒二芽^(各)10 g
太子参 9 g				

5 剂,水煎服,每日 1 剂。

2008 年 1 月 23 日二诊:胃脘嘈杂好转,纳食不馨,治守上方,改制半夏 6 g、太子参 12 g、淡竹茹 6 g,去代赭石、旋覆花、蒲公英、生姜,加白花蛇舌草 18 g,5 剂。

2008 年 1 月 30 日三诊:纳食渐馨,舌红苔薄,脉弦细,治以化痰消肿和中为法。

法半夏 6 g	茯苓 9 g	陈皮 9 g	炒枳实 9 g	白花蛇舌草 20 g
半枝莲 15 g	莪术 9 g	夏枯草 12 g	海藻 15 g	浙贝 10 g
山慈姑 10 g	太子参 10 g	炒二芽^(各)10 g	瓦楞子^(先煎)20 g	炒黄芩 6 g

10 剂,水煎服,每日 1 剂。

2008 年 2 月 13 日四诊:后日欲行化疗,纳食正常,舌红苔薄黄,脉弦细,治以健脾和中为法。

太子参 10 g	制半夏 9 g	陈皮 9 g	炒枳壳 9 g	川朴 9 g
苏梗 9 g	川连 3 g	旋覆花^(包煎)9 g	瓦楞子^(先煎)20 g	
炒二芽^(各)10 g	生甘草 4 g	白花蛇舌草 18 g		

5 剂,水煎服,每日 1 剂。

2008 年 2 月 19 日五诊:化疗今日结束,纳呆,恶心,反酸,身软,舌红苔白,脉弦细,治以化湿清热和中为法。

制半夏 9 g	茯苓 10 g	炒枳实 9 g	淡竹茹 6 g	陈皮 9 g
川连 3 g	旋覆花^(包煎)9 g	川朴 6 g	瓦楞子^(先煎)18 g	太子参 12 g
白花蛇舌草 15 g	炒二芽^(各)10 g			

10 剂,水煎服,每日 1 剂。

2008 年 3 月 6 日六诊:昨日化疗,治守上方,改淡竹茹 9 g、川朴 10 g、瓦楞子^(先煎)20 g、太子参 10 g,去白花蛇舌草,加苏梗 9 g、蒲公英 15 g,5 剂。

2008 年 3 月 19 日七诊:化疗结束,身软纳呆,舌红苔薄,脉弦细,治以益气和中为法。

太子参 12 g	制半夏 6 g	陈皮 9 g	炒枳实 9 g	川朴 10 g
川连 3 g	旋覆花^(包煎)10 g	苏梗 9 g	茯苓 10 g	白花蛇舌草 18 g
炒二芽^(各)10 g				

5 剂,水煎服,每日 1 剂。

2008 年 3 月 25 日八诊:便秘,口干欲饮,纳食渐馨,舌红苔黄,脉弦细滑,治以益气养阴、化痰散结为法。

太子参 12 g	麦冬 12 g	玄参 15 g	制半夏 6 g	炒枳实 9 g
炒黄芩 6 g	制大黄^(后入) 6 g	苦杏仁 9 g	白花蛇舌草 20 g	莪术 9 g
半枝莲 15 g	浙贝 10 g	山慈姑 10 g	茯苓 10 g	蜈蚣 1 条

10 剂,水煎服,每日 1 剂。

2008 年 4 月 3 日九诊:便秘,口干,纳食正常,治守上方,去玄参、制半夏、苦杏仁,改炒黄芩 9 g、制大黄^(后入) 8 g、莪术 10 g、半枝莲 18 g,加火麻仁 20 g、生地 12 g、夏枯草 12 g,10 剂。

2008 年 4 月 15 日十诊:治守上方,去生地,加海藻 15 g,10 剂。

2008 年 4 月 25 日十一诊:大便燥结,口干,舌红苔黄,脉弦细滑,治以清热散结、益气养阴为法。

法半夏 6 g	生地 12 g	玄参 15 g	白花蛇舌草 20 g	半枝莲 18 g
夏枯草 15 g	莪术 10 g	山慈姑 12 g	浙贝 10 g	制大黄^(后入) 9 g
火麻仁 20 g	炒枳实 9 g	茯苓 10 g	海藻 15 g	蜂房 10 g
蜈蚣 1 条	炒黄芩 10 g	太子参 10 g		

10 剂,水煎服,每日 1 剂。

2008 年 5 月 5 日十二诊:治守上方,去海藻,加续断 10 g,10 剂。

2008 年 5 月 14 日十三诊:纳食渐馨,体重渐增,舌红苔薄,脉弦细。

法半夏 10 g	茯苓 10 g	陈皮 9 g	炒枳实 9 g	夏枯草 15 g
莪术 10 g	山慈姑 10 g	太子参 10 g	白花蛇舌草 20 g	半枝莲 18 g
薏仁米 30 g	蜈蚣 1 条	蜂房 10 g	浙贝 10 g	海藻 15 g
玄参 15 g				

10 剂,水煎服,每日 1 剂。

2008 年 5 月 23 日十四诊:治守上方,加人参叶 6 g,10 剂。

2008 年 6 月 3 日十五诊:背部患恶性纤维组织细胞瘤,肺转移,经治后纳食正常,舌红苔薄,脉弦细滑,治以化痰散结为法。

法半夏 10 g	茯苓 10 g	陈皮 9 g	炒枳实 10 g	夏枯草 12 g
莪术 10 g	山慈姑 10 g	白花蛇舌草 30 g	半枝莲 18 g	薏仁米 30 g
蜈蚣 1 条	蜂房 10 g	浙贝 10 g	人参叶 6 g	玄参 12 g
海藻 15 g	白英 10 g			

10 剂,水煎服,每日 1 剂。

2008 年 6 月 13 日十六诊:症情好转,治守上方,改夏枯草 15 g、白花蛇舌草 20 g,加黄芪 12 g,去玄参,10 剂。

2008 年 6 月 24 日十七诊:夜寐不宁,脘腹痞闷,舌红苔薄,脉弦细,治以化痰散结、宁心和中为法。

法半夏 6 g	茯苓 10 g	陈皮 9 g	炒枳实 9 g	白花蛇舌草 20 g
半枝莲 18 g	山慈姑 10 g	莪术 10 g	夏枯草 15 g	蜈蚣 1 条
浙贝 10 g	人参叶 6 g	炒枣仁 18 g	炒二芽^(各) 10 g	蜂房 10 g

制香附 6 g

10 剂,水煎服,每日 1 剂。

2008 年 7 月 3 日十八诊:症情渐安,治守上方进出,加薏仁米 30 g,10 剂。

2008 年 7 月 12 日十九诊:治守上方,去制香附,7 剂。

按:该患者初诊时化疗方结束,胃肠道反应较显,恶心,呕吐,胃脘嘈杂灼痛,乃湿热蕴阻中焦脾胃之证,身软乏力提示正虚,治以苦辛通痞、清热降逆和中为法。制半夏辛开苦降,和胃止呕;生姜温中止呕,与制半夏相合,以增温中降逆、化痰止呕之效;陈皮、茯苓理气健脾,燥湿化痰;炒二芽消食和中,运脾胃;炒枳实、陈皮通降腑气;代赭石、旋覆花、苏梗降上逆之胃气;淡竹茹、川连、蒲公英清热;太子参甘苦平,健脾益肺,补气生津而不温燥;瓦楞子抑酸。二诊胃脘诸症大减,去和胃降逆之分量,酌增清热、解毒、抗肿瘤之品。三诊胃脘不适已消,治疗侧重渐转向化痰散结抗肿瘤,佐以和中之法,以法半夏、茯苓、陈皮健脾燥湿化痰;夏枯草、海藻、浙贝化痰散结;白花蛇舌草、半枝莲、山慈姑清热解毒抗肿瘤,莪术消!散结抗肿瘤;炒枳实、炒二芽、瓦楞子和中;炒黄芩清热;太子参益气。四诊时欲行下一疗程化疗,故以提高机体正气,固护胃气,健脾和中为主,以提高机体耐受攻伐能力及预防化疗引起的胃肠道等反应。五诊化疗结束,治疗以化湿清热和中为主,以消减胃肠道反应。如是分期论治,并随症加减用药,八诊时出现气阴不足之象,口干欲饮,便秘等,予玄参、麦冬养阴,制大黄清热通腑。该患者患纤维组织细胞瘤,有肺转移,故后期用药,佐以入肺之品,如苦杏仁。后期随患者胃肠道症状渐消,正气渐培,体重渐增,在机体耐受能力渐强的基础上,渐增清热解毒抗肿瘤之品,如蜂房、白英。

五、放射性肠炎

放射性肠炎常见于直肠癌、宫颈癌等肿瘤放疗后,主要表现为腹痛、腹泻、黏液便、便血、里急后重等,放射线乃热毒之邪,热毒之邪蕴结肠道,影响脾胃运化,水湿内停,郁而化热,湿热搏结,蕴积肠道,阻滞气机,损伤肠络,腐肉败血,而见诸症。湿热火毒之邪蕴结肠道,气血不通为基本病机,为本虚标实之证,临证治疗不可简单从溏、泻辨证论治,亦不可见泻止泻,当辨证与辨病相结合。虑及肿瘤存在正气亏虚之本,又有有形之肿瘤包块以及放疗所引起的热毒侵袭,综合导致脾虚、湿热、痰、瘀互结,治疗当扶正祛邪兼顾,以健脾益肾、涩肠止泻、清热解毒、清热利湿、行气调血等为治法。

案 吴某某,女,72 岁。2019 年 6 月 10 日初诊:宫颈癌放疗后,放射性肠炎。刻诊:大便次数多,成形,量少,肛门坠胀,灼热疼痛,口干,舌红苔薄黄腻,脉滑数。

证属湿热下注,治以清热利湿理肠。

拟方如下:

炒黄芩 10 g	生白术 10 g	茯苓 10 g	薏仁米 30 g	苍术 6 g
白头翁 10 g	败酱草 20 g	生地榆 15 g	马齿苋 18 g	制大黄(后入) 4 g
炒枳实 10 g	木香 9 g	银花 15 g	白花蛇舌草 20 g	太子参 12 g

5 剂,水煎服,每日 1 剂。

2019 年 6 月 14 日二诊:病史同前,治守上方,改制大黄(后入) 5 g、败酱草 30 g,去苍术,

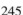

加秦皮9g、焦山楂10g、川连5g。5剂。

2019年6月19日三诊：大便时带血丝，色红，舌红苔薄黄腻，脉滑数。

炒黄芩10g	生白术10g	茯苓10g	薏仁米30g	槐花炭15g
白头翁10g	败酱草30g	生地榆15g	马齿苋18g	制大黄^(后入)5g
炒枳实10g	木香9g	银花15g	白花蛇舌草20g	太子参12g
秦皮9g	焦山楂10g	川连5g		

5剂，水煎服，每日1剂。

2019年6月25日四诊：药证相适，治守上方，改白花蛇舌草30g，加半枝莲15g，5剂。

2019年7月1日五诊：治守上方，加苍术9g，5剂。

2019年7月5日六诊：大便带血已止，肛门灼痛缓解，舌红苔薄黄腻，脉滑数。

炒黄芩10g	生白术10g	茯苓10g	薏仁米30g	苍术9g
白头翁10g	败酱草30g	生地榆15g	马齿苋18g	制大黄^(后入)5g
炒枳实10g	木香9g	银花15g	白花蛇舌草30g	太子参12g
秦皮9g	焦山楂10g	川连5g	半枝莲15g	

5剂，水煎服，每日1剂。

2019年7月12日七诊：溲不畅，治守上方，加车前子^(包煎)12g，去苍术，5剂。

2019年7月17日八诊：治守上方，加滑石^(包煎)12g，5剂。

按：放射性肠炎属中医"痢疾""泄泻""便血"等范畴，虚实夹杂。射线通常被认为是火热毒邪，热毒之邪可进一步损伤人体阴液，故临床上本虚多为脾肾两脏，多为气阴两虚，后期可阴损及阳而现阴阳两虚。本病常见证型有肠道湿热、脾胃虚弱、脾肾阳虚、气滞血瘀等，其中肠道湿热者多见。放射性肠炎者本虚，放疗后热毒伤阴，而湿热之邪蕴于肠道，总体上虚实夹杂，燥湿相兼，燥表现为阴液亏虚，阴虚者用药忌补气，复忌破气、燥热辛温，又忌大寒大苦伤胃，可用药性相对平和的清热剂，如蒲公英、鱼腥草及相对平和、甘淡渗利之利湿剂，如茯苓、薏仁米等。该患者证属湿热下注，蕴结肠道，治疗当"通因通用"，不可见泻止泻，以清热利湿为主要治法，湿热除则泻自止。患者宫颈癌放疗后，气阴本不足，故在清热利湿理肠基础上佐以益气养阴之太子参扶正，清热解毒抗肿瘤之白花蛇舌草驱邪。

医论撮要:

消渴指因饮食不节、情志失调等因素造成人体脏腑功能失调而引起的以多饮、多食、多尿、消瘦为主要临床表现的病证,基本病机为阴虚燥热,阴虚为本,燥热为标,标本互为因果,主要与肺、脾、胃、肾关系密切,与肾关系尤为密切。以临床表现侧重不同,分上、中、下三消,临床中三消常相互并见,难以截然区分,且基本病机一致。早期以阴虚燥热为主,日久燥热之邪耗气伤津,出现气阴两虚之证,阴虚脉涩,气虚行血力弱,而致血瘀,表现为虚实夹杂之证,气阴亏虚为本,燥热瘀血为标。治疗则以益气养阴化瘀为治疗大法,自拟益气养阴化瘀方可有效控制血糖,预防并发症。基本方药如下:生黄芪18g、太子参15g、知母10g、炒黄柏10g、五味子10g、生地15g、麦冬15g、玄参15g、山萸肉10g、枸杞子15g、淮山药15g、丹参18g、丹皮10g。随证加减:燥热内盛加生石膏30g、黄连6g;瘀血较甚加川芎10g、赤芍10g;津液亏虚较甚加玉竹15g、石斛15g。本方生黄芪、太子参、淮山药、五味子、山萸肉补气健脾、益肺固肾;生地黄、麦冬、玄参、枸杞子滋阴生津,止渴除烦;知母、黄柏清热润燥;丹参、丹皮活血化瘀。诸药合用,标本兼治,具有益气养阴、清热化瘀的功效。

辨证与辨病相结合,临床一部分患者没有明显的临床表现,仅实验室检查异常,无证可辨,此时当以辨病为主,抓住消渴阴虚燥热之本质。

糖尿病足是一种糖尿病常见并发症,属中医"脉痹""脱疽"等范畴,具有糖尿病阴虚燥热之基础,脾虚生湿,湿郁化热或外感湿热,下注肢端,湿热阻滞气机,气滞血瘀,肢端失养发为本病。临证当局部辨证与整体辨证相结合,以局部辨证为主,兼顾整体辨证,局部辨证从局部皮肤色泽、温度等情况分析,明辨阴阳虚实。热毒腐肉败血,肢端破溃,则按疮疡辨证论治。

尿崩症以多饮、多尿为主要临床表现,属中医"消渴"范畴,先天禀赋不足,气血亏虚,气虚不摄水,血虚不生津,气血亏虚,脏腑失养,功能失调,精、气、血、津液生成、输布、排泄障碍,与肺、肾关系密切,故应重点治肾,亦注意对肺之调治。肺肾生理上相互联系,在水液代谢中发挥重要作用,病理上亦相互影响,临证治疗常肺肾并调,常用麦冬、石斛、沙参、玉竹、生地、女贞子、山萸肉、淮山药等滋阴润肺,清热生津。

甲状腺功能减退症属中医"瘿病""虚劳""水肿"等范畴,主要病机为脾肾亏虚。脾胃亏虚,脾虚不运,化源不足,气血亏虚,机体失养,脾虚日久及肾,肾主生长发育生殖,对各脏腑组织器官生理功能具有推动促进作用,肾气不足,推动力弱,脏腑功能低下而见诸虚损之症,故治疗多从脾肾入手,以补脾益肾为基础,根据不同临床症状表现辨证,辅以益气、温阳、滋阴、利水等治法。常用党参、太子参、茯苓、白术、甘草等健脾益气;补骨脂、肉豆蔻等温阳;麦冬、枸杞子等滋阴;薏仁米、泽泻等利水。甲状腺肿大者,予夏枯草、浙贝、猫爪草等化痰散结消瘿。

甲状腺功能亢进症属中医"瘿病"范畴,以多食善饥,形体消瘦,心悸,眼凸,颈部一侧或两侧肿大为主要临床表现,多食善饥、形体消瘦与消渴之中消表现相似,但病机不同。《太平圣惠方》中曰:"夫瘿者,由忧恚结日久,气血运行受阻,气滞血瘀,痰瘀互结,病情日重。病初多实,以气郁为先,见有气滞、肝火、痰凝和血瘀;病久多虚,主要是阴虚、气虚、气阴两虚证、阴虚火旺,病变多涉及肝肾心脾等脏腑",瘿病为痰气郁结,郁久化火,心肝火旺,心胃阴虚所致,病变脏腑主要与肝关系密切。

医案选粹:

一、糖尿病

案 余某某,男,66 岁。2019 年 3 月 14 日初诊:血糖偏高,近期查空腹血糖7.93 mmol/L,夜间燥热,口干,夜寐易醒,盗汗时作,舌红苔薄少津,脉细数。

证属阴虚燥热,治以养阴清热、益气补肾。

拟方如下:

生石膏(先煎)30 g	知柏(各)10 g	川连 5 g	生地 12 g	麦冬 15 g
玄参 15 g	石斛 15 g	女贞子 15 g	地骨皮 10 g	生黄芪 15 g
枸杞子 15 g	浮小麦 30 g	山萸肉 10 g	柏子仁 12 g	生龙骨(先煎)30 g

5 剂,水煎服,每日 1 剂。

2019 年 3 月 18 日二诊:复查空腹血糖 6.1 mmol/L,寐不佳,治守上方,去地骨皮,加茯神 10 g、合欢皮 10 g,7 剂。

按:消渴以气阴亏虚为本,燥热瘀血为标。患者燥热,口干,盗汗一派阴虚内热之象,治以养阴清热、益气补肾为法。生石膏、川连清热;知柏润燥清热;石斛、生黄芪、山萸肉、生地、麦冬、玄参、枸杞子、女贞子益气补肾,滋阴生津;浮小麦、生龙骨敛汗,地骨皮清虚热,柏枣仁、茯神、合欢皮解郁养心安神。

二、甲减

案　倪某某,女,68岁。2020年6月12日初诊:甲减,身软,便溏,口干,心悸,舌淡红苔黄,脉细。

证属脾肾亏虚,治以益气养阴、健脾宁心。

拟方如下:

太子参15 g	茯神10 g	炒白术10 g	麦冬10 g	炒薏苡仁米30 g
焦山楂10 g	炒枣仁10 g	川连3 g	扁豆10 g	生龙骨^(先煎)20 g
木香6 g	焦六曲10 g	炒枳实10 g	山药12 g	

5剂,水煎服,每日1剂。

2020年6月16日二诊:盗汗,便溏,口干,身软,治守上方,去生龙骨、麦冬、枳实,加煅龙骨^(先煎)30 g、生地10 g、知母6 g、浮小麦30 g,5剂。

按:脾虚,运化失职,气血生化不足,气血不足以濡养机体而见身软乏力等虚损之症,心神失养而心悸不安,脾虚不运,肠道传导失司而便溏,脾虚日久及肾,盗汗,口干乃气阴不足之症,故治疗以益气养阴、益肾健脾、宁心安神为法。太子参益气养阴为君;炒白术健脾;焦山楂、扁豆、炒薏苡仁米、焦六曲运中;川连苦寒清热燥湿;木香、枳实行气,保持腑气通畅;麦冬、山药、生地、知母滋肾养阴;茯神、炒枣仁养心安神;煅龙骨、浮小麦敛汗。

三、甲亢

案一　程某某,女,36岁。2019年11月11日初诊:手抖,心慌,目凸,头涨,口干,烘热,乏力,脾气急躁,舌红苔薄黄,脉细数。

证属阴虚火旺,治以平肝清热养阴。

拟方如下:

生龙牡^(各,先)30 g	钩藤12 g	天麻10 g	夏枯草12 g	生白芍12 g
生地12 g	麦冬12 g	焦山栀6 g	太子参10 g	茯神10 g
炒白术8 g	焦山楂10 g	知母6 g	白蒺藜9 g	炒枣仁10 g
合欢皮10 g				

5剂,水煎服,每日1剂。

2019年11月15日二诊:症情缓解,月经量少,三天干净,治守上方,改炒白术6 g,焦山栀9 g,5剂。

按:中医无甲亢对应病名,根据临床症状特点归入"瘿病""心悸""不寐""汗证""消渴"等范畴。证候特点为本虚标实,本虚多为阴虚,渐至气阴两虚而见形瘦、乏力、口干,胃阴不足而多食易饥,阴虚内热而畏热、汗多,阴虚,肢体失于濡养而手颤抖,标实则为痰气凝结,郁久化火出现神经、精神症状,如紧张,烦躁易怒,失眠,治以益气养阴、化痰散结为法。该患者一派气阴不足之象,阴虚生内热,虚热内扰而心慌,烦躁,虚阳化风上扰而头涨、目凸,治以养阴清热平肝为法。生龙牡、钩藤、天麻、夏枯草、白蒺藜平肝潜阳;太子参益气养阴;生白芍、生地、麦冬、知母滋阴;焦山栀清热;茯神、炒枣仁养心安神;合欢皮解郁安神;炒白术、焦山楂健脾运中。养阴不过于滋腻,益气不过于温燥,泻火不过于苦寒,疏肝而不劫肝阴。全方以补为主,养阴以敛阳清虚热,少佐疏肝、泻热,并固护脾胃。

案二 汪某某,男,39 岁。2006 年 3 月 11 日初诊:甲亢宿患十余年,心悸,夜寐不宁,情绪烦躁,口干,手抖,舌红苔薄黄,脉弦细。

证属肝郁化火,治以平肝解郁、清热养阴。

拟方如下:

生龙牡(各,先)30 g	钩藤 12 g	柴胡 4 g	郁金 9 g	生地 12 g
玄参 15 g	天麦冬(各)12 g	女贞子 15 g	夏枯草 15 g	生白芍 12 g
焦山栀 6 g	茯苓神(各)10 g	生甘草 4 g	炒枣仁 15 g	知母 6 g
丹皮参(各)10 g				

15 剂,水煎服,每日 1 剂。

2006 年 3 月 27 日二诊:药证相适,身软,治守上方,去柴胡,加太子参 12 g、枸杞子 12 g、桑寄生 15 g,15 剂。

2006 年 4 月 13 日三诊:心悸,身软,目凸,口干欲饮,舌红苔薄黄,脉弦细,治以解郁清热、养阴宁心为法。

生龙牡(各,先)30 g	钩藤 12 g	柴胡 3 g	知母 9 g	生地 12 g
麦冬 15 g	玄参 15 g	女贞子 15 g	夏枯草 15 g	生白芍 12 g
焦山栀 6 g	硃茯神 10 g	炒枣仁 15 g	太子参 10 g	丹皮参(各)10 g
生甘草 4 g	淮小麦 30 g	桑寄生 12 g	郁金 9 g	

15 剂,水煎服,每日 1 剂。

2006 年 4 月 29 日四诊:症情好转,治守上方,去桑寄生,改焦山栀 9 g,15 剂。

按:肝气郁结,郁而化火生风,而见手抖、心悸、寐不宁、烦躁,治以疏肝解郁、养阴清热为法。生龙牡、钩藤平肝潜阳;生龙骨,甘涩平,入肝、心、肾经,质重沉降,可平肝潜阳、镇静安神;淮小麦甘凉,入心经,可益气除热,除瘿病之虚热烦躁,与生龙骨相合,一以抑阳,一以敛阴,平肝潜阳之效增;肝喜条达恶抑郁,在平肝潜阳基础上适当配伍行气之品,如柴胡、郁金疏肝解郁;生地、玄参、天麦冬、女贞子、生白芍、枸杞子、太子参养阴生津,柔肝体而易于敛肝阳降火;生地、丹皮参清热凉血;肝火旺,以焦山栀、知母清热;夏枯草清热散结;茯神、炒枣仁养心安神。

四、糖尿病足

案一 胡某某,男,80 岁。2019 年 1 月 4 日初诊:糖尿病宿疾,口干喜饮,形瘦,足背红肿痛,舌红苔黄,脉细数。

证属气阴亏虚、湿热内蕴,治以清热利湿、活血通络,佐以养阴。

拟方如下:

生石膏(先煎)30 g	苍术 10 g	薏仁米 30 g	赤苓 20 g	泽泻 15 g
炒黄柏 10 g	丹皮 10 g	赤芍 12 g	川牛膝 10 g	银花藤 30 g
桂枝 9 g	连翘 15 g	威灵仙 15 g	蒲公英 20 g	生地 12 g
制乳香 10 g	丹参 15 g	地龙 12 g		

5 剂,水煎服,每日 1 剂。

按:消渴多为气阴亏虚之本,燥热瘀血为标,虚实夹杂,治疗以益气养阴化瘀为法。然该患者虽为气阴亏虚之消渴,但湿热较重,足背红肿痛,活动不利,治疗不宜过用养阴,以防敛邪,使湿热不易去,当先治其标,以清热利湿活血通络为主。

案二　杨某某,男,79 岁。2019 年 1 月 4 日初诊:右下肢疮疡,创面溃脓,色黄,口干苦,乏力,舌红有裂纹苔薄,脉细数。

证属气阴亏虚、湿热内蕴,治以养阴清热解毒。

拟方如下:

生石膏(先煎)30 g	炒黄柏 10 g	炒黄芩 10 g	川连 5 g	生地 12 g
麦冬 15 g	玄参 15 g	石斛 15 g	天花粉 10 g	女贞子 15 g
川牛膝 10 g	赤苓 12 g	丹皮 10 g	生黄芪 20 g	当归 10 g
制乳香 9 g	赤芍 12 g	银花 18 g	连翘 15 g	蒲公英 30 g
紫花地丁 18 g				

5 剂,水煎服,每日 1 剂。

按:该患者与上一患者同为气阴亏虚、湿热内蕴,但虚实程度不同。前者以湿热为主,故治疗以清利湿热为主,后者气阴亏虚较明显,伴见下肢湿热蕴结之疮疡,治疗以养阴清热、解毒消肿、益气托毒排脓为法。

案三　石某某,女,56 岁。2020 年 6 月 17 日初诊:足痛,足软乏力,口干,舌红苔薄黄,脉细数。

证属气阴亏虚,湿热内蕴,治以清热利湿、活血解毒、益气养阴。

拟方如下:

生石膏(先煎)30 g	炒黄柏 10 g	苍术 10 g	生地 10 g	麦冬 15 g
知母 9 g	山萸肉 10 g	山药 15 g	玄参 15 g	川连 5 g
丹皮 10 g	丹参 15 g	蒲公英 30 g	银花藤 30 g	连翘 15 g
川牛膝 10 g	女贞子 15 g	地肤子 15 g	生龙骨(先煎)30 g	生黄芪 18 g

5 剂,水煎服,每日 1 剂。

2020 年 6 月 22 日二诊:痛缓,足痒,治守上方,去连翘,加土茯苓 15 g,7 剂。

2020 年 6 月 29 日三诊:药证相适,症情有改善,舌红苔薄,脉细数。

生石膏(先煎)30 g	炒黄柏 10 g	苍术 10 g	生地 10 g	麦冬 15 g
知母 9 g	山萸肉 10 g	山药 15 g	玄参 15 g	川连 5 g
丹皮 10 g	丹参 15 g	蒲公英 30 g	银花藤 30 g	土茯苓 15 g

川牛膝 10 g　　　女贞子 15 g　　　地肤子 15 g　　　生龙骨^(先煎)30 g　　生黄芪 18 g

7 剂,水煎服,每日 1 剂。

2020 年 7 月 13 日四诊:患足痛缓,骑车摔倒左下肢骨裂,治守上方,去蒲公英,加当归 10 g,桑寄生 15 g,7 剂。

按:该患者湿热下注,蕴阻肢端,局部红肿,疼痛,尚未破溃,治以清热利湿,佐以益气养阴、凉血活血。

五、尿崩症

案　李某某,女,9 岁。2020 年 7 月 11 日初诊:多饮多尿一年余,西医诊为尿崩症,纳食正常,无消瘦,舌红少津苔薄黄,脉弦细数。

证属阴虚燥热,治以养阴清热、肺肾并调。

拟方如下:

生石膏^(先煎)20 g　　知母 8 g　　　炒黄柏 6 g　　　生熟地^(各)6 g　　山萸肉 6 g

淮山药 8 g　　　麦冬 9 g　　　玄参 9 g　　　　太子参 9 g　　　女贞子 9 g

五味子 6 g　　　石斛 9 g

7 剂,水煎服,每日 1 剂。

2020 年 7 月 18 日二诊:症情大减,治守上方,加枸杞子 9 g,7 剂。

2020 年 7 月 25 日三诊:夜尿已消,多饮亦大减,效不更方,7 剂。

按:尿崩症临床表现为多尿、多饮,可归属消渴之下消。患儿方九岁,先天禀赋不足,肾阴亏损,虚不固摄,蒸化失常,饮一溲一,饮不解渴,发为本病,治以滋阴降火为主,佐以补脾益肺,恢复体内水液生成、运输、排泄功能。以玉女煎为主方加减化裁,以达养阴清热之效,配以生地、玄参养阴清热凉血;石斛、女贞子、山萸肉、淮山药、枸杞子滋阴;太子参健脾益肺,益气养阴;五味子酸甘辛,入肺肾心经,可益气生津,收敛固涩,缩尿。全方养阴清热,肺肾并调。

治疗中不可单纯滋阴降火,亦不可单纯蛮补而不清,须清补结合。

一、水肿

医论撮要：

水肿病位在肺、脾、肾，关键在肾，其基本病机为肺失通调，脾失健运转输，肾失开合，三焦气化不利，水液输布异常，泛溢肌肤。日久易生郁热、血瘀以及耗气损阳伤阴而成虚实夹杂之证。治疗首辨阴阳、病位，多从肺、脾、肾三脏入手，经典治水三法：发汗、利小便、泻下逐水。水湿为阴邪，气行则水行，得温则易散，在宣肺、健脾益肾等调节肺脾肾功能的同时，灵活运用行气、补气、化湿、活血等法。对于日久生瘀者，当利水消肿与活血化瘀并用，常用兼具二者功能之品，如赤苓、泽兰、益母草、川牛膝等，既可活血又可利水。慎用峻下逐水药，以防伤阴耗气。如《备急千金要方》中所言："大凡水病难治，瘥后特须慎于口味，又复病人多嗜食不廉，所以此病难愈也"，故重视病后调摄，嘱患者清淡饮食，勿食肥甘厚腻、辛辣刺激之物。

医案选粹：

案一 余某，女，64 岁。2018 年 12 月 20 日初诊：下肢水肿，活动不灵活，查尿常规（一），舌淡红苔薄腻，脉沉细。

证属肾虚水泛，治以利水消肿、健脾益肾。

拟方如下：

桂枝 3 g	赤苓 18 g	生白术 10 g	苍术 6 g	薏仁米 30 g
泽泻 15 g	生地 12 g	地龙 12 g	木瓜 15 g	威灵仙 15 g
炒黄柏 9 g	川牛膝 10 g	豨莶草 12 g	当归 10 g	

5 剂，水煎服，每日 1 剂。

2018 年 12 月 26 日二诊：腰酸痛，治守上方，加桑寄生 15 g、杜仲 10 g，5 剂。

按：水肿辨证首辨阴阳，辨清属阴水还是阳水，对于治疗方法，《内经》中有"去菀陈莝""开鬼门洁净府"的记载，《金匮要略》中曰："诸有水者，腰以下肿，当利小便；腰以上肿，当发汗乃愈"。该患者腰以下肿，下肢活动不利，证属肾虚水泛，治疗以健脾益肾、祛湿通络为法。以赤苓、白术、薏仁米、苍术健脾燥湿,泽泻利尿消肿,桂枝温阳化气,以利水湿气化,以地龙、当归养血活血,豨莶草、木瓜、威灵仙、川牛膝通络止痛,赤苓与川牛膝兼具活血利水双重功效,黄柏清湿热,生地、杜仲、桑寄生补肾。

案二 程某,女,59岁。2019年6月26日初诊:下肢水肿,怕冷,背凉,头面部背部汗多,舌淡红苔白,脉沉细。

证属脾肾阳虚,治以温运脾肾、行气利水。

拟方如下:

制附子^(先煎)4 g	桂枝 10 g	炒白芍 12 g	生黄芪 18 g	炒白术 10 g
茯苓 12 g	泽泻 12 g	防风 4 g	浮小麦 30 g	糯稻根 30 g
煅龙牡^(各、先)30 g	炙甘草 4 g			

5剂,水煎服,每日1剂。

2019年7月1日二诊:症情好转,水肿减轻,治守上方,改茯苓15 g、制附子^(先煎)6 g,加生白术10 g,去炒白术,5剂。

2019年7月5日三诊:水肿大减,汗出大减,胃脘隐痛,舌淡红苔白,脉沉细。

桂枝 10 g	炒白芍 10 g	生黄芪 18 g	生白术 10 g	炙甘草 4 g
茯苓 15 g	泽泻 12 g	防风 4 g	浮小麦 30 g	煅龙牡^(各、先)30 g
制半夏 9 g	干姜 6 g	陈皮 9 g	焦六曲 10 g	砂仁^(后入)5 g

5剂,水煎服,每日1剂。

2019年7月10日四诊:胃脘痛止,治守上方,改茯苓20 g,去半夏、煅龙牡,加猪苓10 g、制附子^(先煎)4 g,5剂。

2019年7月16日五诊:汗出大减,下肢水肿有缓解,舌淡红苔白,脉沉细。

制附子^(先煎)6 g	桂枝 10 g	炒白芍 10 g	生黄芪 18 g	生白术 10 g
茯苓 15 g	泽泻 12 g	浮小麦 30 g	炙甘草 4 g	煅龙牡^(各、先)30 g
制半夏 9 g	干姜 6 g	陈皮 9 g	焦六曲 10 g	砂仁^(后入)5 g
茯苓皮 10 g				

5剂,水煎服,每日1剂。

按:水之制在脾,水之主在肾,脾阳虚则湿不化,肾阳虚则不气化,而致水湿内停,治以温运脾肾、行气利水为法。常以真武汤为主方加减化裁,以大辛大热之制附子为君药,以温补肾阳,增化气行水之力,且肾阳可温脾阳,有助水湿运化;干姜辛热,可温中散寒,与制附子合用,"附子无姜不热",可加强温阳益肾之效;茯苓、茯苓皮、猪苓淡渗利湿;炒白术健脾燥湿;黄芪、炙甘草益气健脾,与附子、干姜配伍,共奏温阳利水之效;泽泻利水渗湿;白芍一则利小便以行水,二则可制附子、干姜之燥热;黄芪、炒白术、防风又有玉屏风之意,可益气固表止汗;浮小麦、糯稻根、煅龙牡收敛止汗;制半夏、陈皮、焦六曲、砂仁和胃运中。

案三 陈某某,男,81岁。2019年12月28日初诊:面部及下肢水肿,足软乏力,气短,夜间不能平卧,夜不寐,自汗,舌暗淡苔白,脉沉细。尿常规:蛋白(++)。

证属脾肾不足,治以益气健脾、补肾利水。

拟方如下:

生黄芪20g	赤苓20g	生白术10g	泽泻15g	车前子^(包煎)12g
葶苈子^(包煎)10g	生地12g	熟地10g	山萸肉10g	山药15g
玉米须30g	枸杞子15g	桂枝3g		

5剂,水煎服,每日1剂。

2020年1月2日二诊:水肿、乏力均有好转,治守上方,改生黄芪30g,5剂。

按:《素问·水热穴论》中论及水肿曰:"其本在肾,其末在肺,皆积水也",肺气郁闭,宣发肃降失调,水液代谢异常,正常水液不能从二便出,聚而成水肿,治疗以"提壶揭盖法"为主,宣发肺气,调畅气机,常用枇杷叶、苦杏仁、桔梗、苏叶、葶苈子等宣畅肺气。

该患者气虚明显,气短乏力,自汗,气虚运化水湿乏力,停聚体内成水肿,治以益气健脾、补肾利湿为法。大剂黄芪益气升阳,伍白术健脾益气;赤苓活血利水,泽泻利水渗湿,车前子、玉米须利尿消肿;生地、熟地、山萸肉、山药、枸杞子补肾,治水肿之本;水湿乃阴邪,得阳则化,少佐桂枝温煦,助阳化气,以行水湿;葶苈子泻肺利水,一则宣畅肺气,气机调畅利于水湿化,二则利水。全方有补有泻,有温有利。

二、汗病

医论撮要:

汗病是由人体阴阳失调,营卫不和,肌肤腠理开合失调而引起的汗液排泄异常的病证,有自汗、盗汗、黄汗、黑汗等。临证当辨别属于何种汗出,明辨虚实寒热。自汗多为气虚、营卫不和,亦可见于里热蒸迫。盗汗临证以阴虚内热及气阴两虚为多见,亦有气虚、阳虚、湿热证,当仔细辨证,不可见盗汗即辨阴虚内热。黄汗、黑汗多属湿热,临证在辨证施治基础上佐以收敛固涩止汗之品,如浮小麦、煅龙牡、麻黄根等。浮小麦,甘,凉,入心经,《本草纲目》中载其:"益气除热,止自汗盗汗,骨蒸虚热,妇人劳热",乃止汗专药,临证不论自汗、盗汗皆可佐用。龙骨、牡蛎,重镇安神,平肝潜阳,收敛固涩,软坚散结,制酸止痛,煅后收敛固涩之性更强。麻黄根,甘,微涩,平,入肺经,收敛固涩性强,专攻止汗。

医案选粹:

(一)自汗

案 汪某某,男,56岁。2019年1月2日初诊:汗多,进餐时即出汗,胃脘隐痛,口干,近日白睛红,舌红苔薄,脉细弱。

证属气阴不足,治以益气养阴、固表止汗。

拟方如下：

煅龙牡^(各,先)30 g	生黄芪 18 g	茯苓 10 g	炒白术 9 g	生地 12 g
女贞子 12 g	浮小麦 30 g	糯稻根 30 g	五味子 6 g	焦山楂 10 g

5 剂，水煎服，每日 1 剂。

按：导致汗出异常的病因不外虚实二端，虚者或为阴虚或为气虚阳虚，实者多为湿热，亦有营卫不调者。自汗多因气虚阳虚，盗汗多因阴虚，但头汗出多因湿热或阳明热盛，手足心汗多多因脾胃虚弱，半身汗出多因营卫不和。该患者汗多，动则即出，进餐亦出，为气虚不固之自汗，口干乃汗出阴渐伤之征，治疗以益气固表止汗为法，兼以敛阴。黄芪，"入肺补气，入表实卫，为补气诸药之最"，甘，微温，入脾、肺经，可补脾肺之气而升举阳气，黄芪擅长补脾肺之气，脾旺则土能生金，肺气足则表固卫实，以黄芪、白术、茯苓补肺脾，益气固表；生地、女贞子、五味子养阴敛阴；煅龙牡收敛固涩；浮小麦、糯稻根止汗；焦山楂一则消食健胃止痛，二则酸收利于敛汗。

（二）盗汗

案一　吕某某，男，54 岁。2019 年 1 月 4 日初诊：盗汗、口干，舌红苔薄少津，脉细数。素有痛风病史。

证属阴虚内热，治以养阴清热敛汗。

拟方如下：

生龙牡^(各,先)30 g	生地 12 g	女贞子 15 g	旱莲草 15 g	知柏^(各)10 g
地骨皮 10 g	炙龟板^(先煎)10 g	麦冬 12 g	浮小麦 30 g	糯稻根 30 g
荷叶 15 g	生山楂 15 g	泽泻 12 g		

7 剂，水煎服，每日 1 剂。

按：盗汗多由阴虚所致，四诊合参，该患者阴虚内热，治以养阴清热为法，以大量养阴清热之品配合收敛之品及止汗之物。另外该患者有痛风之兼症，故酌加荷叶、山楂、泽泻以活血化浊治之。

案二　李某某，女，33 岁。2004 年 1 月 2 日初诊：盗汗年余，盗汗，带下量多，色黄，房事大汗淋漓，身软疲乏，舌淡苔薄，脉弦细。

证属气阴不足，治以养阴清热、益气补肾。

拟方如下：

煅龙牡^(各,先)30 g	知柏^(各)10 g	生熟地^(各)10 g	山萸肉 9 g	生黄芪 14 g
当归 6 g	浮小麦 30 g	五味子 6 g	麻黄根 6 g	女贞子 15 g
旱莲草 15 g	炙鳖甲^(先煎)12 g	椿根皮 10 g	桑螵蛸 9 g	地骨皮 9 g
蒲公英 15 g	丹皮 9 g			

5 剂，水煎服，每日 1 剂。

2004 年 2 月 13 日二诊：夜寐心胸盗汗，带下量多，舌红苔薄黄，脉弦细，治以养阴清热、补肾敛汗为法。

煅龙牡^(各,先)30 g	生熟地^(各)10 g	山萸肉 10 g	知柏^(各)10 g	淮山药 15 g

| 淮小麦 30 g | 生黄芪 15 g | 五味子 9 g | 女贞子 15 g | 麻黄根 6 g |
| 旱莲草 15 g | 川连 3 g | 地骨皮 6 g | 麦冬 12 g | 当归 8 g |

5 剂,水煎服,每日 1 剂。

2004 年 2 月 24 日三诊:夜寐心胸汗出,带下量多,身软疲乏,舌红苔薄黄,脉弦细,治以益气养阴、补肾敛汗为法。治守上方,去淮小麦、旱莲草、川连、地骨皮、当归,加太子参 15 g、桂枝 2 g、炒白芍 10 g、炙甘草 6 g、红枣 6 枚,6 剂。

2004 年 3 月 2 日四诊:病史同前,治以益气养阴、清热敛汗为法。

煅龙牡^(各,先) 30 g	生熟地^(各) 10 g	山萸肉 10 g	桂枝 3 g	炒白芍 10 g
知柏^(各) 9 g	生黄芪 15 g	太子参 15 g	五味子 9 g	麦冬 12 g
麻黄根 6 g	炙甘草 4 g	红枣 6 枚	茯苓 10 g	陈皮 9 g

6 剂,水煎服,每日 1 剂。

2004 年 3 月 10 日五诊:夜寐盗汗,房事大汗淋漓,带下量多,色白,舌红苔薄黄,脉沉细,治以益气补肾、养阴清热为法。

煅龙牡^(各,先) 30 g	生熟地^(各) 10 g	山萸肉 10 g	芡实 12 g	生黄芪 15 g
知柏^(各) 9 g	太子参 15 g	五味子 9 g	炙甘草 6 g	浮小麦 30 g
红枣 6 枚	麻黄根 6 g	川连 3 g	防风 3 g	炒白术 9 g
旱莲草 12 g

5 剂,水煎服,每日 1 剂。

2004 年 3 月 15 日六诊:夜寐心胸盗汗,房事后尤甚,带下量多,色黄,舌红淡胖边齿痕苔薄,脉沉细,治以益气补肾、宁心敛汗为法。

煅龙牡^(各,先) 30 g	生黄芪 18 g	太子参 15 g	五味子 9 g	炙甘草 6 g
麦冬 12 g	生熟地^(各) 10 g	山萸肉 9 g	红枣 6 枚	浮小麦 30 g
知柏^(各) 6 g	女贞子 15 g	麻黄根 9 g	川连 3 g	炒枣仁 15 g

5 剂,水煎服,每日 1 剂。

2004 年 3 月 23 日七诊:病史同前,治守上方,改生黄芪 24 g,去太子参、麦冬、红枣、知母、炒枣仁,改炒黄柏 9 g、川连 4 g,加炒黄芩 9 g、当归 6 g,5 剂。

2004 年 3 月 30 日八诊:症情好转,汗出减少,治守上方,改生黄芪 30 g、生熟地^(各) 12 g、当归 9 g,6 剂。

按:心胸汗出,又称"心汗",《类证治裁·汗症》中曰:"当心一片,津津自汗,名心汗"。心胸部位内有心肺,外有任脉、足阳明经、手太阴经循行经过,凡心肺失调,心神不宁,肺气不足,卫外不固等皆可造成心胸局部异常汗出。以心神不宁、心气不足、心阴亏虚最为多见。《张氏医通·杂门》中曰:"别处无汗,独心胸一片有汗,此思伤心也。其病在心,名曰心汗,归脾汤倍黄芪。"

桂枝汤不仅是用于外感风寒表虚证之解表剂,亦是和里剂,可调和营卫,燮理阴阳。每当益气固表或养阴敛汗等法皆不奏效时,可尝试予以调和营卫。

该患者盗汗,以心胸部位盗汗为主,且每于房事后汗出亦甚,乃气阴亏虚,心肾不足之证,治以益气养阴、补肾宁心、敛汗为法。

（三）黑汗

案 甘某某,女,15 岁。2019 年 7 月 5 日初诊:夏日汗出色黑染衣,舌红绛苔薄腻,脉滑数。

证属湿热蕴蒸,治以清热利湿。

拟方如下:

炒黄柏 8 g	苍术 6 g	茯苓 6 g	生甘草 4 g	川朴 6 g
生石膏^(先煎)20 g	藿香 8 g	滑石^(包煎)10 g	生地 10 g	银花 10 g

5 剂,水煎服,每日 1 剂。

2019 年 7 月 10 日二诊:药证相适,治守上方,改藿香 9 g,5 剂。

2019 年 7 月 15 日三诊:黑汗减少,舌红绛苔薄腻,脉滑。

炒黄柏 8 g	苍术 6 g	茯苓 6 g	生甘草 4 g	川朴 6 g
生石膏^(先煎)20 g	藿佩^(各)9 g	滑石^(包煎)10 g	生地 10 g	银花 10 g

5 剂,水煎服,每日 1 剂。

2019 年 7 月 20 日四诊:黑汗止,腹部皮疹,瘙痒,治守上方,改银花 15 g,加地肤子 15 g,5 剂。

按:黄汗、黑汗多由湿热所致,该患者夏日汗出色黑,夏季外界湿热较重,湿热来袭蕴蒸于内,湿热蒸腾发为黑汗,舌红绛乃实热之象,脉滑苔腻乃湿热之佐证,治以清湿热为主。二妙散可清热燥湿;藿香、佩兰芳香行气化湿,暑月清暑湿最妙;茯苓淡渗利湿;川朴行气燥湿;生石膏甘寒,泻热力强,且清热而不伤阴;滑石清热祛湿解暑通淋,使湿热从小便而出;银花清热解毒;生甘草解毒,调和诸药。全方有清、有泻、有利,湿热除,黑汗止。

三、干燥综合征

医论撮要:

干燥综合征是一种发病率较高的自身免疫系统疾病,以侵犯唾液腺、泪腺等外分泌腺为主,最终可累及肺、肝、肾等多系统器官,临床表现为口干、眼干、乏力疲劳、肢体疼痛等,据其临床表现可归属中医学"燥证""燥毒"等范畴,但又有别于燥证,现代名医路志正对其以"燥痹"命名。该病的基本病机为津液失于输布或津液亏虚,机体失于濡润。以气虚、阴虚为本,阴虚化燥,久病入络而致血瘀,燥、瘀、虚互结,病情缠绵难愈。本病与肾、肺、脾、肝等关系密切,治疗以养阴、润燥为总则。然气阴不足,久则亦可累及阳,而见阳虚津液不布之证,且临证有素体阳虚患者,发病则表现为阳虚寒凝、津液不化之证。《脾胃论》中有云:"气少作燥,甚则口中无涎。泪亦津液,赖气之升提敷布,使能达其所,溢其窍。今气虚津不供奉,则泪液少也,口眼干燥之症作矣",故治疗不可见燥即滋阴清热,对于气虚阳虚、津液不布之证,当温阳化气,鼓动津液生化输布运行。所谓"病痰饮者,当以温药和之",临证用温阳化气之法时注意配伍养阴润燥之品,以防辛温伤津。对于久病入络,内有瘀血者,常配以活血化瘀之品,如赤芍、丹皮等,但不可过用破血耗气之品,亦不可过用苦寒及辛燥之品。常用养阴润燥之品性多甘、寒、润而不腻,如石斛、麦冬、天花粉、白芍、女贞子、旱莲草、太子参等。其中石斛甘、微寒,归胃、肾经,滋胃肾之阴;麦冬甘、微苦、微寒,归心、肺、胃经,可泻肺火而肾水生;天花粉甘、微苦、微寒,归肺、胃经,生津止渴,三药乃常用滋三焦药物组合。阴虚易生内热,常佐以清热凉血之品,如生地、丹皮等。养阴润燥同时常佐一二行气之品,如枳壳、陈皮等,疏气机,以促津液运行。

医案选粹：

案　朱某某,女,71 岁。2019 年 3 月 29 日初诊:目刺痛,干涩,口干苦,乏力,寐不佳,舌暗红有裂纹苔黄,脉滑数。

证属阴虚湿热,治以养阴清热。

拟方如下:

| 生石决明^(先煎)30 g | 生龙骨^(先煎)30 g | 钩藤 12 g | 生白芍 12 g | 生地 12 g |
生石决明(先煎)30 g　生龙骨(先煎)30 g　钩藤 12 g　　生白芍 12 g　　生地 12 g

石斛 12 g　　　　炒黄芩 9 g　　　茯苓 10 g　　苍术 6 g　　　薏仁米 30 g

太子参 10 g　　　夏枯草 12 g　　女贞子 15 g　丹皮 9 g

5 剂,水煎服,每日 1 剂。

按:阴液不足,孔窍、肢体失于濡养,脏腑功能失调,水液运行障碍,湿浊停滞,聚而生湿酿热,湿热内阻,可见口苦口干不喜饮,舌苔黄厚等。此时不可一味养阴润燥,当"燥者濡之"与"燥者化之"并用。

该患者一派阴虚失润之表现,如目干涩,舌有裂纹等,乏力乃气阴不足之症,口苦,苔黄厚乃湿热之象,寐不佳系热扰心神所致,故治疗既要养阴清热,又应兼顾清湿热。生石决明、生龙骨、钩藤潜降上亢之阳;生白芍、石斛、太子参、女贞子益气养阴;生地、丹皮清热凉血;炒黄芩、夏枯草清热;茯苓、薏仁米、苍术淡渗燥湿,全方养阴不滋腻生湿,清湿热不燥伤阴液。

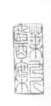

一、湿阻

医论撮要：

有关湿病的致病特点、临床表现、病因病机等,《黄帝内经》中就有较详细的记载,如"因于湿,首如裹,湿热不攘,大筋软短,小筋弛长,软短为拘,弛长为痿""湿盛则濡泻""诸湿肿满皆属于脾"等。湿邪有内外之分,外界湿邪与地理环境、气候等相关,岭南地区,降水丰富,空气湿度大,长夏多雨,气温高等,故而长夏季节岭南地区、沿海地区等地易滋生湿邪以及湿热之邪。内湿主要由于饮食失宜,脏腑功能失调,水液代谢障碍,与脾关系密切,且内外湿可相互作用。湿性重浊、黏滞,易阻遏气机,湿邪阻滞部位不同而临证可见不同症状,常见湿犯上焦、湿阻中焦、湿注下焦,其中湿邪困阻中焦脾胃最为多见,大抵因脾喜燥恶湿,湿邪更易侵犯脾阳。临证治疗根据停滞部位不同,病机不同,而治法各异,或宣肺或健脾或疏肝或补肾,总以醒脾化湿为要。临证常用风药,取其"风能胜湿"、风性升散可助脾升,及芳香醒脾之品,如藿香、佩兰等。用药不论风药抑或是芳香之品,须注意不可过于温燥,以防伤阴。

医案选粹：

案 程某某,女,48岁。2020年6月27日初诊:身困倦,头项胀,腰酸痛,易疲劳,口苦,舌淡胖边齿痕苔黄厚,脉濡。

证属脾虚湿热,治以化湿清热、运脾和中。

拟方如下:

藿佩⁽各⁾9 g	茯苓 10 g	炒枳实 10 g	川朴 9 g	川连 4 g
生白术 10 g	太子参 10 g	薏仁米 30 g	焦六曲 10 g	钩藤 12 g
羌活 5 g	葛根 15 g	桑寄生 12 g	威灵仙 12 g	

5剂,水煎服,每日1剂。

2020年7月2日二诊:症情好转,治守上方,加苍术9 g,5剂。

2020年7月7日三诊:诸症大减,舌淡红苔薄黄腻,脉濡。

藿佩（各）9 g	茯苓10 g	炒枳实10 g	川朴9 g	川连4 g
生白术10 g	太子参10 g	薏仁米30 g	苍术9 g	钩藤12 g
羌活5 g	葛根15 g	桑寄生12 g	威灵仙12 g	木瓜15 g

5剂,水煎服,每日1剂。

2020年7月13日四诊:厚苔大减,头项胀,治守上方,去藿佩,加制半夏9 g、生龙牡（各、先）30 g,5剂。

按:脾虚运化水液失职,水湿内生,郁而化火,湿热蕴结,困阻阳气而见身困倦,乏力,经络不通而头涨,腰腿痛。口苦,苔黄腻乃湿热之症,治以化湿清热、运脾和中为法。

苍术苦辛温,归脾胃肝经,可燥湿健脾,为祛湿要药,朱震亨曰其:"苍术治湿,上中下皆可用,又能总解诸郁,痰、火、湿、食、气、血六郁……"白术甘苦温,归肝胃经,可健脾燥湿,生用利水力强而燥性弱,炒用健脾力强。故脾虚湿热者常用生白术,化湿而不过于温燥助热。清代《本草崇原》中曰:"凡欲补脾,则用白术,凡欲运脾,则用苍术,欲补运相兼,则相兼而用,如补多运少,则白术多而苍术少,运多补少,则苍术多而白术少,品虽有而,实则一也。"临证脾虚湿盛者常苍白术同用。厚朴苦辛温,归脾、胃、肺、大肠经,一则燥湿,二则行气助水湿运化,可奏燥湿消痰,下气除满之功。羌活、桑寄生、威灵仙、木瓜祛经络之风湿而通络止痛,葛根辛甘发散,疗项僵胀,炒枳实、川连、焦六曲、制半夏运中焦,茯苓、薏仁米淡渗利湿,太子参甘苦平,归脾、肺经,健脾益肺,补气生津而不温燥。

二、疰夏

医论撮要:

疰夏,俗称"苦夏",乃入夏后常见病,每年自立夏时节开始,暑湿渐重,暑湿侵袭,困阻脾胃,耗气伤津而见倦怠乏力,不思饮食,头晕困重,心慌胸闷等症,随气温下降,暑热渐退而症状自行缓解、消失。

本病的发生外与地理环境、气候情况有关,内与人的素体体质有关,内外因相合而为病。每于外界暑湿较重之夏季,发于年老体弱、妇孺等气阴不足、脾胃虚弱之人群。清代沈金鳌《杂病源流犀烛》中有云:"疰夏,脾胃薄弱病也。然虽由脾胃薄弱,亦必因胃有湿热及留饮所致……此为常有之事,凡幼弱人多有之。故必以清暑益气、健脾扶胃为主也。"

本病以气阴不足、暑热湿盛胃主要病机,治疗以健脾益气为主,合以清暑祛湿,标本兼顾。健脾不可过于温燥,以防助暑热生,清暑不可过于寒凉,以防伤脾助湿生,当权衡虚实,不偏颇。善用太子参,可健脾益肺,补气生津,既不过于温燥,又不过于凉,可平补中焦之气;藿香、佩兰芳香化湿醒脾,不用砂仁、白蔻仁等,以防过于芳香温燥,伤津耗气;薏薏仁米、茯苓等淡渗健脾祛湿;陈皮、半夏、厚朴等燥湿理气;

苍术、白术、焦六曲等燥湿健脾运中;适当佐用如防风等风药,取其风胜湿之效;黄连清热解毒燥湿,一则清热解毒,清解暑热之邪,二则可制约苍术、半夏、防风等之温燥。虽治湿不远温,但须注意疰夏乃由暑湿之邪所致,当虑及暑邪本就伤津耗气,存在气阴亏虚之本,加之健脾祛湿之品又多为甘温之品,又有伤阴之虞,故合以益气养阴之品,如太子参、石斛、麦冬、玄参、扁豆、山药等,须注意养阴而不过于滋腻,以防助湿。暑为阳邪,若热较甚,则辅以银花、竹叶、石膏、滑石、芦根等清热之品。临证须权衡得当,健脾、化湿、养阴、清热兼顾。

医案选粹:

案 张某某,女,61 岁。2020 年 5 月 15 日初诊:身软,身困,口干,溲赤,舌红苔剥脱,脉细数。

证属暑热伤阴,治以清暑益气生津。

拟方如下:

太子参 15 g	生地 10 g	麦冬 12 g	银花 15 g	连翘 15 g
川连 5 g	藿香 9 g	佩兰 9 g	焦六曲 10 g	川朴 6 g
制半夏 9 g	茯苓 10 g	滑石(包煎)10 g		

5 剂,水煎服,每日 1 剂。

2020 年 5 月 23 日二诊:症情好转,治守上方,改川连 4 g、银花 12 g、太子参 10 g,7 剂。

2020 年 6 月 1 日三诊:身软乏力,口干,舌红苔剥脱,脉细数。

太子参 10 g	生地 9 g	麦冬 12 g	银花 12 g	连翘 15 g
川连 4 g	藿香 6 g	佩兰 9 g	焦六曲 10 g	川朴 6 g
制半夏 9 g	茯苓 10 g	滑石(包煎)10 g		

7 剂,水煎服,每日 1 剂。

2020 年 6 月 19 日四诊:身软口干,苔剥脱,治守上方,5 剂。

2020 年 6 月 24 日五诊:烘热,精神好转,治守上方,改制半夏 6 g、麦冬 15 g,5 剂。

2020 年 6 月 30 日六诊:身酸困缓解,舌红苔剥脱,脉细数。

太子参 10 g	生地 9 g	麦冬 15 g	银花 12 g	连翘 15 g
川连 4 g	藿香 6 g	焦六曲 10 g	川朴 6 g	茯苓 10 g
法半夏 4 g	滑石(包煎)10 g			

7 剂,水煎服,每日 1 剂。

2020 年 7 月 6 日七诊:症情有好转,午后症显,治守上方,加佩兰 9 g,5 剂。

按:患者素体阴虚,复感外界暑湿,湿热困阻,身困乏力,湿热耗气伤津,口干,溲赤,舌苔剥脱脉细乃气阴不足之象,治以清暑益气生津为法。太子参益气养阴,健脾益肺,气阴双补,平补中焦,而不温燥,为君;生地、麦冬养阴而不滋腻;藿香、佩兰芳香化湿;制半夏、茯苓、焦六曲、川朴化湿运脾和中;川连、银花、连翘、滑石清热而不伤阴。

三、再生障碍性贫血

医论撮要：

再生障碍性贫血是多种原因引起的骨髓造血功能障碍,临床表现为贫血、出血、感染发热等症,传统中医中并无本病病名的记载,根据其临床表现特点,可归属中医"虚劳""髓劳""血证"等范畴。《素问·痿论》中曰:"肾主身之骨髓",《张氏医通》中曰:"血之源头出于肾",肾为先天之本,主骨,生髓,肾精不足,则骨枯而髓减,气血化生障碍,以"髓劳"。脾为后天之本,气血生化之源,又脾肾相互滋生,相互促进,故本病脾肾虚为本,邪毒侵犯,耗血动血,伤髓毁精,气血生化之源,导致髓竭血枯,故治疗以补脾肾、益精髓为治疗根本。临证以阴虚内热、脾肾阳虚为多见。

对于毒邪壅盛而致发热、出血等症时,以驱邪治标为要,此时不可一味补虚,否则会加重发热、出血,当先清除毒邪,再佐以益精髓之药,常以清热、凉血、解毒等法。久病入络,久病多瘀,该病后期多有瘀象,活血之品当选具有养血止血活血之品,如丹参、当归、鸡血藤等,活血而不伤血,止血而不留瘀。

医案选粹:

案　汪某某,男,30岁。2018年12月24日初诊:再生障碍性贫血,夜寐汗出,身软乏力,面色萎黄,舌淡红苔厚,脉细弱。

证属脾肾不足,治以益气养血、滋补肝肾。

拟方如下:

生黄芪 30 g	党参 10 g	当归 10 g	生地 10 g	熟地 10 g
炒白芍 10 g	茯苓 10 g	炒白术 10 g	女贞子 15 g	旱莲草 15 g
浮小麦 30 g	鸡血藤 30 g	知母 9 g	糯稻根 30 g	

7剂,水煎服,每日1剂。

按:再生障碍性贫血从根本上分析以本虚为主,与五脏关系密切,以心为核心,与肝、脾、肾尤其密切,治疗主要以益气养血补肝肾入手,临证根据不同时期,气血阴阳的偏颇而有所侧重。一般而言,再生障碍性贫血初期呈肝肾阴虚、阴血虚少、内热滋生而五心烦热、盗汗等一派虚热之象,治以滋补肝肾为主,佐以凉血止血之品,经治稳定后会出现阳虚或阴虚阳虚交替呈现的中期,治疗以阴阳双补或滋阴补阳交替进行,后期稳定脾肾阳虚,治以温补肾阳、填精益髓,以促进血象恢复。该患者气阴两虚,以黄芪、党参、当归、茯苓、白术、白芍益气养血和营,生地、熟地、女贞子、旱莲草滋肾养阴,知母清热,鸡血藤养血活血,浮小麦、糯稻根止盗汗。

四、白血病

医论撮要：

白血病乃血液系统恶性肿瘤,临证治疗常中西医相结合,化疗配以中药辨证施治以增效减毒。该病在传统中医古籍中无相应病名记载,根据不同时期不同表现,归属中医"热劳""急劳""虚劳""癥积""血证""温病"等范畴,病变部位在骨髓,与肝、脾、肾关系密切,病机属本虚标实,以气阴两虚、气血两虚为本,以热毒、痰、瘀为标,标本虚实互为因果,相互作用,而成虚实夹杂之证,不同时期虚实侧重不同,治疗法则亦各有侧重,总以益气养阴、益气养血治本,清热解毒、化痰散结、化瘀消癥治标。

临证紧抓病机关键,重视脾肾、肿瘤之疾,虚为发病之根本,而血液系统之肿瘤,与脾胃、肾之关系尤为密切。脾为后天之本,气血生化之源,脾胃虚弱,生化乏源,外邪易侵犯,外邪侵犯而致脾胃更虚,交互为因,终成肿瘤,且化疗等攻伐之法,中犯脾胃,脾胃更伤,故治疗中尤其重视固护脾胃,健脾益胃,复脾升胃降之生理特性。邪毒及化疗之邪,蕴而化热,中医认为乃热毒之邪,易耗气伤津动血,常以清热解毒之品,如生地、丹皮、生地榆、白茅根、银花、连翘、白花蛇舌草、半枝莲等清热凉血解毒。肾主藏精,生髓,该病病位在骨髓,与肾关系尤其密切,且邪毒易伤阴损精,治疗常以养阴滋肾、填精益髓以固本,常用补骨脂、菟丝子、熟地、女贞子、旱莲草等品。补虚与驱邪根据分期不同而侧重不同,根据兼夹痰凝、血瘀而辅以化痰散结、活血化瘀消癥之法。

医案选粹：

案 倪某某,女,63岁。2019年2月18日初诊:急性髓系白血病、重度贫血、血小板减少。刻诊:身软乏力,面色萎黄,纳食不馨,舌淡苔白,脉细弱。2019年1月27日血常规检查 WBC1.87×10^9/L、RBC1.17×10^{12}/L、PLT2.97×10^9/L、HGB37.35 g/L。

证属脾肾不足,治以健脾补肾、益气养血。

拟方如下:

炙黄芪30 g	党参10 g	茯苓10 g	当归10 g	生地12 g
熟地10 g	女贞子15 g	炒白芍10 g	鸡血藤30 g	旱莲草15 g
生地榆12 g	白茅根20 g	补骨脂9 g	阿胶(烊化)10 g	焦六曲10 g

5剂,水煎服,每日1剂。

按:该患者年逾六旬,肾气不足,脾气衰弱,证属脾肾不足,治宜培先天、补后天、益气养血生髓治本为主,兼以清热凉血解毒。以炙黄芪、党参、茯苓益气健脾,熟地、女贞子、白芍、旱莲草滋阴，补骨脂补肾填精，阿胶、当归养血，鸡血藤养血活血，虽暂无出血症，仍以生地榆、白茅根清热凉血以抓病机，焦六曲畅中，防滋腻碍胃。

五、内伤发热

医论撮要：

内伤发热指由脏腑功能失调，气血阴阳亏虚而致发热，究其病因，不外虚实二端，实者有气郁、痰湿、血瘀，虚者有气虚、阴虚、血虚，亦常见虚实夹杂者。临证治疗应明辨虚实，气郁者，重点在于疏肝行气，常用柴胡、香附等，但须注意行气之品多温燥，不可过用，且配以养血柔肝及清热泻火之品；痰湿者清热除湿，常用藿香、佩兰、苍术、白术、茯苓等；血瘀者理气活血，化瘀清热，常用赤芍、丹皮、生地等；气虚者以东垣甘温除热之法，常用黄芪、白术、党参等；阴虚者养阴清热，常用炙鳖甲、生地、知母、麦冬、沙参、地骨皮、青蒿、银柴胡等；血虚者补气养血，清虚热，常用当归、黄芪、白芍等。内伤发热者多病程较长，尤其气虚、阴虚、血虚发热者，须注意固护机体正气，不可见热即发散解表、苦寒泻火，当以扶正为主，少佐以清热之品。

医案选粹：

案一　吴某某，女，49岁。2018年12月24日初诊：发热反复发作，体温37℃左右，每日上午9点开始发热，至中午热退，口苦，素有"干燥综合征"，舌红苔黄厚，脉细数。

证属阴虚湿热，治以养阴清热化湿。

拟方如下：

知柏(各)10g	地骨皮10g	苍术10g	茯苓10g	生地12g
麦冬15g	女贞子15g	佩兰9g	青蒿10g	薏仁米30g
生白术10g	川朴5g	苦杏仁9g	滑石(包煎)10g	

5剂，水煎服，每日1剂。

按：一般而言，湿热发热多在午后，阴虚发热多在夜间，但也不可一概而论，不能绝对按发热时间判断证型。该患者素有"干燥综合征"，阴虚体质，但观其舌苔黄厚，口苦，发热，热势不高，均为湿热之象，综合分析其为阴虚湿热，既不可单纯大肆滋阴，又不可过于燥湿，两者要兼顾。以知柏、地骨皮、生地、麦冬、女贞子养阴清热，以苍术、茯苓、白术、薏仁米、佩兰、青蒿、滑石清热利湿，以苦杏仁宣肺气，气行则湿化，川朴加强行气化湿之力，青蒿则是阴虚发热常用之药。

案二　吴某某，女，41岁。2019年12月24日初诊：夜间发热，反复发作，白天热退，面赤、口干，不甚喜饮，舌红苔黄薄腻，脉细数。

证属阴虚湿热，治以养阴透热化湿。

拟方如下:

生地 12 g	麦冬 12 g	女贞子 15 g	旱莲草 15 g	知柏^(各)10 g
地骨皮 10 g	青蒿 9 g	秦艽 10 g	苍术 6 g	茯苓 10 g
炙鳖甲^(先煎)10 g				

5 剂,水煎服,每日 1 剂。

按:辨发热首先辨外感与内伤,外感起病急,常伴恶寒等表证,内伤起病缓,病程长,多低热,无表证,内伤发热共同病机为脏腑功能失调,气血阴阳亏虚。

该患者夜间发热,白天热退乃阴虚内热,苔黄薄腻,口干又不甚喜饮,提示湿热内阻,故治疗以养阴透热为主,少佐清湿热。《温病条辨》中曰:"邪气深伏阴分,混处于气血之中,不能纯用养阴,又非壮火,更不得任用苦寒",治以养阴清热为法。鳖甲咸寒,直入阴分,育阴退热,青蒿芳香,可清透虚热,二者常配伍应用,如《温病条辨》中所言,二者"有先入后出之妙,青蒿不能直入阴分,有鳖甲领之入也;鳖甲不能独出阳分,有青蒿领之出也"。

案三 吴某某,女,55 岁。2019 年 12 月 20 日初诊:夜间发热 3 个月,口干,便秘,脘痞胸闷,多食胀甚,小便灼热,舌红苔腻,脉细数。

证属阴虚湿热,治以分消湿热、养阴清热。

拟方如下:

藿佩^(各)9 g	制半夏 9 g	茯苓 10 g	川朴 9 g	制大黄^(后入)6 g
生地 12 g	川连 5 g	女贞子 12 g	知母 10 g	滑石^(包煎)12 g
薏仁米 30 g	白蔻仁^(后入)6 g	益母草 15 g	太子参 10 g	银柴胡 9 g

4 剂,水煎服,每日 1 剂。

2019 年 12 月 26 日二诊:治守上方,改制大黄^(后入)10 g、川朴 6 g,加炒黄柏 10 g,4 剂。

2019 年 12 月 30 日三诊:发热频率降低,口干、涩,舌红苔腻,脉细数。

藿佩^(各)9 g	法半夏 6 g	茯苓 10 g	川朴 6 g	制大黄^(后入)10 g
生地 12 g	川连 5 g	女贞子 12 g	知母 10 g	滑石^(包煎)12 g
薏仁米 30 g	白蔻仁^(后入)6 g	益母草 15 g	太子参 10 g	银柴胡 9 g
炒黄柏 10 g	炒枳实 10 g	决明子 10 g		

4 剂,水煎服,每日 1 剂。

2020 年 1 月 2 日四诊:热退,舌涩,治守上方,改制半夏 9 g,去知母、太子参,加苍术 6 g,4 剂。

按:以上三例皆为阴虚湿热之证,但阴虚与湿热偏颇不同,湿热所阻部位亦有不同,故治疗侧重点各有不同。案一阴虚夹有湿热,治疗以养阴清热化湿为法则;案二以阴虚为主,湿热内阻为次,治疗以养阴透热为主,少佐以化湿清热;案三以湿热蕴阻三焦为主,治以分消三焦湿热为主,佐以养阴清热。

案四 汪某某,女,63 岁。2020 年 6 月 29 日初诊:发热 1 个月余,体温 37.8℃,身软乏力,动则汗出,夜寐不佳,舌淡红苔薄黄,脉濡。

证属气虚发热,治以健脾益气、甘温除热。

拟方如下:

| 生黄芪20g | 炒白术9g | 茯神10g | 党参9g | 防风3g |
| 当归10g | 炒枣仁12g | 知母6g | 浮小麦30g | 煅龙骨^(先煎)20g |

生黄芪20g　　炒白术9g　　茯神10g　　党参9g　　防风3g

当归10g　　炒枣仁12g　　知母6g　　浮小麦30g　　煅龙骨(先煎)20g

炙甘草5g　　陈皮9g

4剂,水煎服,每日1剂。

2020年7月3日二诊:汗出伤阴,气阴亏虚,发热,汗多,治守上方,加生地12g、女贞子15g、炒黄柏9g,改知母9g、陈皮6g,去党参、炙甘草,7剂。

2020年7月10日三诊:体温较前降低,37.3℃左右,舌淡红苔薄黄,脉濡。

生黄芪20g　　炒白术9g　　茯神10g　　生地12g　　女贞子15g

当归6g　　炒枣仁12g　　知母9g　　浮小麦30g　　煅龙骨(先煎)20g

陈皮6g　　炒黄柏9g　　麦冬12g

4剂,水煎服,每日1剂。

2020年7月17日四诊:体温37.2℃,治守上方,去白术,加旱莲草12g、地骨皮10g。7剂。

按:患者素体虚弱,中气不足,不能内敛,虚浮于外而发热,身软乏力乃中气不足之证,气虚表不固而汗多,动则汗出,心神失养而寐不佳,治以东垣之甘温除热之法。以黄芪、党参、白术、炙甘草等温补中焦脾气;少量防风与黄芪、白术合用有玉屏风之义,可益气固表止汗;当归、茯神、枣仁养心安神,于益气温补之中少佐甘寒之知母以泻阴火,汗出伤阴,故二诊时少少去温补益气之品,酌增甘寒养阴清热之品,不可苦寒,以防损伤脾阳。

六、梅核气

医论撮要:

本病的发生多与情志不畅有关,情志不畅,肝失疏泄,肝气郁结,横逆犯脾,脾失健运,聚湿生痰,痰气上壅,交阻于颈前咽喉而发病。故本病主要与肝、脾关系密切,治疗以疏肝理气、化痰散结为法。常以半夏厚朴汤为主方,临证根据肝郁、脾虚、痰阻侧重情况及兼见症状加减化裁。

医案选粹:

案一 汪某某,女,57岁。2019年1月4日初诊:喉中异物梗阻感,吐之不出咽之不下,胸骨后烧灼感,寐不佳,大便不畅,舌红苔薄黄,脉弦滑。

证属痰气交阻,治以行气开郁、化痰散结。

拟方如下:

制半夏9g　　旋覆花(包煎)9g　　苏梗9g　　川朴6g　　炒枳实10g

炒白术 6g	郁金 10g	木蝴蝶 9g	川连 3g	生龙骨^(先煎)30g
茯神 10g	淡竹茹 9g	佛手 10g	蒲公英 15g	制大黄^(后入)6g
焦六曲 10g	瓦楞子^(先煎)20g			

7剂,水煎服,每日1剂。

按:梅核气多由痰气交阻于咽喉所致,治疗以经典名方半夏厚朴汤为主方,患此病者多为肝气郁结不畅,可配合疏肝行气之品。另该患者胃热而胸骨后烧灼感,故予淡竹茹、蒲公英、川连清胃热,佛手疏肝胃之气,瓦楞子制酸,大黄通腑泄热,龙骨、茯神潜阳安神。

案二 姚某某,男,63岁。2019年8月17日初诊:咽喉不适,如物梗阻,口苦、口干,胃脘嘈杂,舌红苔白腻,脉弦细滑。

证属痰气交阻,治以行气化痰、散结利咽。

拟方如下:

制半夏 9g	茯苓 10g	陈皮 9g	苏梗 9g	川朴 9g
炒枳实 10g	旋覆花^(包煎)9g	薤白 6g	蒲公英 15g	川连 4g
麦冬 10g	木蝴蝶 9g	淡竹茹 9g	瓦楞子^(先煎)20g	

5剂,水煎服,每日1剂。

2019年8月24日二诊:治守上方,去薤白、川连,加炒黄芩10g,5剂。

2019年8月31日三诊:症情好转,咽不适有改善,口干,舌红苔薄腻,脉弦细滑。

制半夏 9g	茯苓 10g	陈皮 9g	苏梗 9g	川朴 9g
炒枳实 10g	旋覆花^(包煎)9g	炒黄芩 10g	蒲公英 15g	桔梗 9g
麦冬 12g	木蝴蝶 9g	淡竹茹 9g	瓦楞子^(先煎)20g	

5剂,水煎服,每日1剂。

2019年9月9日四诊:口苦等大减,治守上方,去麦冬、淡竹茹,5剂。

2019年9月19日五诊:梗阻感大减,治守上方,5剂。

按:痰气交阻于咽喉,治以行气化痰、散结利咽,以半夏厚朴汤为基础方加减。制半夏为君药,扬其燥湿化痰、降逆和胃之功,川朴燥湿消痰、下气除满,性温味苦,助半夏以增化痰降逆之效。两药配伍,一行气滞,行气开郁,二则化痰,痰顺气消,取甘淡之品茯苓共为臣药,因其渗湿健脾更添半夏化痰之妙效。胃中火旺,嘈杂,反酸,取旋覆花降胃气,蒲公英、川连、淡竹茹清胃火,瓦楞子抑酸。口干苦,已有火热伤阴之势,佐一味麦冬养胃阴。

案三 程某某,女,65岁。2019年10月9日初诊:喉中异物梗阻感,随情志消长,胃脘不适,反酸,情绪抑郁,舌红苔薄,脉弦。

证属肝胃不和、痰气交阻,治以疏肝和胃、化痰散结。

拟方如下:

| 制半夏 9g | 茯苓 10g | 陈皮 9g | 苏梗 9g | 炒枳实 10g |
| 川朴 9g | 蒲公英 18g | 川连 4g | 吴茱萸 1g | 瓦楞子^(先煎)20g |

旋覆花^(包煎)9g　　制香附 10g　　焦六曲 10g　　木蝴蝶 9g

7 剂,水煎服,每日 1 剂。

2019 年 10 月 23 日二诊:治守上方,去吴茱萸,加柴胡 4g,7 剂。

2019 年 10 月 30 日三诊:胃脘隐痛不适,余症同前,舌红苔薄,脉弦。

制半夏 9g　　　茯苓 10g　　　陈皮 9g　　　苏梗 9g　　　炒枳实 10g

川朴 9g　　　蒲公英 18g　　川连 4g　　　炒白芍 10g　　瓦楞子^(先煎)20g

旋覆花^(包煎)9g　　制香附 10g　　焦六曲 10g　　木蝴蝶 9g　　柴胡 4g

干姜 2g

7 剂,水煎服,每日 1 剂。

2019 年 11 月 6 日四诊:症情好转,背胀,口干,治守上方,去干姜,加麦冬 10g,7 剂。

按:肝气不畅,横逆犯胃,胃失和降,嘈杂反酸,痰气交阻于咽则喉中有梗阻感,治以疏肝和胃,化痰散结,佐金丸乃肝郁化火犯胃之经典名方,化裁应用,每多效验,川连清肝胃火,吴茱萸辛苦温(辛能散肝郁,苦能降逆,助川连降逆止呕,温可佐川连之寒)。

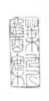